特种刮痧
运板举隅

A Traditional Healing Technique Reimagined: Master Li's Proprietary Gua Sha Method

主编 李湘授
Written by Xiangshou Li

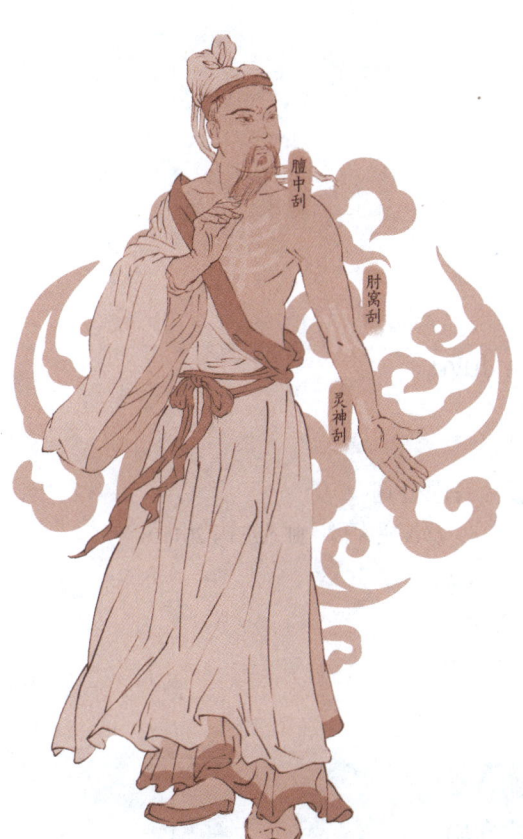

上海科技教育出版社

图书在版编目(CIP)数据

特种刮痧运板举隅 / 李湘授主编 . -- 上海 : 上海科技教育出版社, 2025. 8. -- ISBN 978-7-5428-8458-9

Ⅰ. R244.4

中国国家版本馆 CIP 数据核字第 2025GE8127 号

责任编辑　蔡　婷
封面设计　ZiWei Li

特种刮痧运板举隅
Tezhong Guasha Yunban Juyu
主编　李湘授

出版发行　上海科技教育出版社有限公司
　　　　　(上海市闵行区号景路159弄A座8楼　邮政编码201101)
网　　址　www.sste.com　　www.ewen.co
经　　销　各地新华书店
印　　刷　常熟市文化印刷有限公司
开　　本　720×1000　1/16
印　　张　17
版　　次　2025年8月第1版
印　　次　2025年8月第1次印刷
书　　号　ISBN 978-7-5428-8458-9/R·506
定　　价　98.00元

编写者名单

主　编　李湘授

副主编　卢　凡　李宝琮（云远）　张岚明

门下弟子

（按拜师时间顺序排列）

郑圭范（韩国）	陈玉兰	徐光美	秦　芳	林建梅	侯月美
缪立真	郑惠月	徐莉亚	王彩春	朱登攀	董俊佐
姚疆华	吴庆明	陈雄文	曹贵凤	李春花	李洪玲
刘小同	刘秋红	陈　石	詹文波	法　莲	王　珏
李苏淼	卢　凡	王昱文	龚培因	于　童	徐一超
马一宁	张丽莉	王友琴	张海娇	罗爱华	张晨光
黄旻旻	黄滋仪	及宁宁	吕朝龙	孙丽萍	吴铭杰
石美群	赵　勤	胡青璇	陈　燕	董晓菲	金　芸
李彬彬	李　辉	李　雄	吕江红	权彩凤	王　莉
魏瑞娟	忻　音	袁兰花	章洁婧	赵淑琴	朱雅英
朱海云	周爱仙	谭利凤	王雪燕	赵　玲	柯洁鸥
刘姿筠	干　政	胡　倩	张竞予	邢艳梅	江完珍
程章灵	陈　斌	梁军委	刘丽娟	张晨亮	何青全
秦昌泽	蔡　时	曹乐平	许进养	张美珍	唐鸣镝
张　燕	曹雅丽	彭　伟	杜方义	何光辉	

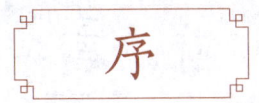

序

　　家承有道惟存厚，处世无念但率真。

　　大约在6年前，我随父亲一起去广东深圳，办理特种刮痧工作室授权活动，顺便看望弟子。在某日的一次晚宴上，一位宾客神秘地悄悄对我说：李老师可不是一般人。我明白这话的意思，不是一般人指的就是与凡人不同。

　　确实，知父莫如子。父亲的为人及性格我从小就看在眼里，尤其是他对专业的痴迷程度，对待学问的认真态度。他平生有两大爱好——针灸和钓鱼。特别是从师公的华氏三绝替换转到特种刮痧，更是可以茶饭不思，练到炉火纯青的地步，所以业界送其绰号"痧痴"。

　　余认为，特种刮痧（简称特刮）作为一门刮痧进阶技艺，其潜能是宏伟宽广的，也是尚没有被今人重新认识到的中华医学宝库中的一枝秀华。

　　对于传统刮痧，父亲进行了改良与拓展，使得这种自古以来平民百姓用的、简单、易懂、易上手，也曾经难登大雅之堂的手艺，赋予了新的势能。从一般理解的刮痧只管头疼脑热小毛小病的用途，发展为系统的统治各科病证，不仅是老奶奶拿着调羹刮背部的原始刮痧术，而且是发展成从头到脚、胸腹、颈椎、腰椎、骶椎、腰背、四肢等涵盖了全身的特刮疗法。特刮的头部刮痧、肩胛环、骶丛刮、肋隙刮，膝病八步赶蟾刮等十五绝版块，不仅是对证，而且是疗效迅速，具备神奇的效果，往往有出人意外的惊喜。

　　作为李家长子，李湘授特种刮痧的第一任嫡传传承者，我的任务及肩扛担负很重。传承，是永恒发展的主题。在2024年甲辰龙年冬月的特种刮痧弟子荐选班上，我正式接过了父亲手中的特种刮痧大旗，并且宣誓将特种刮痧永代相传。

　　特刮的各位弟子学生，非常感谢你们选择了跟随你们的老师，无论是为师的品行还是特刮创始人的技艺，希望都能给你们带来健康的护卫以及生活上的便利。你们就是特刮首轮师承的传承之光，愿你我协手共进，砥砺勤耕，谨遵师训，共同在传承特刮的征途上，添砖加瓦，师承久远。

　　时光不语自清浅，岁月无言亦安然。

　　与各位共勉，共励之！

李宝琮（云远）
乙巳年春月于上海松江

前 言

特种刮痧传心诀

人体是一个最神秘的"机器",其中有两大奥秘:一是管道系统,二是连接点。管道系统就是经络,连接点就是穴位。所以我认为人是一个巨大的、微妙的、精细的、复杂的、敏感的、娇嫩的管道系统。管道系统在于一个"通"字。中医学认为"痛则不通,不痛则通",说明了一个"通"字的重要性。这个"通"就在于经络之通、气血之畅。

我们先说一个"通"字,例如某日,大雨如注,不到一二个时辰,某条马路积水堵塞,水深过膝。道路管理人员手持一个小铁钩,将沿途的窨井盖(等于人体穴位)打开,用一根竹片通啊通啊,一个窨井盖一个窨井盖地打开,接力似地通过去,没膝的水顿时流走,现出了马路。这与"以穴位为中心,不可离之太偏,刮拭距离面尽量拉长"的特种刮痧疗法何其相似!

凡已归属于十四经系统的经络穴位,我们就称为"十四经穴",简称"经穴"。经穴之外,我们临床上有人陆陆续续增加的一些验穴、效穴,一时难以归经的,称为"经外奇穴",简称"奇穴"。再者就是"阿是穴",临床上除了定位明确,有一定名称的经穴和奇穴以外,还可根据压痛点来取穴,谓之"阿是穴",又称"不定穴",或者称为"天应穴",就是以痛为腧。阿是穴,可补充经外奇穴,而经外奇穴作为经验穴又补充了其他经络当中的穴位。实践出真知嘛!

腧穴同属于经络,是人体与脏腑器官和有关部位相联系的特殊区域,有输注气血、反映病痛和感受信息、接受刺激之功能,通过经络系统与体内脏腑和有关部位相关联,在经络的效应下进行良性调节,使疾病不药而愈。

刮痧是优良的自然疗法。学刮痧者,先要学好经络腧穴,例如,明朝王机在《针灸问对》中说道:"经络不可不知,孔穴不可不识。不知经络,无以知气血之往来,孔穴不识,无以知邪气之所在。知而用,用而的,病乃可安。"故有"不明脏腑经络,开口动手便错"之说。腧穴是刮痧、针灸等非药物疗法治疗疾病、保健、康复、纠正亚健康之特定部位,只有掌握了腧穴的定位，做到取穴求真，定位准确，注重压痛点、阳性反应物，辨证立法，在规范运板手法技巧下导出板感，才能实践刮痧。我们学刮痧就是要熟读腧穴主治性能，配穴成方，加之运板手法技巧，方能为刮痧临床打下扎实的基础。只有"心中如藏神兵百千"似的明确腧穴治病之作用，方可恰当选配穴而灵活组方，发挥穴、区、带之作用，才能产生最佳效应。要知腧穴功能特点、作用机制、组织范围，先要熟读经络循行部位和该穴所属的定位、主治性能，方可临证。"兵不在多，而在精"，我们取穴一定要各显其能。刮痧必须学好穴位，用好穴位。医圣张仲景曾说过："上以疗君亲之疾，下以救平贱之厄，中以保身长全，以养其生。"按照今天的说法，对父母长辈可尽孝心，对大众可渡众生，对自己可保健康，这就是刮痧术提高人们健康水平、增强人民体质之关键所在。

刮痧是一个古老而卓效的非药物疗法，与针灸有异，它是"以穴位为中心，不可离之太偏"，强调穴、区、带之联合效应，但在辨证选配穴上，又酷似针灸。刮痧更似广种薄收，像我们撒网捕鱼一样，先以"刮拭距离面尽量拉长"的方式进行运板刮拭，后才是薄收——选取疗效最优的穴位导出"板感"，以良好的运板手法技巧刮拭，才能够起到本穴不同于一般的特殊疗效：如在梳理运板法后，使用或者是点，或者是按，或者是按揉，或者是弹拨之运板法，以增强临床治疗效果。一句话，以导出优良板感为前提。

全书文字部分共分十章。

第一章 运板传心诀

从刮板的压力、移动、质感和速度四个方面，记录自己刮痧时的"动态感悟"。

第二章 108穴特种刮痧运板技巧

强调经络的穴、区、带的重要性，从悬、松、发、压、转、扬、轻、缓、柔九个方面探讨108个常用穴的定位、主治和刮痧运板时的侧重。

第三章 特种刮痧经典语解析

突出刮痧的个性化使用，从刮痧的长度、痧象、顺序以及病因、辨证、补泻等27个方面，解释中医理论在刮痧中的应用体会。

第四章 阳性反应物在特种刮痧中应用举隅

"有诸内者，必形于外""欲知其内者，当以观乎外""诊于外者，斯以治其内"。中医诊察疾病，主要观其外部的征象，所谓"病藏于中，症行于外"，因此以上述中医经典理论为指导，在临证施刮前，要会找出明显压痛处的相关腧穴作为治疗之根据，以痛为腧乃刮痧之准则，刮痧之大法也。

第五章　治疗各论

介绍刮痧效果较好的部分常见病、慢性病的一般证、因、穴、刮，让初学者有章可循，所介绍的临床常见病，虽整章病名各异，但选取穴、区、带的方式，贯穿整体调节观念为主，对证取配穴为辅，兼顾调理脾胃。对各病按概述、取配穴成方、运板手法技巧、按语、注意事项分述之，较为全面地诠释刮痧之要点，并有助于提高刮痧疗效。

第六章　临床杂症治验举隅

重在实用，并详细阐述了不同穴位的运板手法技巧及对不同疾病的配伍应用，同时引经据典，对临证思路进行剖析，全文通俗易懂，适用于各类人群学习。

只有将腧穴定位、性能及经络走行，十二正经冠名，表里、同名经相助，辨证立方，烂熟于心，再加上熟练的运板技巧，才能将刮痧板在您手中运用得游刃有余——板听您的，效在痧中。

第七章　弟子临床案例

一块板，帮人助己乐康安。

弟子学生学习特种刮痧及部分临床案例。

第八章　特种刮痧基本运板法

刮痧之要，尽在运板。板感决定疗效。

第九章　特种刮痧图解

图者，影，形像也。按图索骥，运板有道矣。

第十章　特种刮痧操作规程、注意事项及禁忌证

保证刮痧安全有效，此乃保护非药物疗法之根蒂也。

本人曾于国内外教学带教时收到不少反馈，学习者自以为会运板，但总觉得碰到具体穴位时又不知该如何下板，这一点尤其是国际友人学刮痧时倍有感受，在特种刮痧爱好者的"逼迫"下，答应再写一本《特种刮痧运板举隅》，以抛砖引玉，共同为刮痧事业增砖添瓦。

吾已九十余，老矣。此为管中窥见，书中诸多不当、错漏之处，恭请诸君斧正，叩谢之。

李湘授
乙巳年春月
于上海徐汇田林寓所

引　子

内经载	五大法	砭为首	渐消迹
医之始	本岐黄	至今朝	刮痧续
兴刮痧	吕季儒	定规范	杨金生
刮痧王	有王敬	张秀勤	我辈师
受教多	启发深	创特刮	育新人
特种刮	板块式	搭积木	儿时兴
穴区带	四肢根	肘膝穴	效通神
俞募穴	激发点	三焦位	辨证精
经络导	任督领	板感效	技巧灵
重整体	畅运板	多临证	效穴呈
今再作	举隅录	再抛砖	引玉真
求贤教	多斧正	兴国医	叩谢恩

拯救之法	妙者刮痧
纠亚激潜	未病先防
治病保健	莫如刮痧
刮痧之要	尽在运板
运板之妙	唯在运腕

运腕之奥　悬、松、发、压、转、扬、轻、缓、柔
——难在"度"，贵乎"柔"，重在"透"，效在导出良性"板感"也！

一分功夫	一分疗效
先学形似	再重神似
持之以恒	滴水穿石
刮痧治病	功在调节
效在运板	以通为用

气血流通即是补　　气血流通体自康
良性"板感"是特种刮痧临床取效之关键要素

目录

第一章　运板传心诀 / 1
第一节　板压为君 / 2
第二节　运腕为臣 / 5
第三节　板感为佐 / 8
第四节　频率为使 / 10

第二章　108穴特种刮痧运板技巧 / 14
第一节　手太阴肺经 / 14
第二节　手阳明大肠经 / 18
第三节　足阳明胃经 / 23
第四节　足太阴脾经 / 33
第五节　手少阴心经 / 38
第六节　手太阳小肠经 / 40
第七节　足太阳膀胱经 / 44
第八节　足少阴肾经 / 56
第九节　手厥阴心包经 / 59
第十节　手少阳三焦经 / 62
第十一节　足少阳胆经 / 67
第十二节　足厥阴肝经 / 74
第十三节　督脉 / 78
第十四节　任脉 / 83
第十五节　经外奇穴 / 88

第三章　特种刮痧经典语解析 / 97
第一节　刮拭距离面尽量拉长 / 98
第二节　不强求出痧 / 99
第三节　不带痧刮痧 / 100

第四节 "度"之说 / 100
第五节 力度不够次数补 / 102
第六节 沿途分量一致 / 102
第七节 渗透有知 / 103
第八节 板压宜灵活掌握 / 103
第九节 自家溶血 / 104
第十节 "搭积木" / 105
第十一节 穴位是有方向性的 / 106
第十二节 刮痧先刮头，整体疗法它为先 / 106
第十三节 穴按方遣，以刮统方 / 108
第十四节 补泻一时难明，不如悉举其平 / 109
第十五节 症者病之标，因者病之本 / 110
第十六节 气者一身之主，血者一身之根 / 111
第十七节 人体是一个管道系统 / 111
第十八节 "通"字试解 / 114
第十九节 选穴之妙，如将用兵，兵不在多，独选其能 / 115
第二十节 刮痧须当酌意，坚守辨证第一 / 117
第二十一节 不明脏腑经络，开口动手便错 / 117
第二十二节 特种刮痧八基（机）/ 118
第二十三节 治虚有三本，特种刮痧之必遵 / 121
第二十四节 主明，则下安 / 122
第二十五节 特种刮痧运板三结合 / 123
第二十六节 特种刮痧运板四字诀 / 123
第二十七节 特种刮痧十五绝 / 124

第四章 阳性反应物在特种刮痧中应用举隅 / 125

第一节 什么是阳性反应物 / 125
第二节 寻找阳性反应物的方法 / 126
第三节 阳性反应物之应用举隅 / 127

第五章 治疗各论 / 133

第一节 常见中医病证 / 133
第二节 循环系统疾病 / 156
第三节 代谢性疾病 / 159
第四节 呼吸系统疾病 / 163

第五节　消化系统疾病　/ 165
第六节　泌尿生殖系统疾病　/ 169
第七节　妇科疾病　/ 172
第八节　运动系统疾病　/ 175

第六章　临床杂症治验举隅　/ 182

第一节　哮喘　/ 182
第二节　癫痫　/ 182
第三节　腰椎间盘突出症　/ 183
第四节　足跟痛　/ 183
第五节　踝关节扭伤　/ 184
第六节　带下　/ 184
第七节　便秘　/ 185
第八节　类风湿关节炎　/ 185
第九节　脑梗死　/ 185
第十节　月经不调　/ 186
第十一节　咳喘　/ 186

第七章　弟子临床案例　/ 188

第一节　特种刮痧传承学习感知　/ 188
第二节　特种刮痧临床案例一　/ 189
第三节　特种刮痧临床案例二　/ 191
第四节　特种刮痧临床案例三　/ 193
第五节　特种刮痧临床案例四　/ 195
第六节　特种刮痧临床案例五　/ 197
第七节　揭开特种刮痧头部刮的面纱　/ 199

第八章　特种刮痧基本运板法　/ 201

第一节　刮法　/ 202
第二节　揉法　/ 204
第三节　点法　/ 205
第四节　按法　/ 206
第五节　挑法　/ 208
第六节　敲法　/ 209
第七节　拍法　/ 210

第八节 摩法 / 211
第九节 点揉法 / 213
第十节 按揉法 / 214
第十一节 弹拨法 / 216

第九章 特种刮痧图解 / 219

第一节 头部 / 220
第二节 面部 / 223
第三节 项背部 / 225
第四节 腰骶部 / 227
第五节 胸腹部 / 228
第六节 上肢部 / 230
第七节 下肢部 / 231

第十章 特种刮痧操作规程、注意事项及禁忌证 / 234

第一节 必须掌握的刮痧要领及实施步骤 / 234
第二节 刮痧注意事项及禁忌 / 238
第三节 特殊情况处理办法 / 240

附录一 特种刮痧器具介绍 / 244

附录二 特种刮痧歌诀 / 247

师训 他山石为己用，不亦乐乎！ / 250

后记 说句心里话 / 253

跋 师恩难忘 / 255

第一章

运板传心诀

拯救之法，妙者刮痧，刮痧之要，尽在运板，运板之妙，唯在运腕。运腕之奥：悬、松、发、压、转、扬、轻、缓、柔，难在度也！刮痧运板贵乎柔。

运板传心诀，意在让初学者有章可循，逐步锻炼每个运板手法的操作技巧和功力、耐力、渗透力；有基础者亦可作为参考，临证时，根据病情选择相应的运板方式和手法技巧，才能充分发挥刮痧治病、保健的最佳治疗作用。运板，作为刮痧临床必备之防病、治病、保健、康复、调节亚健康状态的主要工具和手段，更是初学者必须下苦功练习的，无巧可讨，滴水穿石，一分功夫，一分疗效。一开始就必须循规蹈矩，按运板法进行练习，切不可走样。刮痧之要，尽在运板。而刮痧运板技巧之动作，决不是随意而为，必须遵守力、协、柔、透四大要素。

刮痧运板和中医用药一般，也有君、臣、佐、使，刮痧运板有必遵之四大要素：力、协、柔、透。力为君，柔为臣，透为佐，协为使。运板手法贵乎柔，注重透，难在度，效在导出板感也！板感，是特种刮痧临床取效之关键要素。

"力"者，力量、力气也，乃运板向下按压而产生板压，力乃板压之母也。刮痧运板必须要善于驾驭的按压力度——板压，运用要恰到好处，只需入木三分，绝不是强求按压、死压硬刮，板压深浅须适宜。轻则疏皮通经、固卫气而防御外邪侵入；中则震肉活血化瘀，松懈僵硬肌肉及粘连；重则弹拨剔筋回纳滑脱之小关节。刮痧运板作用于人体，与推拿、按摩等用手施术相比，刺激强度大，阳刚之性更胜一等，必须强调刚柔相济、以柔透刚，掌握一定的力度。

"协"者，运板技巧也，共同合作、融洽、协调统一之意。运板动作技巧要协调而连贯，掌握好频率，具体是指运板手法动作要有节奏性和力的平稳性，沿途用力要一致，又要随机应变，即或快，或慢，或轻，或重，要稳、轻、柔、长。

"柔"者，柔和之意也。不硬刮，与刚相反，但绝非软弱无力。运板动作要轻而不浮，重而不滞，状如抽丝，延绵不断，不失渗透感，运腕为关键要素。

"透"者，穿通、通过之意，渗透力也。运板刮拭要渗透有知，被刮者有酸、胀、痛的感觉，术者板下亦可感觉有阻碍感。刮板不是在表皮上摩擦状运板，这样一是疗效差，二是伤皮肤，应掌握渗透有知原则。渗透有知，获得板感，此乃医患之共同财富、刮痧之良剂也。

刮痧运板要在技巧与力的完美结合下完成，技巧之核心是"刚柔相济，以柔达刚"。运板时，柔则如抽丝，形若起舞之美，刚则贴骨刮，深及肌层乃至骨缘。掌握运板技巧则掌握了特种刮痧的精髓。

第一节　板压为君

刮痧以板为工具，以不同的运板方式，在人体特定部位穴、区、带施行特殊而规范的运板手法，激发经气，从而达到治愈疾病、改善亚健康状况、提高抗病能力的作用，是一种自然的、非药物的物理生态激发潜能疗法。刮痧中，刮、揉、点、按、挑、敲、拍、摩、弹拨，风格各异，板压为基石；下板之徐、疾、轻、重，是为刮痧运板之灵魂，其间"板压"则为准绳。故板压者，刮痧之君也。

一、什么是板压

刮板置于施刮部位的皮肤表面穴、区、带部位之上，运腕向深层组织垂直用力下按，将刮板1/3处下压至"适宜"深度，谓之"板压"。板压刺激可浅至皮肤，深至皮下组织、筋膜乃至骨缘。

二、为何板压在刮痧中为君

刮痧运板手法中的刮、揉、点、按、挑、敲、拍、摩、弹拨、徐、疾、轻、重为刮痧之灵魂，皆以板感为准绳，板压为基石。"板压"之恰到好处的应用，是为刮痧术中最难掌握的，故为诸要素之首。

刮痧疗疾，在正确运板动作下，必须将力凝集于板端与机体的接触面，通过运腕将力量（板压）透过皮肤传到深部肌肉组织，再根据不同部位及穴位的敏感度，决定施压程度。这说明刮痧运板时除向刮拭方向和部位用力外，更重要的是要有对肌肤向下的按压力——板压。这是因为经脉、腧穴、神经在人体有一定之深度，要想刺激到经脉腧穴，必须有板压，使局部肌肤下陷，方能使刮拭的作用力传导到深层组织，机体则通过自身的各类感受器来感受不同的质与量（如板压轻重、停留时间、运板频率）的各种刺激，并通过不同调控途径产生不同的整体生理调节效应，使机体内环境逐渐趋于平衡，用以维持机体的长治久安（稳定性），从而达到防治某些疾病的目的。这是刮痧运板的一大特色，借助板压这个外力，挤压机体的某些特定的穴、区、带，活跃局部的血液循环，消瘀散结，松解肌肤紧张度。更重要的是，通过刮板的挤压、按摩形成一个良性的刺激量，可反射性地活跃全身的血液循环，促进心脏、血管和淋巴液的循环，而达到祛瘀生新、阴平阳秘、促进疾病不药而自愈的作用。

三、如何掌握板压适中

（一）三大规律

（1）刺激强度与板压力度呈正相关，即板压越大则刺激越强。

（2）刮痧运板手法的力度（板压）与着力面积、受力方式有关，一般呈负相关。相同的板压，着力面积大（摩法）则刺激强度小；反之，着力面积小（如点、按、敲法）则刺激强度大。

摩法系全板覆于患部作回旋状环行运板，有节律的摩动手法，因其全板面覆于患部，故接触面积大，即使加压，刺激也并不强。

（3）运板形式不同，其刺激量亦有差别。如点、按之法，其运板形式大多相同，点法由按法演化而来，但也有明显差别，其刺激量亦各异。点法以刮板厚角端直立着力于施刮部位，刮板接触肌肤面积较按法小，其不同点是点法按而压之，戳而点之，形成一个冲击力量；而按法则是用刮板厚角侧端接触肌肤，着力面积较点法大，又逐渐用力下按，按而留之。可见，运板形式不一，点法的冲击力量比缓慢的按而留之的按法刺激量要强得多。临证时，特别要注意运板的技巧性和选择适当的板压相结合，方可取得理想的临床治疗效果。

（二）掌握要点

（1）将力凝聚板端（1/3处）与机体的接触面上，通过运腕将力量（板压）透过皮肤，传到"深部"肌肉中去，产生板压，导出板感。

（2）根据不同部位及穴位敏感程度，决定施压程度。即刮痧运板时，除向前刮拭方向和部位用力，更重要的是要有对肌肤向下的按压力——板压。

例如，培元刮和骶丛刮，两者虽邻近，但部位不同，其施压程度各异。培元刮之部位腰肌发达，运板可稍重；骶丛刮另当别论了，因八髎穴位于骶棘肌部，肌层薄，运板则轻而探之。

又如，同一人刮拭头部，运板压力亦各有异，某君头部一侧发多而浓密且长，另一侧可谓"寸草不生"无发而光秃，不说也应知道哪轻哪重吧！

再如，血海和梁丘两穴，虽部位邻近，一为阴经之血海，一为阳经之梁丘，均为敏感穴，故宜轻刮。梁丘穴属足阳明胃经，居股直肌与股外侧肌之间，故运板宜稍重；金门穴和足三里穴敏感度各异，足三里穴可稍重刮拭；而弹拨金门穴，不但要轻刮，还必须"手下留情"，否则易伤及骨外膜，慎之。

（3）两个力的协调统一，相互联系，相互为用，是刮痧运板的一大特色。"板压"以不深不浅、不轻不重、渗透有知为原则，故"板压"只需"入木三分"，因"浅则不能祛病，太深则有大痛之患"，大痛者，不良反应也。

"板压"宜深或宜浅，必须临证审之，根据证、因、穴及病患耐受程度而异，不必拘于书本，而是根据临床需要，灵活决定"板压"之深浅、加减，临刮再变通，此为真传妙法也。

所谓因人而异，即因疾病的性质而异，因穴位、取穴多少、部位而异，因运板手法、穴位的敏感度而异，因刮拭时间的长短而异，因患者的体质、耐受度而异。

（三）操作注意事项

（1）根据不同部位及穴位的敏感度，决定施压程度。如患者瘦弱，切勿在督脉多刮、重刮；若遇棘突突出者，可在佗脊刮两侧或在两棘突间按、揉、挑、刮，一般采用补法或平补平泻手法；督脉经穴位都在两棘突之间，如至阳穴，刮拭时以刮痧板的厚角端，立于两棘突之间，先做按揉式运板，然后在棘突边缘施以挑法或按揉法运板刮试，手法要轻柔，切记勿施蛮力；刮头部根据其头发之多少、厚薄，抑或无发者，则运板力度各不相同，少发、无发者轻刮之，发多、发厚者稍加压力。又如肌肉不丰、消瘦者，以及胫前、列缺穴、乳突等部位需轻刮之，否则将会伤及肌肤、血管、神经。再如血海穴、弹拨金门穴、骶丛刮之骶孔部较为敏感，亦宜轻刮之，板压加或减临刮再变通。

（2）除刮拭部位及穴位敏感度，运板压力之大小尚需根据治疗对象所患疾病性质、耐受程度等不同而各异，即所谓因人而治，因病而治，因部位不同而治。轻刮，轻而不浮，不等于无力，要有一定的压力（板压），要求做到不飘板，但应有渗透感；重刮,重而不滞,施行重刮时,要求不呆板、不跳板、不强压硬刮,沿途用力一致,刮拭距离面尽量拉长,宜有节奏感而延绵不断,状如抽丝,一气呵成,板压应恰到好处。

(3)行复合性手法运板(按揉法、点按法、弹拨法),落板时宜先着力,变换手法及移动刮板时,宜轻、慢,继而稍重,周而复始循环之。如多用于佗脊刮、膀胱经第1侧线的弹拨法,属重手法范畴,含按而拨之、遇结而弹之的手法,因而可来回拨动,不必拘泥于刮痧只朝一个方向刮拭的要求,亦可拨而行之,更可配合按法、揉法向上向下移动运板之理筋法。运用弹拨法时要求拨动板端的着力部切不可在皮肤表面摩擦移动,用力由轻渐重,做到轻而不浮、重而不滞、以渗透有知地拨而弹之的方式运板,弹拨方向、角度、幅度应根据局部肌肉的行走方向临证决定,"板压"之轻重应根据部位、患者病情、耐受程度、体质状况而定。应避免轻浮运板,只在皮肤表面来回滑动,无一定刺激量,则无效可言。然而,更应防止施以蛮力,以免损伤肌肤、筋腱,亦可避免晕刮。

第二节　运腕为臣

刮痧运板必须刚柔相济、以柔达刚,掌握一定的度。要做到轻灵勿滞,均匀柔和,持久有力,渗透有知,其中腕部的应用最为关键。

一、运腕关键在哪里

腕部的运用关键在于九个字:悬、松、发、压、转、扬、轻、缓、柔,难在"度"也。

(一)悬

沉肩、垂肘、运腕、用指,其中垂肘为关键,运腕用指为保证力之传递。要达到悬,意在少海穴似有一个"无形之定点",刮拭时,有此点悬而不"移"之势,力通过腕部传至大鱼际根部达大拇指腹部而发出。此法临床上除去刮拭距离面太长者,皆可用之。

(二)松

与紧相反,腕关节自然放松,不紧绷,不抬肩,腋窝部不夹紧,腕部略悬屈。同时,保持施术者姿势正确,沉肩、垂肘、运腕,用指放得开,一气呵成。松是保证术者能长时间运板而又不至于太疲劳之关键要素。

(三)发

在以上正确运板技巧的基础上,腕部有一个明显向下按压之势而发力,力从大鱼际根部、拇指掌指关节处发出,拇指指腹处送出,作用到被刮拭的部位上,持续通过腕、肘关节的有节奏屈伸,带动腕部自然而有节奏地呈单方向刮拭,刮中含推、按、揉动作参合之势。

(四) 压

为了达到合适的板压,必须有一个向下按压力,在向下按压时要求用自然压力,沿途压力一致,同时腕部不可呈绷紧状。另外,可在转换运板法时应用之。压是运板最关键要素,是获得板感、决定疗效之先决条件。

(五) 转

运板以转、旋呈螺旋式环形运动,按推时拇指下按,扬腕,肘部微微上提,而有节奏地摆动,带动板呈螺旋式前进。另外,用于转换运板法时,如点按法、按揉法,板不离其处,换用另一种运板法。

(六) 扬

遇有关节及凸起部位,转腕上扬,不击打关节和凸起面,同时还有不漏板之妙,此法为保护肌肤之关键要素。

(七) 轻

腕部的用力既要保持一定的量(板压)、相适的板压,同时又要轻灵不滞,自然顺畅,轻巧自如、自然,连绵不绝,轻而不浮,不飘板,不呈摩擦表皮状,而对其有一定的渗透力。

(八) 缓

缓者,慢也,与急相反,缓不济急。缓者,在此为运板动作缓和,不施蛮力、冲击力,刮痧贵乎此。缓而不失频率要求,要有节律性,快慢适中,有渗透感。

(九) 柔

柔和之意为软,不硬刮,运板时不要用滞劲、蛮力或突发性暴力,亦不能柔软无力,应刚柔相济,以柔达刚,刮痧运板贵乎柔。

二、如何正确运腕

刮痧运腕不只是腕部一个部位的运用,而是需要肩、肘、腕、指及呼吸等方面整体配合,协同操作。要领为含胸舒臂、沉肩、垂肘、收腹、呼吸自然。

(一) 沉肩

一把抓式握板,大拇指指腹置于刮板薄角一侧,肩关节放松,自然下垂,不可使肩关节耸起呈抬肩状,并且注意腋部不可紧夹,要求放开。若肩部不放松,操作不可能持久，而且术者上肢极易疲劳且产生酸痛、疲劳、无力感，从而影响运力，将使运板动作受到牵制，影响治疗效果。

（二）垂肘

肘关节自然下垂，利于导力，注意要使肘部位置略低于腕部；垂肘动作虽小而不起眼，但它却起着承前（使肩部不致酸痛、耸肩）启后（保证运腕有力而持久）的作用，确保了板压顺利实施。有一点必须提醒初学者，注意腕部尺侧要略低于桡侧，术者不致疲劳，更利于导力。

（三）运腕

初学者常会用力握板，使刮板无活动余地，刮不了几板，拇指掌指关节处很快产生酸痛感，进而影响垂肘、沉肩之姿势。一把抓式握板要求拇指、示指、中指三指握板，拇指指腹置于刮板前端一侧，以便发力，环指、小指呈钩状挟持刮板尾部，刮板底端贴于掌心，此乃正确握板法。

施刮时腕关节放松，腕部略悬屈，腕部有一个明显向下按压之势而发力，要求用自然压力，切不可施蛮力；运腕时切不可呈绷紧状，要求运动自然灵活；刮拭时腕部发力，通过腕部自然而有节奏地摆动，力从大鱼际根部、拇指掌指关节处发出，作用到被刮拭的部位上。刮中有推、按、揉动作参合之势。

特别提示：① 正确握板；② 腕关节放松；③ 腕部有一个明显向下按压之势而发力，此乃关键之处；④ 运好腕是保证复合性手法实施之主体。

（四）用指

一把抓式握板，将刮板握于手心，一侧紧贴大鱼际根部及拇指指腹部，以示指、中指、环指三指呈钩状夹持刮板，根据临床需要用刮板前1/3处或后1/3处接触被刮部位，以指导向，力从大鱼际、拇指指腹处发出，施行各种运板手法进行刮治。施刮时，刮痧板要紧贴被刮部位（有一种吸附感），朝一个方向呈直线式进行反复刮拭，动作要求轻、柔而有节奏感、渗透感。

腕部运用原则：轻灵勿滞，均匀柔和，状如抽丝，游刃有余，行若起舞之美，一气呵成。

临证运板刮拭时，沉肩、垂肘、运腕、用指，腕关节要放松，动作灵活而柔和，运板要由轻到重，不可突然用力或使用暴力，注意运板刮拭时动作要有连贯性，且又要均匀而有节律感。刮拭距离面尽量拉长，状如抽丝，其运板形式具有节奏性运板路线，沿途用力要一致、稳妥，一气呵成。运板不呆板、不跳板，应做到落板不要敲，起板勿忘上扬功。

术者以腕力刮拭,要求**稳**、**准**、**灵**。**稳**,即不飘板,动作轻柔;**准**,即每一板均落在同一起点上(要穴),如刮四神延时,其重点要穴在百会穴,因而要求向四个方向刮拭时,板板均应从百会出发,这是初学者应养成的良好习惯,且沿途用力一致(复合性手法除外);**灵**,即运板动作不呆板,轻灵而又不失力度,具有渗透感。重刮而不滞,运板路线不呈拖状;轻刮而不浮,不失渗透感。不是在皮肤表面呈摩擦状,否则会影响疗效,甚者会伤及皮肤。

正确的运板方法,和具体运腕以及发力有很大关系,要想能熟练地掌握其技巧与功能,绝非易事。初学者必须掌握正确握板法,认真、严格、刻苦地练习和一定时间的临证锻炼,注重实践(反复在自己身上找板感,在亲人身上练板,切不可把患者当靶子),注重复合性手法的锻炼尤为重要。**转腕**、**按压**、**旋揉**、**停顿**、**上扬**,这一系列的腕部运用,初学者需要不断勤练,坚持长期反复地练习,不断改进、提高,才能练出一套高超的刮痧运板手法——即进入到不只是手刮,而是板带着手在运板的意境,达到手随心转,法从手出,运用自如,一气呵成。学运板技巧,是滴水穿石,一分功夫,一分疗效,来不得半点虚假,熟能生巧,唯有学、练、用、悟、记。如是,临证时才能运用自如,得心应手,收到良好的治疗效果。

第三节　板感为佐

一、何为板感

板感为医患在运板疗疾过程中双方的感受。施刮时,术者板下会有吸附、结节、凸起、凹陷、阻滞等感觉;而患者会有酸、重、胀、痛、传导、舒适等感觉。板感是特种刮痧临床疗效之关键要素,是医患之共同"财富"。

刮痧中的刮、揉、点、按、挑、敲、拍、摩、弹拨,风格各异,"板压"为基石,"板压"产生"力","力"产生"板感","板感"决定疗效。"渗透有知"是检验"板感"之试金石,是取得正确"板感"之保证。"板感"是特种刮痧临证取效之关键要素,这是因为人体有两种不同的感觉神经,一种是兴奋效应神经;另一种是抑制效应神经。兴奋效应神经分布在皮肤浅层,接受触觉刺激,对刺激适应产生较快;抑制效应神经位于深层,接受压觉刺激,对刺激适应产生慢。快适应神经纤维对肌活力有促进作用,慢适应神经纤维对肌活力有抑制作用。板感就是运用各种刮痧手法刺激机体后产生的效应,如此才可以疗疾、康复、纠正亚健康、治未病。

二、运板施压要求

根据不同部位及穴位的敏感度，决定施压程度。如刮头部根据其头发之多少、厚薄，亦或无发者，则运板力度各不相同，少发、无发者轻刮之，发多、发厚者稍加压力。又如肌肉不丰、消瘦者，以及胫前、列缺穴、乳突等部位需轻刮之，否则将会伤及肌肤、血管、神经。再如血海穴、骶丛刮之骶孔部较为敏感，亦宜轻刮之。除刮拭部位及穴位敏感度，运板压力之大小尚需根据治疗对象所患疾病性质、耐受程度等不同而各异，即所谓因人而治，因病而治，因部位不同而治。轻刮，轻而不浮，不等于无力，要有一定的压力（板压）。要求做到不飘板，有渗透力；重刮，重而不滞，施行重刮时，要求不呆板、不跳板、不强压硬刮，沿途用力一致，刮拭面尽量拉长，始终有节奏感而延绵不断。

三、如何运板操作才能带来良性板感

运板手法和技巧，决定了刺激强度是否恰到好处，如此才能产生良性板感。如果在刮痧时，做到前述的力、协、柔、透，同时遵循以下运板的五大法则，则会产生良性板感。

（一）吸

刮痧运板动作每次必须吸附于施术部位之上，避免在皮肤上呈摩擦之状。特别在转换刮痧手法时，板要不离先落板之初的穴位上，仍然要成吸定状，保持用力持续而均匀。着力点（主穴）要吸得牢，做到旋而不滞、转而不乱，环形幅度宜小不宜大，大则乱，无法吸定一点（主穴）而影响疗效。

（二）进

进者，向前及向上、下移动也！临证运板刮痧时，刮拭距离面应尽量拉长，在前进中要掌握好力的正确运用——均匀而协调的运板动作，使患者不知其苦，而有一种舒适感。运板时需要注意两个力的协调与统一：一个是向前，即前进中的刮拭力；另一个是刮板接触到肌肤时有一个明显向下的按压力。一个是向前平行用力；另一个是向下垂直用力，是刮痧运板之必遵之大法。

（三）环

环者，圆形也，在此作环绕之意。经络如环无端，故运板以环旋动作为主，幅度要小，不宜过大，大则乱。运板以转、旋，呈螺旋式环形转动，可前进，亦可后退。

具体运板方法：一把抓式握板，拇指、示指置于厚角端两侧，板尾抵于掌心。

先按压后(拇指下压)旋转,再前进(前进时拇指抵住板,板随肌肉组织上起时适当前移)作回环式运板手法,动作宜轻、缓、柔而不失渗透感。运板时注意板要吸得牢、不滑动、不呆板、不摩擦,板压不要太大,运板弧度由小渐大,大而复小,由深复浅,不用死力,呈环形前进,渗透有知。"渗透有知"的"知"指医者须对板下的感觉有感知能力,如在行佗脊刮和刮背俞穴时,术者手下有气泡、阻碍感,而患者则有酸、胀、重、微痛之感,刮后有舒适感、轻松感。

(四)扬

扬者,向上也。遇有关节及凸起部位,转腕上扬,不击打关节凸起部位造成关节凸起部位不良痛感,同时亦不会漏刮关节附近穴位。特种刮痧要求的是"**良性板感**",即使是痛感也是畅快淋漓的痛感,而绝非是伤害性痛感,感觉前所未有的痛快。

(五)准

准者,正确、标准也。在此即主穴一定要取得准之意。特种刮痧虽然不像针灸是对点的刺激,而是穴、区、带的联动效应,但主穴取得准,下手才有神。在主穴的附近进行的梳理运板法及对主穴的点按揉的运板法才可起到效显的作用。

要有良性板感,多练是唯一方法,列"五多"以供参考。① 多看老师的演练示教;② 多看运板要领;③ 多练运板动作和技巧,实践出真知;④ 多练臂力、腕力、指力、耐力、功力和渗透力;⑤ 多在自己身上找板感,再在亲人身上练板感。施术时,随时与受术者交流,询问其感觉,自己要心静,细细体会手下的各种板感。绝不可一边运板刮拭,一边闲谈,必须做到"心手合一",做到心到、眼到、手到、板到,板压正确到位,导出良性板感。

只有长期反复刻苦地练习找感觉,注重积累,深知板感的来龙去脉,而后多实践。临证时若能感觉到似乎板带着手走,手随心转,法从手出,状如抽丝,形若起舞,运用自如,一气呵成,一板中的、随板而效,如是的板感,疗效才佳,才入"特种刮痧"运板意境。

第四节 频率为使

徐、疾、轻、重,刮痧运板之灵魂。刮痧是人为地给予机体一个不同质与量的适宜性刺激,当刮板在人体特定部位进行不同质的刺激时(刮、揉、点、按、挑、敲、拍、摩、弹拨等),这种刺激通过经络穴、区、带,在神经、神经-体液、神经内分泌免疫三大平衡系统的调节作用下,激发机体的整体防御能力,增强免疫功能,从而达到治疗某些疾病之目的,同时维持机体稳定性——阴平阳秘,精神乃治。实践证明,强而快速的刮痧手法可使神经、肌肉的兴奋性加强,轻而缓慢的刮痧手法可使肌肉的抑制过程加强。因此,刮痧的刺激量,既与板压有关,也与频率有关。

古有"急摩为泻""缓摩为补"之说。从刮痧运板频率快慢来看,频率快的手法为泻(结合板压和时间),频率慢的手法为补(结合板压和具有补的作用之穴、区)。

临证时根据患者病情及选用手法而定,一般泻法为运板频率快,板压重;补法则是频率相对缓慢而板压轻,临床常用平补平泻法为多,一般采用100～120次/分为宜。

一、何为刮痧运板之频率

刮痧运板之频率,一为运板之徐、疾,二为运板之次数与刮拭之时间。徐、疾是指刮痧运板之速度快慢。特种刮痧更讲究和缓、不快不慢的运板,而不是疾风暴雨式的运板。不建议急于求成,用太快的频率来刮,否则欲速而不达。而运板的次数与时间则因所选取的部位、所选穴位多少及敏感度、疾病的性质、患者的体质和耐受度,以及运板手法而异。

二、刮痧运板频率和补泻的关系

古有"急摩为泻""缓摩为补"之说。从刮痧运板频率快慢来看,频率快的手法为泻(结合板压和时间以及有消炎、镇痛等作用之穴位,如曲池、合谷穴,肘窝刮、委中三带等)。频率慢的手法为补(结合板压和具有补的作用之穴、区,如足三里、气海、关元穴,培元刮、膻中刮、天元刮等),不快不慢则为平补平泻,临证时根据患者病情及选用手法而定。通常久病、体弱、重病、虚证患者运板手法要徐,而年轻体壮、急症或实证患者运板手法可以快一点。临床常用平补平泻为多,一般采用100～120次/分为宜,适用于虚实夹杂及一般保健者。

三、如何掌握运板频率

(一)一般运板速度宜缓

缓者,慢也,与"急"相反,即延迟也,即缓和、缓冲、不施蛮力。运板要沉而有力,直线挺进,两板之间不能有间歇,要形成一个闭环式运板,即拉出去后环形回过来，一气呵成。这样就会有一个均匀的回血和运血的时间，利于通经活络。

（二）因人因病而异

对于身体强壮的患者，或是背部、四肢部位及实热证的，可以用频率为100～120次/分以上的快刮法刮拭；对于慢性病者、身体虚弱者、头面部、胸部、腹部、下肢内侧等部位，可以用频率为60次/分以下的慢刮法刮拭。

（三）刮拭次数

持续运板手法可以逐渐降低患者肌肉的张力和因风寒暑湿等原因造成的组织黏滞，在刺激量的积累下，使手法功力能够逐渐渗透到组织深部，因而需要一定的持续刮拭时间。一般梳理法以10～20次为宜，敏感部位及穴位则7～12次为宜；点、按、揉、挑法宜7～10次，敏感穴位以5～7次为宜。

（四）刮拭时间

指每一个患者接受刮痧治疗一次所需的总时间。一般来讲，刮拭时间短，则刺激强度小；刮拭时间长，则刺激强度大。刮拭时间太短，则达不到治疗效果，但刮拭时间过长，也可对局部组织产生医源性损伤。据临床观察，刮拭时间长短并不绝对与治疗效果呈正相关，但也不是没有联系。任何一概而论的太过或不及都是无益的，应根据具体情况各异，选择的部位和运板手法要因人、因时、因地、因耐受程度而异。

（1）病程长、病情复杂，刮治时间可稍长些；反之，则可短些。

（2）运板手法刺激强，出痧多，痧色紫黑者，刮拭时间可适当缩短些；反之，则可适当延长。

（3）若病变部位局限，病轻者，刮拭时间可短些；反之，则可长些。

总之，刮治时间要根据所选运板形式、运板手法的性质、疾病的性质、患者的体质、耐受程度及刮拭范围的大小具体酌情而定。临刮再变通，灵活掌握，一般刮治一个患者以25～40分钟为宜。

刮痧运板原则可概括为27个字：**轻灵勿滞，均匀柔和，持久有力，沿途用力一致，渗透有知，不强求出痧。**

滴水穿石，一分功夫，一分疗效。

医者修为是练出来的，不是看书读了多少，而是"拳不离手，曲不离口"炼出来的。

练板屋就是大练功，提高运板实验之圣地。

首重握板法、运板法。

融会贯通后在临证时，就是治病患也！

刮痧难不在穴，在运板技巧——手法也！

明于穴易，明手法难，手法不明，疾难痊。

故运板手法为契机，重在板压运用，轻重不得。徐、疾、力、透——刮痧之灵魂也！

第二章

108穴特种刮痧运板技巧

刮痧临证，先究其病源，后攻其穴道。穴按方遣，以刮统方，重在运板手法和技巧——手随心转，法从手出，应板取效，法至所施（板压），当以受术者不知其苦为上策。

第一节　手太阴肺经

手太阴肺十一穴，十四经络独当先，鼻喉气管与肺疾，刮治得法方可痊愈。肺经能调呼吸，总理气血，是气机出入之枢纽。

一、中府穴

（一）定位

在胸壁的外上方云门下1寸，平第一肋间隙，距前正中心线6寸。

（二）主治

(1) 咳嗽，气喘，胸闷，胸痛，咳吐脓血。

(2) 面浮肢肿，腹胀，肩背疼痛。

（三）方例

项三带、肩胛环、天突刮、膻中刮。

（四）配伍

治疗呼吸系统的实证，可配尺泽、鱼际、定喘穴；热证，可配少商、鱼际、大椎穴；虚证，可配肺俞、太渊、足三里穴；面浮、肢肿、腹胀，可配合谷、气海、阴陵泉、足三里穴；肩背疼痛,可配肩髃、尺泽、阿是穴。

(五) 运板要领

(1) 取坐位,起板于胃经之库房穴,向上沿第一肋间隙以梳理法运板刮向中府穴,至肩前带处7～12次。

(2) 从中府穴起板,沿该经循行经云门穴,沿胸前壁外上方刮向肩部7～12次。

(3) 取中府穴以板之厚角侧端,以按揉法(顺时针方向)运板7～12次。

(4) 复按(1)行梳理法结束之。

二、尺泽穴

(一) 定位

在肘横纹中肱二头肌间桡侧凹陷处。

(二) 主治

(1) 咳嗽,气喘,胸痛,胸部胀满。

(2) 咽喉肿痛,口干潮热,咯血,小儿惊风。

(3) 腹痛,吐泻。

(4) 肘臂挛痛,上肢瘫痪。

(三) 方例

肩胛环、膻中刮、肋隙刮、天突刮。

(四) 配伍

肺实证,可配肺俞、鱼际、膻中穴；咯血、咽喉肿痛,可配孔最、少商穴；小儿惊风,可配合谷、太冲穴；急性吐泻,可配曲泽、委中穴；肘臂痉挛痛,可配曲泽穴。

(五) 运板要领

取坐位,术者立于其侧,辅手置于其肘关节下方托之,使肘部微屈。

(1) 术手持板于尺泽穴上端延肺经循行部位从上臂刮向腕部,从肘横纹上端运板向拇指方向刮拭,经孔最穴、列缺穴刮至鱼际穴。当刮到列缺穴、太渊穴时,有一个上扬运板法,刮至肱二头肌腱桡侧凹陷处亦有一个上扬运板法。

(2) 以刮板厚角侧端于尺泽穴上行按揉运板5～7次,或行弹拨法运板刮之,以板之厚角侧端置穴上,由轻渐重向下按压继以弹拨法运板。此时,板下有筋腱随板滑动,板感较强,可有放射感向下传导,切忌施蛮力,运板3～5次即可。本法不可用于保健刮。

方向为向拇指侧(桡侧)着力,此时板感较强；亦可向下按揉,板贴桡骨,此时板感更强。手法应轻柔,运板5～7次即可。

三、孔最穴

(一) 定位

在尺泽穴和太渊穴的连线上,腕掌横纹上7寸处。

(二) 主治

(1) 咳嗽,气喘,咯血,胸痛。

(2) 咽喉肿痛,失音。

(3) 热病无汗,头痛。

(4) 痔疾。

(5) 肘臂挛痛。

(三) 方例

肩胛环、骶丛刮、膻中刮。

(四) 配伍

治咯血等呼吸系统疾病,辅以刮痧,可配肺俞、尺泽、鱼际穴;治咽喉肿痛、失音,可配少商、照海、哑门穴;热病无汗,可配合谷、复溜穴;痔疾,可配长强、承山穴;肘臂挛痛,可配尺泽、合谷穴。

(五) 运板要领

(1) 患者取坐位,术者立于其侧,辅手托于其肘关节下方,起板于尺泽穴前,沿桡侧向拇指方经列缺穴刮至鱼际穴前方10～20次。

(2) 以刮板厚角侧端置于其穴上,由轻渐重向下按而揉之7～10次。运板方向宜向桡内缘着力(贴骨刮)。此时,板感强烈,宜轻柔,切勿使蛮力。

四、列缺穴

(一) 定位

在前臂桡侧缘,桡骨茎突上方腕横纹上1.5寸,当肱桡肌与拇长展肌腱之间。简易取穴法:两虎口相交,示指点着内侧凹陷处即是。也即两手虎口自然平直交叉,一手示指压在另一手的桡骨茎突上,当示指指尖到达之凹陷处便是列缺穴。

(二) 主治

(1) 伤风外感,咳嗽气喘,咽喉肿痛。

(2) 头痛项强,口眼㖞斜,齿痛。

(3) 小便热,尿血,阴茎痛。
(4) 掌中热,上肢不遂,手腕无力或疼痛。

(三) 方例

项丛刮、项三带、肩胛环、骶丛刮、膻中刮。

(四) 配伍

伤风外感,可配合谷、风门、风池穴;头痛项强,可配风池、太阳穴等;口眼㖞斜,可配合谷、地仓、颊车、颧髎穴;膀胱阴部疾患,可配中极、曲泉、三阴交穴等;腕部疾病,可配阳溪、外关穴。

(五) 运板要领

(1) 患者取坐位,术者立于其侧,辅手托于其腕下,起板于孔最穴前方,沿前臂桡侧缘向拇指方向运板,经太渊穴翻腕,板要上扬过鱼际穴。

(2) 以板之厚角端于桡骨茎突之凹陷处行轻柔之按揉法运板,板端指向桡骨内缘着力,此处板感强烈,手法应轻柔,3～5次即可。

五、鱼际穴

(一) 定位

在第一掌骨中点桡侧赤白肉际处。

(二) 主治

(1) 咳嗽气喘,咯血,咽痛失音。
(2) 手背手指挛痛,指麻,瘫痪。

(三) 方例

项丛刮、项三带、肩胛环、天突刮、颈前刮、膻中刮。

(四) 配伍

咳喘咯血,可配孔最、曲泽、定喘穴;咽痛失音,可配少商、廉泉穴;肘臂痛,可配曲池穴;手指挛痛,可配合谷穴。

(五) 运板要领

患者取坐位,术者立于其侧,令患者侧掌,辅手托于其腕下。

(1) 起板于列缺穴刮向拇指端,沿赤白肉际处运板,于经渠至太渊穴前刮拭10～20次,术手必须转腕使刮板呈上扬之势,避免击打关节、伤肌腱。否则可能有漏板现象发生。

(2) 于第一掌骨中点赤白肉际处行按揉法运板5～7次,手法宜轻柔,重则易引起皮下出血。

（3）刮板厚角端指向第一掌骨内缘着力。

（4）以梳理法结束之。

第二节　手阳明大肠经

手阳明经属大肠，经穴二十起手上，刮治五官颜面疾、胃肠食管与胸腔。肺经和大肠经是表里经。

一、合谷穴

（一）定位
在手背第1、第2掌骨间，约当第2掌骨桡侧的中点处。

（二）主治
（1）身热，头痛，眩晕，目赤肿痛，鼻衄鼻渊，咽喉肿痛，齿痛面肿，耳聋，失音，牙关紧闭，口眼㖞斜，痄腮。

（2）发热，恶寒，咳嗽，无汗或多汗，疟疾。

（3）脘腹疼痛，呕吐，便秘，痢疾。

（4）小儿惊风，抽搐，癫病，狂病，痫病。

（5）痛经，闭经，滞产。

（6）瘾疹，皮肤瘙痒，疔疮，丹毒。

（7）肩臂疼痛，手指肿痛，麻木，半身不遂。

（三）方例
项三带、肩胛环、骶丛刮、天突刮、膻中刮、委中三带。

（四）配伍
（1）头面五官疾患，可配曲池、风池穴，以及五官局部的穴位；头痛眩晕加太阳、百会穴；目赤肿痛，可配太阳、睛明穴；鼻衄鼻渊，可配迎香、印堂穴；咽喉肿痛，可配翳风、廉泉穴；失音，可配天突、廉泉穴；齿痛颊肿，可配颊车、下关穴；耳聋耳鸣，可配听宫、翳风穴；痄腮，可配角孙、翳风穴；面瘫，可配地仓、颊车穴。

（2）外感疾病，可配太阳、风池、风门穴；无汗或多汗，可配复溜穴；疟疾，可配大椎、命门、外关穴。

（3）胃痛呕吐，可配中脘、内关穴；便秘，可配阳陵泉、支沟、承山穴；痢疾，可配天枢、上巨虚穴。

（4）小儿惊风、抽搐，可配太冲、水沟穴；癫痫，可配水沟、百会、太冲、丰隆穴。

（5）妇产科疾患，可配三阴交、血海穴。

（6）皮肤瘙痒、瘾疹，可配曲池、血海、三阴交穴；疔疮、丹毒，可配曲池、委中、灵台、身柱穴。

（7）上肢痛、背痛、瘫痪，可配外关、曲池、偏历穴。

(五) 运板要领

（1）从阳溪穴向示指第二掌指关节桡侧沿赤白肉际，刮至示指指端10～20次。

（2）以板之厚角端于手背第1、第2掌骨间约当第2掌骨桡侧的中点处（合谷穴）上行，先轻后重作按揉法运板5～7次。

（3）亦可从三间穴处沿第2掌骨缘向阳溪穴方向找压痛点，进行先轻后重点按法运板5～7次，最后作梳理法从列缺穴向示指运板10～20次。

注意：该穴为敏感穴，切不可施蛮力、冲击力式运板。重手法刮拭除晕刮，尚有流产之险，故孕妇禁之、慎之。

二、温溜穴

(一) 定位

屈肘，在前臂背面桡侧，位于阳溪与曲池连线上，当阳溪上5寸处。

(二) 主治

（1）头痛，面肿，咽喉肿痛，齿痛舌肿，鼻衄。

（2）腹胀，肠鸣，腹痛。

（3）癫病，痫病，狂病。

（4）项强，颈背酸痛。

(三) 方例

项丛刮、项三带、肩胛环、颈前刮、天突刮、膻中刮、天元刮。

(四) 配伍

治五官疾病，可配合谷、风池穴以及五官邻近的穴位；肠鸣腹痛，可配曲池、天枢穴；癫病、狂病、痫病，可配四关、丰隆穴；项强穴、颈背酸痛，可配曲池、外关穴。

(五) 运板要领

（1）以板之薄边1/3处置温溜穴上，向下刮过偏历穴行梳理法，刮拭10～20次。

（2）以板之厚角端侧面置温溜穴上，行按揉法运板5～7次。

（3）以板之薄边1/3部置前臂背面桡侧，以梳理法从下廉穴起板刮向手腕部，经温溜穴过偏历穴，10～20次。

（4）一把抓握板，拇指、示指置厚角两侧，向桡骨缘做贴骨法运板5～7次，本法不作保健刮应用。

（5）以刮板厚角侧端置穴上，向桡骨缘行弹拨法运板5～7次，此时板感强烈，禁用蛮力；作按揉法运板5～7次。

（6）复按（1）作梳理法运板结束之。

上法临证时根据需要选择2种或3种方法应用之。

三、手三里穴

（一）定位

在前臂背面桡侧当阳溪穴与曲池穴连线上，曲池穴下2寸处。

（二）主治

（1）肘臂痛，肿胀，麻木，瘫痪。

（2）齿痛，颊肿，失音，瘰疬，腹胀，腹痛，泄泻。

（三）方例

项丛刮、项三带、膻中刮、天元刮、肘窝刮。

（四）配伍

循经病，可配合谷、曲池穴；头面疾病，可配合谷、风池、太阳穴；大肠疾病，可配天枢、上巨虚穴。

（五）运板要领

先于前臂背面桡侧曲池穴上起板，以梳理法运板刮至阳溪穴，刮拭距离面尽量拉长，刮该穴有以下两个运板法。

贴骨刮：刮板着力点在桡骨内缘，一把抓式握板，拇指置于厚角侧端，示指抵于另一侧，其余三指于同侧拇指端发力，抵压在桡骨缘做5～7次。

按揉法：于该穴处作旋转式按揉之10～15次，再以梳理法结束。

前法宜轻柔，以不失渗透力为主。行弹拨法不可太重。

注意：体位不同，运板各异。屈肘时，行弹拨法，术者会觉板下有大筋随板跳动，手法不可过重。仰掌时，行按揉法运板为主。以轻柔为主，不失渗透力，以渗透有知为度。

四、曲池穴

(一)定位
在肘横纹外侧端,屈肘时,于尺泽穴与肱骨外上髁连线的中点处取穴。

(二)主治
(1)外感热病,咽喉肿痛,咳嗽气喘。
(2)头痛,齿痛,目赤肿痛。
(3)腹痛,吐泻,痢疾,肠痈,乳痈,便秘。
(4)瘰疬,瘾疹,疔疮,丹毒。
(5)胸中烦满,善惊,头痛头晕,癫痫,抽搐。
(6)手臂疼痛肿痛,上肢不遂和酸痛无力,冰冷麻木。

(三)方例
全头刮、项三带、天突刮、膻中刮、天元刮。

(四)配伍
外感风热,咳嗽气喘,可配合谷、尺泽、风门、肺俞穴;头面疾患,可配合谷、风池、太阳穴;大肠湿热,可配天枢、上巨虚穴;乳痈,可配肩井、膻中、梁丘、乳根穴;皮肤疾患,可配委中、血海、灵台、身柱穴;神志疾病,可配百会、神门、四关穴;上肢疾患,可配肩髃、外关、合谷穴。

(五)运板要领
患者取坐位。术者辅手置于其肘关节下端,术者以前臂支撑患者前臂,禁用辅手紧握患者腕部。微屈肘施行运板。

(1)起板于手五里穴上,沿该经循行方向向手部作梳理法运板经曲池、手三里、上廉、下廉穴刮至阳溪穴10~20次。此时,运板途中可作刮、按、揉三式运板。

(2)一把抓式握板,拇指、示指握于厚角两侧端,其余三指置于患者肘关节前下方,抵之,以厚角端按压曲池穴上、下方之骨缘,滑动刮板。此时,板感较强,应先轻后重,轻柔运板,禁施蛮力、冲击力。

(3)复以梳理法结束之。

五、肩髃穴

(一)定位
垂肩,在肩峰前下方,当锁骨肩峰端与肱骨大结节之间、三角肌上部中央凹陷处。

(二) 主治

(1) 肩背酸痛,手臂挛急,上肢瘫痪。

(2) 风热瘾疹,瘰疬,瘿气。

(3) 肩关节周围炎。

(三) 方例

项三带、肩胛环、膻中刮、三脘刮、肘窝刮、委中三带。

(四) 配伍

循经病可配曲池、合谷穴;风热瘾疹,可配曲池、血海、三阴交穴;瘰疬,可配肩井、天井穴;肺痨、瘿气,可配天突、廉泉、合谷穴。

(五) 运板要领

患者取正坐位,患肢手叉腰部,术者立于其侧,辅手扶于肩侧。

(1) 术手握板作梳理法于同侧风池穴处起板沿项部循肩井穴、肩髃穴刮向手五里穴。有三要素:① 于风池穴处先轻刮5~10板,再作梳理法沿胆经肩井穴处变道刮向大肠经之肩髃,余同上;② 主穴有风池、肩井、肩髃穴;③ 肩髃穴可作一点四向挑法运板。每个方向各挑10~20次。

(2) 板置肩髃穴上沿肩关节向前胸方向推刮,或以弹拨法运板5~7次亦可,此时板感较强。板下似有大筋随板滑动,为治肩关节之要法。手法宜轻柔,只重板感不强求出痧。

(3) 复以梳理法运板10~20次结束之。

六、臂臑穴

(一) 定位

在曲池穴与肩髃穴的连线上,曲池穴上7寸处,当肱骨外侧三角肌下的凹陷处。

(二) 主治

(1) 颈项拘急,肩背疼痛。

(2) 瘰疬,目疾。

(三) 方例

项丛刮、项三带、肩胛环、膻中刮。

(四) 配伍

治疗颈项、肩背疾患,可配肩髃、曲池穴;治瘰疬,可配天井、肩井穴;治目疾,可配睛明、光明、太冲穴。

(五)运板要领

(1) 起板于肩髃穴,以梳理法运板沿该经循行方向通过臂臑穴,沿手五里、肘髎穴刮向曲池穴10～20次。

(2) 于肱骨外侧三角肌下端凹陷中(臂臑穴)行按揉法运板7～10次。

(3) 先于该穴处摸到类似大筋处行弹拨法运板,板下觉大筋随板跳动,此时板感强烈,应先轻后重,视患者耐受程度适可而止,禁用重手法。

(4) 复以梳理法运板结束之。

七、迎香穴

(一)定位

在鼻翼外缘中点旁开0.5寸处。

(二)主治

(1) 鼻塞流涕,鼻衄鼻渊。

(2) 口喎唇肿,面痒面肿。

(三)方例

项丛刮、项三带、肩胛环、膻中刮、三脘刮。

(四)配伍

鼻部疾患,可配上星、合谷、印堂穴;口喎口噤,可配翳风、颊车、下关穴;面痒面肿,可配水沟、合谷、风池穴。

(五)运板要领

面部肌肤娇嫩,运板当以轻、灵、柔为主,切不可强求出痧。

患者取正坐靠位,稍仰面,术者辅手置于患者脑后强间穴处稳定头部而待刮。

(1) 术手一把抓式握板,以刮板厚角前侧端置于迎香穴上,由轻渐重作环形旋转式运板7～10次为梳理法。

(2) 着力点为向颧骨稍上方挤压,此时板感较强,故手法应轻柔。

(3) 复以梳理法5～7次结束之。

第三节 足阳明胃经

四十五穴足阳明,胃肠不适刮治灵,颈面眼鼻牙喉咙,脏腑诸患配佗脊,免疫低下效亦神,随证加减必有应。胃为水谷之海,气血生化之源,康体长寿之本也。

一、颊车穴

（一）定位
张口取穴，在下颌角前上方约一横指（用针灸取穴同身寸的中指）。

（二）主治
口眼㖞斜，齿痛颊肿，面痛口紧，牙关紧闭，面肌痉挛，痄腮。

（三）方例
项丛刮、项三带、肩胛环、膻中刮、颌带刮。

（四）配伍
颜面口齿下颌部疾患，可配下关、颧髎、合谷等穴。

（五）运板要领
患者取坐位，头偏向另一方，下颌微上扬，术者辅手扶托患者头侧。

（1）术手握板，从下关穴向耳垂方向运板，沿下颌至颊车穴转腕斜向承浆穴作梳理法刮拭10～20次。

（2）一把抓式握板，以刮板厚角侧端在颊车穴处作环旋式运板，有两个最强刺激点，刮板着力点向耳垂方向，手法宜轻，因近腮腺组织，慎之；向下颌骨方向时感应最为强烈，请注意一定要先轻后重，轻柔而稳地运板，切不可行重手法，同时密切注意患者表情。

二、下关穴

（一）定位
面部耳前方，在颧弓与下颌切迹所形成的凹陷中，闭口取穴。

（二）主治
口眼㖞斜，齿痛颊肿，面痛口噤，牙关开合不利，耳鸣耳聋。

（三）方例
项丛刮、项三带、肩胛环、培元刮、膻中刮。

（四）配伍
颜面部疾患，可配颧髎、颊车、合谷穴；下颌关节疾患，可配听宫、颊车、合谷穴；耳疾，可配耳门、翳风、中渚穴。

（五）运板要领
患者取坐位，术者立于其侧，双手配合，辅手扶持患者头部为要，术手握板，闭口取穴刮之。

（1）从太阳穴起板，或者是在头维穴起板亦可，向下经太阳、下关过颊车，沿下颌处转向大迎穴作梳理法运板10～15次。

（2）于颧弓处以板之厚角端置于凹陷正中央。该穴有两个方向运板效佳，首先于耳前方摸准颧弓与下颌切迹所形成之凹陷处，运板前令患者闭口待刮（一旦张口，其穴则变位，影响运板效果）。① 于左右沿颧弓两个方向运板刮拭5～7次，运板宜轻柔；② 刮板厚角侧端置穴上，转腕，大拇指指腹发力，向颧弓方向按揉5～7次，亦可行点按法运板，手法宜轻柔。

（3）行梳理法结束之。

注意：该穴为敏感穴，因靠近腮腺组织，板感强烈，千万不可使劲，手法应轻柔，一般运板3～5次为妥。不作保健刮。

三、头维穴

（一）定位

在额角发际上0.5寸、头正中线旁开4.5寸处。

（二）主治

头痛，目眩，颞痛，迎风流泪，眼睑瞤动不止，视物不明。此穴对高血压性头痛和降压有一定帮助。

（三）方例

全头刮、目周刮、肩胛环、膻中刮。

（四）配伍

头痛、头晕，配百会、风池、太冲穴；迎风流泪、眼睑瞤动，配攒竹、瞳子髎、风池穴；视物不清，配太阳、睛明、光明、太冲穴。

（五）运板要领

（1）以维风双带运板法代梳理法10～20次。

（2）于头维穴处以板之厚角侧端行按揉法运板10～20次。

（3）以板之厚角端于头维穴行点按运板7～10次。

（4）复以维风双带法结束之。

四、乳根穴

（一）定位

在胸部，在乳头直下、乳房根部，于第5肋间隙、距前正中线旁开4寸处取穴。

(二) 主治

(1) 咳嗽气喘,胸闷胸痛,呃逆。

(2) 乳痈,缺乳,乳痛,乳癖(乳腺增生)等乳腺疾患。

(三) 方例

膻中刮、三脘刮、肩胛环、培元刮、骶丛刮。

(四) 配伍

胸肺疾患,可配中府、天突、肺俞穴;缺乳,可配少泽、膻中、足三里穴;乳痈,可配膻中、曲池、梁丘穴;乳癖,可配膻中、肩井、天宗、合谷、丰隆穴。

(五) 运板要领

(1) 患者取仰卧位,先于该穴沿胃经在胸部两侧循行方向作梳理法,从上向下刮10～20次。从乳根穴起板斜向刮拭,途经承满、梁门穴。亦可从乳根穴直下沿肝经之期门刮拭,至胆经之日月穴下。

(2) 在乳根穴沿第5肋间隙以轻手法作按揉法运板10～20次,复以揉刮法向两侧运板各刮拭20～30次。

(3) 沿肋间隙向外刮拭第2、第5肋间隙(胃经之乳根穴、肝经之期门)20～30次。

(4) 复以梳理法结束(按乳腺增生法刮治)。

注意:该穴属胃经,位居胸部,内应肺脏,具有宽胸理气、宣肺降逆之功效,可治胸部疾患。胃经循行乳房,该穴位又最靠近乳房,当可行气活血,疏通乳络,通乳催乳,散结止痛,用于治乳痈、乳腺增生、产后少乳,以及乳癖等乳房疾患。应高度重视病理性乳腺增生,应及时去医院治疗。

五、滑肉门穴

(一) 定位

在上腹部,在脐上1寸、距前正中线旁开2寸处。

(二) 主治

胃痛,呕吐,腹胀腹痛;心烦,癫痫,癫狂等。

(三) 方例

项丛刮、膻中刮、三脘刮、天元刮。

(四) 配伍

胃肠道疾病,可配中脘、天枢、足三里穴;癫狂,可配丰隆、鸠尾、神门、内关穴。

（五）运板要领

（1）以梳理法起板于本经之关门穴，向下经太乙穴过滑肉门穴刮拭10～20次。

（2）以板之厚角侧端于该穴行按揉法运板7～12次。

（3）以板之厚角端于该穴行点法运板7～12次。

（4）复按（1）法结束之。

注意：腹部诸穴慎刮，运板宜轻柔而不失渗透感。孕妇、不明原因肿块及有溃疡病史者禁刮。

六、天枢穴

（一）定位

腹中部，距脐中旁开2寸处。

（二）主治

（1）肠鸣，腹胀，腹泻，绕脐疼痛，痢疾，便秘，疝气。

（2）月经不调，痛经，癥瘕，带下，水肿。

（三）方例

三脘刮、天元刮、肩胛下环、培元刮、骶丛刮。

（四）配伍

腹胀腹痛，可配四满、中脘、气海穴；泄泻，可配阴陵泉、上巨虚穴；痢疾，可配上巨虚、曲池穴；便秘，可配上巨虚、支沟、阳陵泉穴；疝气，可配五枢、维道、归来穴；月经不调、痛经，可配血海、地机、三阴交穴；带下，可配带脉、三阴交穴；水肿，可配足三里、阴陵泉、三阴交穴。

（五）运板要领

（1）先从天枢穴上之关门穴（在脐上3寸、距前正中线2寸处）起板，向下作轻手法梳理法刮至归来穴10～20次。

（2）复以板之厚角侧端作按、揉运板法7～15次，运板可稍重，应有起伏感。

（3）辅手可协助将脘部向相反方向推，便于运板时需要，运板同腹部五带刮。

（4）以板之厚角端于该穴处行点法，运板刮拭7～12次，手法宜轻柔，切不可施蛮力、冲击力。

注意：本穴是治疗肠胃病之要穴，统治一切肠胃疾患。孕妇禁之。

七、归来穴

（一）定位
在下腹部，在脐下4寸、距前正中线2寸处。

（二）主治
腹痛，疝气，气上冲胸，夜尿频频，妇人阴冷、肿痛、阴挺、月经不调、闭经、不孕、白带，男子阴茎肿痛、阳痿、遗精。

（三）方例
三脘刮、天元刮、培元刮、骶丛刮。

（四）配伍
腹痛、疝气，可配气海、维道穴；妇科疾患，可配关元、血海、三阴交穴；男子病，可配蠡沟、阴谷、肾俞、志室穴。

（五）运板要领
（1）起板于本经之大巨穴，沿循经方向经水道穴过归来穴达气冲穴下，作梳理法运板10～20次。
（2）以板之厚角侧端于该穴作按揉法运板7～10次。
（3）以板之厚角端于该穴上行点法运板7～10次。
（4）复按（1）法结束之。
注意：孕妇禁用。刮前，应排空尿，宜轻手法运板刮拭。

八、梁丘穴

（一）定位
屈膝，在大腿前面，当髂前上棘与髌底外侧端的连线上，髌底上2寸。

（二）主治
（1）胃痛，腹胀，乳房胀痛，乳痈。
（2）膝关节肿痛、屈伸不利，下肢痿痹。

（三）方例
膻中刮、三脘刮、天元刮、肩胛下环、委中三带。

（四）配伍
胃痛腹胀，可配中脘、足三里穴；乳房疾患，可配乳根、膻中、肩井穴；膝关节肿痛、屈伸不利，可配髌周刮、阳陵泉、阴陵泉、血海穴；下肢痿痹，可配环跳、阳陵泉、足三里、三阴交穴。

(五) 运板要领

(1) 先从伏兔穴处起板,以梳理法运板刮至髌骨外上缘10～20次。

(2) 复以刮板厚角侧端作按揉法10～20次。

(3) 于该穴附近找压痛点,同上作按揉法运板10～20次。

(4) 若病情需要,可于梁丘穴上、下作贴骨法按揉法运板,此时板感强烈,手法应轻柔。

(5) 复以梳理法结束之。

注意:刮治一个疾病时,不可将以上刮法都用全,必须按病情需要,摘其要而选择之,下同。

九、犊鼻(又称外膝眼)穴

(一) 定位

屈膝,在膝部髌骨外侧缘的凹陷处。

(二) 主治

膝关节肿痛、屈伸不利,下肢痿痹。

(三) 方例

培元刮、骶丛刮、委中三带、踝周刮。

(四) 配伍

膝关节疾病,可配内膝眼、髌周刮、踝周刮、阳陵泉、阴陵泉穴;下肢痿痹,可配阳陵泉、足三里、悬钟穴。

(五) 运板要领

同犊鼻一点四向挑。

十、足三里穴

(一) 定位

在小腿前外侧,当犊鼻穴下3寸,胫骨前嵴外一横指(中指),平胫骨粗隆下缘处。

(二) 主治

(1) 体弱多病,心悸气短,虚劳羸瘦。

(2) 胃痛呕吐,腹胀纳差,肠鸣泄泻,痢疾、便秘、疳积。

（3）下肢痿痹，酸痛麻木，卒中（又称中风）瘫痪，脚气，水肿。

（4）乳痈。

（5）癫狂，癫痫。

（6）防病，保健。

足三里穴是保健重要的穴位，具有益气养血、健脾补虚、扶中培元之功，所以经常用于心悸气短、体弱多病、产后眩晕、虚劳羸瘦等证。

（三）方例

三脘刮、天元刮、肩胛下环、培元刮。

（四）配伍

消化系统疾患，可配三脘刮，重点用中脘、天枢穴；下肢疾患，主要配培元刮、骶丛刮，环跳、悬钟穴；乳房疾患，可配膻中刮、屋翳、天宗、肩井穴；癫狂、癫痫，可配膻中刮、鸠尾、百会、内关、丰隆穴；水肿，可配培元刮、骶丛刮，水分、阴陵泉、三阴交穴；体质虚弱，可配百会穴、四神延、膻中刮、肩胛环、气海、关元、身柱穴；预防疾病、强身健体，配灸关元、足三里、三阴交穴。

（五）运板要领

（1）梳理法起板于胫骨颈下方，沿胫骨旁开一横指处向下刮至下巨虚穴下10～20次。

（2）贴骨刮为重点，手法可稍重，要求有板感，但不可施蛮力、冲击力。一把抓式握板，先以"拇指法"刮之，按揉法运板，后以"鱼际法"运板、点按法运板7～10次，手法宜先轻后重，注重板感；刮至足三里穴处转腕下按力加强板压，同时在该处板不离其处作按揉法5～7次，再顺流而下刮至解溪穴。

上法运板发力从大鱼际根发出挤向胫骨前嵴外缘，呈上扬状运板。此时，有个翻腕加压，稍作停留，以患者虽觉酸胀但又有舒适之感为宜，禁施蛮力。

（3）于足三里穴处以板之厚角侧端作圈式按揉7～10次。

（4）一把抓式握板，用板之厚角侧端揉推足三里穴，亦可作按揉或点按、揉等运板法，此时板感强。宜先轻后重，切不可施蛮力、冲击力。

（5）复以梳理法结束之。

十一、条口穴

（一）定位

在小腿前外侧，当犊鼻穴下8寸，胫骨前嵴外一横指处。

(二) 主治

脘腹疼痛，下肢痿痹，瘫痪，足肿转筋，足胫麻木，肩痛，肩关节周围炎。

(三) 方例

项丛刮、项三带、肩胛环、培元刮、骶丛刮、膻中刮、肩前带、肩后带。

(四) 配伍

下肢疾病可配环跳、悬钟、足三里穴；筋骨方面疾患，可配培元刮、骶丛刮、阳陵泉（弹拨法运板）穴、委中三带。

(五) 运板要领

(1) 起板于上巨虚穴上，沿胫骨前嵴外开一横指处向下刮，至足背解溪穴，以梳理法运板10～20次。

(2) 以板之厚角侧端置于穴上行按揉法或点按法运板7～10次。

(3) 摸准该穴下之筋腱以板之厚角端行弹拨法运板7～10次，运板手法先轻后重，禁施蛮力、冲击力。

(4) 复按(1)法结束之。

十二、丰隆穴

(一) 定位

在小腿前外侧，当外踝上8寸，条口外一横指，胫骨前嵴外开二横指处。

(二) 主治

(1) 头痛眩晕，恶心呕吐，咳嗽气喘，痰多，胸闷胸痛，咽喉肿痛。

(2) 癫狂，癫痫。

(3) 中风偏瘫，下肢痿痹，肢肿，脚气。

(4) 减肥。

(三) 方例

项丛刮、项三带、肩胛环、膻中刮、三脘刮。

(四) 配伍

清头风之痰，可配四神延、项丛刮、百会、风池、太阳穴；化脑之痰浊，可配项丛刮、肩胛环、风府、水沟、鸠尾穴；逐肺之痰，可配膻中刮、肩胛环、中府、肺俞穴；清中焦之痰，可配三脘刮、肩胛下环、足三里、内关穴；涤经络之痰，可配膻中刮、肩胛环、悬钟、合谷、太冲、公孙穴；利下焦之痰，可配培元刮、骶丛刮、三阴交、阴陵泉、曲泉穴等。

(五)运板要领

(1)同条口穴运板,唯起板稍偏向条口穴外侧,沿胃经循行方向顺流向下刮至足背之解溪穴。

(2)在点、按、揉、挤上稍加注意。

注意:在特种刮痧法里,丰隆穴也是要穴之一。现在用在减肥方面比较多,效果较好。

十三、内庭穴

(一)定位

在足背当第2和第3跖骨关节前方的凹陷处,当第2和第3趾之间趾蹼端的赤白肉际处。

(二)主治

(1)热病齿痛,颊肿,咽喉肿痛,口眼㖞斜,鼻衄。

(2)胃痛,反酸,腹胀,泄泻,痢疾,便秘。

(3)足背肿痛。

(4)减肥。

(三)方例

三脘刮、天突刮、项丛刮、肩胛下环、骶丛刮、踝周刮。

(四)配伍

胃经热证的面口疾患,可配项丛刮、合谷、少商、商阳穴;足背肿痛,按照疾病的部位,可配骶丛刮,从足部刮向膝部,配穴可用解溪穴;胃痛吐酸,可配三脘刮、肩胛下环、梁丘、中脘穴;泄泻痢疾和腹胀便秘,可配腹部五带刮、上巨虚、三阴交穴;减肥,可配三脘刮、腹部五带刮。

(五)运板要领

(1)先以梳理法从解溪穴上端起板,沿足背方向运板至第2和第3跖趾关节前刮拭10~20次。

(2)以刮板的厚角端置于内庭穴上,先以顶挑法运板,一把抓式握板,拇示指捏于厚角两侧,板的尾部顶于掌心,沉肩垂肘运腕用指,掌心发力,顶向内庭穴,固定不移,同时腕部上扬。此时,板感比较强烈,所以手法要轻,如此反复顶压7~10次。

(3)在第3趾内侧探求敏感点,此敏感点比较强烈,所以运板时要轻柔,在第3趾关节的第1~2节再来轻轻按揉一段时间。

（4）复以梳理法结束之。

第四节　足太阴脾经

足太阴脾经二十一穴，擅疗肠胃和肝脾，亦治泌尿生殖系，头面五官效亦奇。脾为中焦，与胃相表里，主运化，主统血，主肌肉、四肢，脾胃乃后天之本，滋阴养血，百病可调。

一、隐白穴

（一）定位
在足拇趾内侧端，趾甲角旁开0.1寸处。

（二）主治
（1）腹胀、腹痛、泄泻、呕吐。
（2）便秘、血尿、月经过多、崩漏。
（3）心烦、胸闷、胸痛、癫痫、惊风、晕厥。

（三）方例
三脘刮、天元刮、项丛刮、培元刮、骶丛刮。

（四）配伍
中焦气机不利的疼痛，可配三脘刮、肩胛下环、公孙穴；益气统血，可配天元刮、培元刮、足三里、脾俞、膈俞穴；清热凉血，可配骶丛刮、血海、三阴交穴；安神定志，可配项丛刮、宁神刮；醒神开窍，可配项丛刮、水沟穴、开四关。

（五）运板要领
（1）从太白穴处起板向足拇趾内侧端刮向大趾端，作梳理法运板10～20次。
（2）以板的厚角端从足大趾内侧端至甲角旁开0.1寸处，作点按法运板5～7次，手法宜轻柔。
（3）如上法以板厚角侧端沿足内侧缘第1跖骨缘向足趾内侧端，作按揉法运板5～7次，手法宜轻柔。
（4）复以梳理法运板结束之。

（六）梳理法在足部的运用
有三带法。
第一带：足背刮，大拇趾趾背侧作梳理法运板10～20次。

第二带：赤白肉际法，在脾经的循经路线按（1）作梳理法运板10～20次。

第三带：足大拇趾趾腹内侧缘按（1）的方法作梳理法运板10～20次。

三法皆起板于公孙穴前。

二、公孙穴

（一）定位

在足内侧缘，第一跖骨基底前下缘的凹陷中，当赤白肉际处。

（二）主治

（1）胃痛呕吐，饮食不化，腹胀肠鸣，泄泻，痢疾，肠风下血。

（2）多饮水肿。

（3）心烦，胸闷，心痛，失眠。

（4）足部肿痛，足底麻木。

（5）减肥。

（三）方例

膻中刮、三脘刮、天元刮、肩胛下环、项丛刮。

（四）配伍

脾胃疾患，可配三脘刮、肩胛下环、足三里、脾俞穴；水肿，可配培元刮、骶丛刮、天元刮、足三里、三阴交、阴陵泉穴（下肢部穴位倒刮之）；胃心胸疾患，可配膻中刮、肩胛环、内关、神门穴；足踝病，可配踝周刮（倒着刮）。

（五）运板要领

（1）起板于足弓处，向足拇趾的内侧缘作梳理法运板10～20次。

（2）于公孙穴以板之厚角端向太白穴（第一跖骨小头）后缘按压5～7次，手法宜轻。

（3）以板之厚角向足弓部方向挤压5～7次，这时板感较强烈，手法宜轻柔，应先轻后重，禁施蛮力。

（4）复按（1）法结束之。

注意：公孙穴运板必须向足弓方向着力，呈贴骨刮，其他方向效微。

三、三阴交穴

（一）定位

小腿内侧，当足内踝尖上3寸胫骨内侧缘处。

(二) 主治

(1) 脘腹胀满疼痛,饮食不化,泄泻。

(2) 月经不调,崩漏,赤白带下,阴挺,痛经,闭经,不孕,难产,胞衣不下,产后血晕,恶露不尽。

(3) 遗精,阳痿,早泄,阴茎痛,疝气。

(4) 水肿,小便不利,遗尿。

(5) 下肢痿痹,瘫痪,脚气,失眠,头晕头痛。

(6) 湿疹,瘾疹,皮肤瘙痒。

(三) 方例

项丛刮、肩胛环、培元刮、骶丛刮、膻中刮、天元刮。

(四) 配伍

消化系统的疾患,可配三脘刮、肩胛下环、足三里、三阴交穴;泌尿生殖系统疾患,可配天元刮、培元刮、骶丛刮、关元、肾俞穴;水肿,可配培元刮、骶丛刮、阴陵泉、足三里、水分、水道、肾俞穴;妇科疾患,可配培元刮、天元刮、骶丛刮、归来、子宫、关元、肾俞穴;失眠,可配项丛刮、内关、神门、百会、三阴交穴;头晕头痛,可全头刮(重点在项丛和四神延)、风池、太冲、太溪穴;皮肤疾患,可配膻中刮、肩胛环、曲池、风市、血海、膈俞穴。

(五) 运板要领

(1) 起板于地机穴,沿胫骨内侧缘向下经漏谷穴入三阴交穴,达于内踝处作梳理法运板10~20次。这时运板应轻柔,掌握一个原则,先轻后重,以柔达刚,刚柔相济,禁施蛮力。

(2) 于胫骨内侧面后缘处(三阴交穴)作贴骨按揉法5~7次,手法先轻后重,宜柔中带刚,不可过重,禁施蛮力。

(3) 拇示指握板法板置三阴交穴上,其余三指置于背侧胫骨缘,转腕,拇指指腹发力作按法运板7~10次。

(4) 复按(1)作梳理法运板结束之。

注意:三阴交穴运板有两法,一是进行自我保健,二是给患者进行治疗,运板有异。保健刮同梳理法运板,治疗刮必须贴骨刮法运板疗效才佳。

四、地机穴

(一) 定位

在小腿内侧当内踝尖与阴陵泉穴的连线上,阴陵泉穴下3寸处。

（二）主治

(1) 腹胀腹痛,食欲不振,泄泻,痢疾。

(2) 小便不利,水肿。

(3) 女子癥瘕、月经不调、痛经,男子精少、遗精,腰痛、不可仰俯,下肢痿痹。

（三）方例

膻中刮、三脘刮、天元刮、肩胛下环、培元刮、骶丛刮。

（四）配伍

健脾利湿,可配天元刮、培元刮、骶丛刮、阴陵泉、脾俞、足三里穴；月经不调、痛经,可配天元刮、培元刮、骶丛刮,三阴交、公孙穴；补肾益精,可配天元刮、培元刮、骶丛刮,灸关元、肾俞穴；下肢痿痹,可配培元刮、骶丛刮,足三里、悬钟、太溪穴。

（五）运板要领

(1) 于阴陵泉穴处起板,沿胫骨后缘向三阴交穴方向作梳理法运板10～20次。

(2) 以板之厚角侧端沿胫骨后缘作按揉法运板7～10次。

(3) 必要时可作贴骨刮法运板5～7次,该法板感强烈,手法应轻柔。

(4) 复按(1)法结束之。

五、阴陵泉穴

（一）定位

在小腿内侧,当胫骨内侧髁后下方的凹陷处,当胫骨后缘与腓肠肌之间。

（二）主治

(1) 腹胀溏泄,小便不利,水肿,黄疸。

(2) 男子阴茎痛、遗精,妇人阴痛、月经不调、赤白带下。

(3) 腰痛,足膝肿痛。

(4) 减肥。

（三）方例

三脘刮、天元刮、培元刮、骶丛刮、委中三带、踝周刮。

（四）配伍

腹胀便溏,可配天元刮、培元刮,章门、脾俞、足三里穴；小便不利、水肿,可配培元刮、骶丛刮,水道、中极、三阴交穴；减肥,可配三脘刮、腹部五带刮、骶丛刮,丰隆、阴陵泉、公孙、内庭穴；膝关节肿痛,可配髌周刮、挑膝眼、血海穴,重点在培元刮和骶丛刮。

(五) 运板要领

（1）过膝起板于血海穴，沿胫骨内侧缘向下刮拭，过阴陵泉，再从胫骨内侧缘刮至地机穴下 10～20 次，手法宜轻柔。

（2）于阴陵泉穴处作按揉法运板 7～10 次。

（3）沿胫骨内侧踝周作贴骨刮 7～10 次，手法宜轻柔。

（4）复按（1）作梳理法运板结束之。

六、血海穴

(一) 定位

屈膝，在大腿内侧，髌底内侧端上 2 寸处。可以用简便取穴法，让患者屈膝，术者以对侧手掌按于患者膝盖上，掌心对准髌骨中央，2～5 指指向膝上伸直，拇指指向膝内侧略呈 45°，斜置，拇指指尖端便是该穴。

(二) 主治

（1）月经不调，痛经，闭经，崩漏，带下，衄血，便血。

（2）瘾疹，湿疹，荨麻疹，皮肤瘙痒，丹毒。

（3）阴部瘙痒，小便淋漓。

（4）股内侧及膝部疼痛。

(三) 方例

膻中刮、天元刮、培元刮、骶丛刮。

(四) 配伍

治疗妇科疾患，可配天元刮、培元刮、骶丛刮，重点穴位在三阴交、隐白、太溪穴；下焦湿热，可配培元刮、骶丛刮、中极、蠡沟穴；皮肤疾患，可配膻中刮、肩胛环、肩髃、曲池、风市、百虫窝和三阴交穴；股痛，可配培元刮、骶丛刮、髀关、箕门穴，重点找阿是穴。

(五) 运板要领

血海穴为敏感穴之一，手法宜轻柔，切不可施蛮力，不强求出痧。

（1）起板于血海穴之上 3 寸处箕门穴，于大腿内侧向下经血海穴以梳理法刮至髌骨内侧端 10～20 次。

（2）于血海穴作按揉运板 7～10 次，手法宜轻柔，禁施蛮力，不强求出痧。

（3）以上法作贴骨刮（沿股骨内上髁上缘箕门穴下起板过血海穴刮至膝上）轻刮 7～10 次。

（4）复按（1）法结束之。

七、大横穴

（一）定位
在腹中部,脐中旁开4寸。

（二）主治
脐腹胀痛,泄泻,痢疾,便秘。

（三）方例
三脘刮、天突刮、肩胛下环、培元刮、骶丛刮。

（四）配伍
肠腑疾患,可配天元刮、腹部五带刮、培元刮,重点用天枢、大肠俞、上巨虚穴;便秘,可配阳陵泉、支沟穴。

（五）运板要领
（1）在腹中部脐旁4寸处上下15厘米处,向下作梳理法运板10～20次。
（2）于大横穴处作按揉法运板7～10次。
（3）依（1）所述部位按揉运板法向下刮至腹结穴下,该运板时按中有揉,揉而刮之,要求板在腹部运板时腹部肌肉有起伏感。

注意:腹部刮痧不强求出痧,手法必须以轻柔为上,切不可使用蛮力、冲击力而伤及内脏。腹部所有刮痧必须注意这一点。

第五节　手少阴心经

九穴心经手少阴,精神心脏循环系,兼治消化系统疾,刮拭拉长是关键。心居胸中,君主之官,被心包所围护;主神明,主血脉,濡养全身,为生命活动之中心,心脑同源。

一、神门穴

（一）定位
在腕掌侧横纹尺侧端凹陷处。

（二）主治
（1）心痛,心烦,惊悸,怔忡,失眠,健忘,痴呆,癫病,痫病,狂病。

(2) 失音,喉痹,掌中热,吐血,衄血。

(3) 头痛眩晕。

(三) 方例

项丛刮、肩胛环、培元刮、骶丛刮、膻中刮。

(四) 配伍

心痛、惊悸、怔忡,可配项丛刮、肩胛环、膻中刮、内关、心俞穴;心烦、失眠、健忘,可配项丛刮、灵神刮、三阴交、百会、内关穴;痴呆、癫狂,配全头刮(以四神延为重点)、项丛刮、内关穴;失音、喉痹,可配项丛刮、颈前刮、天突刮,通里、鱼际、少商穴;吐血、衄血,可配孔最、合谷、血海穴,不效,应赴医院查治;头痛、眩晕,可全头刮,配足三里、丰隆、三阴交穴。

(五) 运板要领

(1) 于前臂掌侧自灵道穴经通里、阴郄刮至神门穴,于掌侧横纹尺侧端以上扬之运板刮法(该刮法又称灵神刮),刮10～20次。

初学者,可以用刮板之厚角凹槽朝上置于灵道穴上端,从前臂掌侧至腕掌侧横纹的尺侧端运板,以免滑板,影响疗效,便于掌握力度。取穴、区、带准确,不走样,能起固定作用。

(2) 一把抓式握板,以板之厚角端置于神门穴上作按揉或挑法运板,方向向腕掌根部作贴骨式运板,此时板感强烈,应慎之。

(3) 复按(1)所述部位以梳理法结束之。

二、少府穴

(一) 定位

在手掌面第4和第5掌骨之间,握拳时当小指指尖指向处。

(二) 主治

(1) 心悸,胸痛,善惊,心胸烦热,面赤口干。

(2) 小便黄赤不利,淋沥而遗,阴痒,阴痛。

(3) 手小指拘挛,掌中热。

(三) 方例

膻中刮、三脘刮、肩胛环、培元刮、骶丛刮。

(四) 配伍

心火旺盛、心神不宁,可配项丛刮、项三带、神门、少海穴;掌中发热,可配项三带、内关、劳宫穴；小指拘挛，可配项三带、后溪、外关穴。

（五）运板要领

（1）于掌面小鱼际根部起板，于第4和第5掌骨间，以刮板厚角端之侧面作梳理法运板10～20次（如怕痒者难以接受时，则可改为用板之厚角侧端作轻度弹拨法运板代之），手法宜轻柔。

（2）以板之厚角端侧面于少府穴上，沿着第4和第5掌骨缘作贴骨按揉法运板7～10次，运板手法要轻柔，禁施蛮力。

（3）再于少府穴上作顺时针按揉法运板7～10次。

（4）复按（1）所述部位法作梳理法运板结束之。

第六节　手太阳小肠经

手太阳小肠经穴十九，主治头项肩背手，亦治消化神经疾，头面五官效亦奇。小肠上接胃，下连大肠，与心相表里，其功能是受盛，化物，分清泌浊。

一、后溪穴

（一）定位

微握拳，第5掌指关节后尺侧，当掌指关节后横纹头赤白肉际处。

取此穴和养老穴时有个口诀：握拳取后溪，转手取养老。刮痧时取的不是整个握拳，针灸采取整握拳，刮痧采取微屈握拳，刮痧从手腕刮向小指端。此穴临床上常用于落枕和颈椎病的治疗，因通于督脉，可以直接调理督脉的经气。

（二）主治

（1）头痛项强，落枕，急性腰扭伤，腰痛。

（2）癫病，狂病，痫病，热病，疟疾，盗汗。

（3）目赤，目眩，耳鸣，鼻衄，齿痛，咽喉肿痛。

（4）肩背疼痛，手指拘挛。

（三）方例

项丛刮、项三带、培元刮、骶丛刮、膻中刮、颌带刮。

（四）配伍

肩背手肘部疾患，可配项三带、小海、肩贞、天宗穴；落枕，可配项三带、风池、大椎穴；腰痛，可配培元刮、骶丛刮、委中三带、悬钟、昆仑、阳陵泉穴；热病疟疾，可配项三带、肩胛环、膻中刮、间使穴；盗汗，可配膻中刮、肩胛环、培元刮、复溜、阴郄、太溪穴；癫病、痫病、狂病，可配项丛刮、膻中刮、肩胛环、神门、三阴交、丰隆穴。

（五）运板要领

（1）于腕骨穴起板，掌心向下，板之凹槽置于手掌尺侧，沿第5掌骨基底部向小指方向末节尺侧作梳理法运板10～20次。

（2）取半握拳状，将板之凹槽置于后溪穴，厚角在上，运板方向是沿小指方向刮拭7～10次。

（3）以板之前1/3处，置于腕骨穴上刮向后溪穴处（于第5掌骨小头后方微凸起处）以按揉按压上扬的运板法，此时板感强烈，切不可使蛮力。

（4）复按梳理法结束之。

二、养老穴

（一）定位

在前臂背面尺侧，当尺骨小头近端桡侧凹陷中。取穴时，屈肘，掌心向胸。

（二）主治

（1）目视不明，耳闭不闻。

（2）肩背疼痛，项背强痛，腰痛。

（3）落枕，呃逆。

（三）方例

项丛刮、项三带、肩胛环、培元刮、膻中刮。

（四）配伍

肩臂颈项痛，可配项丛刮、项三带、天宗、肩贞穴；老年人耳聋、眼花，可配肩胛下环、膻中刮、肝俞、脾俞、肾俞、听宫、睛明穴（一般不用板，用手的拇、示两指作按揉），而后配面部美容刮的目周刮（当目周刮时，注意刮板切不可压眼球）。

（五）运板要领

（1）屈肘，掌心向胸，先于前臂近尺端的支正穴循小指方向作梳理法运板10～20次。

（2）在前臂背面尺侧，当尺骨小头近端桡侧的凹陷处以板之厚角侧端作按揉法运板5～7次。

（3）以厚角缺口沿尺桡骨缘向两端按而留之，于痛点处由轻渐重地按揉数次，手法宜轻柔，痛点以尺骨缘及尺骨小头处明显。

(4) 复按梳理法结束之。

三、小海穴

(一) 定位

在肘内侧,当尺骨鹰嘴与肱骨内上髁之间的凹陷处。

(二) 主治

(1) 头痛眩晕,耳鸣耳聋,齿痛颊肿。

(2) 癫病,狂病,痫病。

(3) 颈项强痛,肘背疼痛。

(三) 方例

全头刮、项三带、肩胛环、培元刮、膻中刮、颌带刮。

(四) 配伍

头面五官科疾患,可以配项丛刮、面部美容刮,合谷、太阳穴;颈项肘背肿痛,可配项三带、肩胛环、天宗、肩贞穴;癫狂、痫症,可配膻中刮、鸠尾、神门、心俞、丰隆穴。

(五) 运板要领

(1) 先以梳理法从小海穴上起板,向支正穴方向刮拭10~20次。

(2) 以刮板的厚角侧端按于尺骨鹰嘴与肱骨内上髁之间凹陷处,行按揉法5~7次。

(3) 复按梳理法运板结束。

四、天宗穴

(一) 定位

在肩胛部当冈下窝中央凹陷处,与第4胸椎平。

(二) 主治

(1) 肩胛疼痛,肘背外后侧痛。

(2) 胸胁胀满,咳嗽气喘,乳痈,乳癖。

(三) 方例

项三带、肩胛环、膻中刮、三脘刮。

(四) 配伍

治疗肩关节周围炎,可配项三带、肩前带、肩后带、挑肩髃、弹拨阳陵泉穴;咳喘,可配膻中刮、肩胛环、丰隆、内关穴;乳痈,可配膻中刮、肩胛环(对准前胸病灶处运板出痧,再加拔罐)、曲池、梁丘穴;乳癖,加肩井、屋翳、膻中、足三里、丰隆穴。

(五)运板要领

(1)于秉风穴处起板,经天宗穴刮至肩胛下角,以梳理法刮10～20次。

(2)以刮板厚角侧端置于肩冈下窝中央凹陷处,由轻渐重作顺时针按揉5～7次,手法应轻柔。

(3)复以全板在肩胛部由内向外刮拭20～30次。

(4)复按梳理法运板结束。

注意:该部比较敏感,手法宜轻柔,禁施蛮力。

五、听宫穴

(一)定位

在面部耳屏前,下颌骨髁状突的后方,张口时呈凹陷处。

(二)主治

(1)耳鸣,耳聋,齿痛。

(2)癫病,狂病,痫病。

(三)方例

项丛刮、项三带、肩胛环、膻中刮、颌带刮。

(四)配伍

治疗耳疾,可配项丛刮(重点在翳风)、项三带;齿痛,可配颌带刮、颊车、合谷穴;癫狂,可全头刮,点按水沟穴,配心俞、鸠尾、丰隆穴。

(五)运板要领

(1)以颞三片的方法作梳理法运板10～20次。面部禁止从上向下刮拭,听宫穴在针灸时需张口进针,刮痧时无需张口。

(2)于颌骨髁状突的后方以板之厚角侧端作顺时针由轻渐重按揉5～7次。

(3)以刮板薄边之前缘沿耳周刮拭一圈,以角孙穴为界,向耳前经曲鬓穴过耳门、听宫、听会穴达耳垂;向耳后角孙穴经颅息穴,过瘈脉穴达翳风穴。

(4)复按(1)梳理法运板结束之。

简易法:以角孙穴为界,向前后沿耳根部运板刮拭一圈,向前用板之薄角边缘刮拭,向后以板之厚角背端沿耳根进行刮拭,运板方向为乳突方向轻柔运板。

注意:本穴位为敏感穴,禁用重手法,手法应轻柔。

第七节 足太阳膀胱经

足太阳膀胱经穴六十七,头眼项背腰腿疾,神经泌尿生殖系,呼吸循环消化疾,脏腑诸疾背俞取,刮治安泰度百年。

本条经是特种刮痧用得最多的,因为其循行路线最长,穴位最多,而且有两条侧线循行于背、腰、下肢、腘、踝,并与脑脊直接联系,贯于人体整个后背部、腰骶部。本经主筋所生病,沿经脉所过之头、项、背、腰、骶、腘、踝等疾患均主之。

一、天柱穴

(一) 定位

在项部大筋外缘的凹陷中,约后发际正中直上0.5寸旁开1.3寸处。

(二) 主治

(1) 头痛,项背强痛,眩晕。
(2) 视物不清,目赤肿痛,鼻塞,鼻衄,咽喉痛。
(3) 癫病,痫病,狂病,小儿惊风。

(三) 方例

项丛刮、项三带、肩胛环、膻中刮、三脘刮。

(四) 配伍

外感表证,可配项三带、风池、列缺、合谷穴;癫痫,可配四神延、项丛刮,点按水沟、心俞、鸠尾穴;眩晕,可全头刮(重点在项丛刮),太阳、太冲穴;视物不清,可配项丛刮,太阳、光明穴。

(五) 运板要领

(1) 从玉枕穴上起板,经天柱穴刮向大杼穴,作梳理法运板10～20次。
(2) 以刮板厚角侧端按于大筋斜方肌外侧面凹陷中,作顺时针按揉5～7次。
(3) 复以刮板厚角侧端于该穴向颈椎方向作轻、中度点按3～5次。
(4) 复按(1)所述部位梳理法运板结束之。

二、大杼穴

(一) 定位

在背部第1胸椎棘突下旁开1.5寸处。

(二) 主治

（1）发热恶寒,头痛,鼻塞,咽喉肿痛,咳嗽,胸闷气喘。

（2）颈项强痛,颈背酸痛,腰脊强痛,各种骨病（骨痛、肩、腰、骶关节痛等）。

(三) 方例

项丛刮、项三带、肩胛环、培元刮、膻中刮、天突刮。

(四) 配伍

外感表证,可配项三带、肩胛环、风池、列缺、合谷穴；项强肩背酸痛,可配项三带、肩胛环、风池、天宗,挑肩髃穴；腰脊强痛,可配培元刮、骶丛刮、骶髂刮、委中三带,阳陵泉穴。

(五) 运板要领

（1）起板于肩中俞穴,斜向大杼穴,过肺俞穴作梳理法刮拭10～20次。

（2）以刮板厚角侧端置于大杼穴上作顺时针按揉7～10次。

（3）以刮板厚角侧端置于大杼穴上,一把抓式握板,沉肩垂肘运腕向脊柱方向进行弹拨7～10次,宜轻柔运板刮拭。

（4）复按（1）法结束之。

三、风门穴

(一) 定位

在背部第2胸椎棘突下,旁开1.5寸处。

这是一个大穴、要穴。它内应于肺,并与督脉相交会,又是风邪出入之门户,为强卫固表,治外感表证、预防感冒之要穴。

(二) 主治

（1）伤风咳嗽,鼻塞流涕,发热头痛。

（2）目眩,项强,胸背痛。

（3）流行感冒,肺炎,支气管炎,荨麻疹。

(三) 方例

项丛刮、项三带、肩胛环、膻中刮、三脘刮。

(四) 配伍

外感,可配肩胛环、膻中刮、项丛刮、项三带、列缺、合谷穴；咳嗽,可配膻中刮、天突刮、肩胛环、肺俞、大椎穴；项背强痛,可配项三带、肩胛环、风池、天宗、阳陵泉穴。

（五）运板要领

（1）从大杼穴上起板，以梳理法刮向心俞穴下7～10次。

（2）以板之厚角端置穴上，作点按法运板5～7次。

（3）以刮板厚角侧面按于穴上，向脊柱方向行按揉法运板5～7次。

（4）如上行弹拨法运板5～7次，运板手法宜轻柔，但又不失渗透感，本法不用于保健刮。

（5）复按（1）法结束之。

以下肺俞、心俞、膈俞、胃脘下俞、肝俞、脾俞、胃俞、肾俞、大肠俞穴等均同风门运板法刮之。

四、肺俞穴

（一）定位

在背部，当第3胸椎棘突下旁开1.5寸处。

（二）主治

（1）外感发热，鼻塞，咳嗽，气喘，胸闷胸痛，背痛。

（2）潮热盗汗，吐血，肺结核，支气管炎，肋间神经痛。

（3）瘾疹，皮肤瘙痒症。

（三）方例

项丛刮、项三带、肩胛环、膻中刮、天突刮、三脘刮。

（四）配伍

外感，可配项丛刮、项三带、肩胛环、膻中刮、风门、风池、列缺穴；肺气不宣的咳嗽，可配膻中刮、肩胛环、定喘、天突、膻中、尺泽、内关、丰隆穴；肺气不足的气短气喘，可配膻中刮、天突刮、肩胛环、培元刮、肺俞、脾俞、中府、足三里穴；咳血，可配心俞、尺泽、孔最穴；肺阴虚，可配膏肓、太溪、大钟穴；皮肤瘙痒，可配肩胛环、膻中刮；上肢配曲池穴，下肢配风市、血海、三阴交穴。

（五）运板要领

（1）起板于大椎穴，经风门过肺俞穴，以梳理法运板7～12次。

（2）以板之厚角端直立于肺俞穴，行点法运板5～7次，运板手法宜轻柔。

（3）以板之厚角侧端行按揉法运板5～7次。

（4）复按（1）法结束之。

五、心俞穴

(一) 定位

在背部,当第5胸椎棘突下旁开1.5寸处。

(二) 主治

(1) 心痛,心悸,胸闷,胸背痛,肋间神经痛。

(2) 心烦,失眠,健忘,惊悸,脏躁,癫病,痫病,狂病。

(3) 咳嗽,咯血,支气管炎。

(4) 梦遗,盗汗,自汗。

(三) 方例

项丛刮、肩胛环、培元刮、膻中刮、三脘刮、灵神刮。

(四) 配伍

各种心脏疾患,可配膻中刮、肩胛环、内关、足三里、公孙穴;肺部疾患,可配膻中刮、肩胛环,以膻中、中府和肺俞穴为主;失眠心烦,可配膻中刮、项丛刮、肩胛环、神门、三阴交穴;健忘惊悸,可配四神延、项丛刮、肩胛环、膻中刮、神门、大陵、百会穴;癫狂痫症,可配项丛刮、肩胛环、膻中刮、鸠尾、百会、神门穴;梦遗,可配培元刮、骶丛刮,以肾俞、太溪、神门、内关、三阴交穴为主;脏躁,可配膻中刮、肩胛环、项丛刮、水沟、太冲、内关、神门、三阴交穴;汗多,配项丛刮、肩胛环、膻中刮、阴郄、复溜穴。

(五) 运板要领

(1) 起板于风门穴,经肺俞穴过厥阴俞穴达心俞穴,以梳理法运板7~12次。

(2) 以板之厚角端直立于穴上,行点法运板5~7次。

(3) 以板之厚角侧端行按揉法运板5~7次。

(4) 必要时于心俞穴行弹拨法运板7~12次,手法宜轻柔,禁施蛮力、冲击力。

(5) 复按(1)法结束之。

六、膈俞穴

(一) 定位

在背部,当第7胸椎棘突下旁开1.5寸处。

(二) 主治

(1) 咳嗽,气喘,潮热,盗汗。

(2) 呃逆,呕吐,胃脘胀痛,饮食不下。

(3) 各种血症(如血虚、血晕、出血等)。

(4) 皮肤瘙痒。

(5) 背痛脊强。

(三) 方例

项三带、肩胛环、培元刮、膻中刮、三脘刮、天元刮。

(四) 配伍

肺脏疾患,可配肩胛环、膻中刮、肺俞、中府穴;胃腑疾患,可配三脘刮、肩胛下环,以胃俞、中脘穴为主;呃逆,可配膻中刮、肩胛环、内关、灸中魁(手中指背面第二关节处);背痛脊强,可配肩胛环、培元刮、骶丛刮、水沟、委中、肾俞穴;血虚,可配肩胛环、膻中刮、脾俞、足三里、血海穴;血热,可配肩胛环、膻中刮、血海、行间穴;咳血等出血性疾病,必须先要去医院检查,咳血、咯血等,尽量以药物治疗为主,穴位辅助可以用孔最、鱼际、尺泽、肺俞穴。

(五) 运板要领

(1) 起板于心俞穴,经督俞穴过膈俞穴达心俞穴下,以梳理法运板7~12次。

(2) 以板之厚角端直立于穴上,行点法运板5~7次。

(3) 以板之厚角侧端于穴上,行顺时针按揉法运板5~7次。

(4) 以弹拨法运板5~7次,手法宜轻柔。

(5) 复按(1)法结束之。

注意:胃脘下俞同膈俞运板刮拭。

七、肝俞穴

(一) 定位

在背部,当第9胸椎棘突下旁开1.5寸。

(二) 主治

(1) 胁肋痛,黄疸。

(2) 呕吐,衄血,胃痛。

(3) 头痛,眩晕,癫病,狂病,痫病。

(4) 目赤,目视不明,夜盲。

(5) 月经不调。

(6) 背脊痛。

(三) 方例

项丛刮、项三带、肩胛环、膻中刮、三脘刮、天元刮。

(四) 配伍

肝胆湿热,可配肩胛下环,阳陵泉、太冲穴;肝火旺盛吐血、咯血,一般采取药物治疗,刮痧可以辅助,用行间、侠溪、孔最穴;胃脘痛,在查明没有溃疡病出血史、见黑粪者,可以轻手法用三脘刮,灸中脘、胃俞穴;肝阳上亢之头痛眩晕,可配四神延、项丛刮,太冲、丘墟穴;目赤肿痛,可配项丛刮,太阳、光明、行间、太冲穴;目视不明、夜盲,可配项丛刮、肩胛下环,肝俞、光明、曲泉穴;月经不调,可配培元刮、骶丛刮,肾俞、三阴交、血海穴;背脊痛,可配肩胛下环、培元刮、骶丛刮,以胆俞、肾俞、阳陵泉穴及委中三带为主。

(五) 运板要领

(1) 起板于膈俞穴,沿第一侧线向下过胃脘下俞穴达胆俞穴,以梳理法运板10～20次。

(2) 以板之厚角端直立于穴行点法运板7～10次。

(3) 以板之厚角侧端于穴上行顺时针按揉法运板7～10次。

(4) 复按(1)法结束之。

八、脾俞穴

(一) 定位

在背部,当第11胸椎棘突下旁开1.5寸处。

(二) 主治

(1) 腹胀腹痛,纳差,胃痛,腹泻,呕吐,水肿,黄疸,痢疾。

(2) 便血,崩漏。

(3) 背痛。

(三) 方例

肩胛下环、培元刮、骶丛刮、膻中刮、三脘刮、天元刮。

(四) 配伍

消化不良,可配肩胛下环,胃俞、中脘、章门、足三里穴;水肿,可配培元刮、骶丛刮,足三里、阴陵泉、三阴交穴,下肢穴可倒刮;痢疾,可配培元刮、天元刮,上巨虚、足三里、三阴交、关元、气海、膈俞穴;补气养血、统血,可配肩胛环、膻中刮,足三里、隐白、三阴交穴;背痛,可配肩胛环、委中三带,胃俞、阳陵泉穴。

（五）运板要领

（1）起板于肝俞穴,沿第一侧线向下经胆俞穴,过脾俞穴达胃俞穴,以梳理法运板7～12次。

（2）以板之厚角端直立于穴行点法运板7～12次。

（3）以板之厚角侧端于穴上行顺时针按揉法运板7～12次。

（4）复按（1）法结束之。

九、胃俞穴

（一）定位

在背部,当第12胸椎棘突下旁开1.5寸处。

（二）主治

胃脘胀痛,胸胁疼痛,噎膈,反胃,呕吐,纳差,腹胀肠鸣,泄泻,完谷不化。

（三）方例

肩胛下环、培元刮、膻中刮、三脘刮、天元刮。

（四）配伍

胃痛、呕吐、噎膈,可配肩胛下环、三脘刮、天突刮,内关穴,灸中魁;纳差、腹胀、泄泻,可配三脘刮、天元刮、肩胛下环、足三里、天枢、三阴交穴。

（五）运板要领

（1）起板于胆俞穴,沿第一侧线向下经脾俞穴,过胃俞穴达三焦俞,以梳理法运板7～12次。

（2）以板之厚角端直立于穴上行点法运板7～12次。

（3）以板之厚角侧端于穴上行顺时针按揉法运板7～12次。

（4）复按（1）法结束之。

十、肾俞穴

（一）定位

在腰部,当第2腰椎棘突下旁开1.5寸处。

（二）主治

（1）腰膝酸软,腰脊强痛,遗精,阳痿,早泄。

（2）消渴,遗尿,小便不利,水肿,泄泻。

（3）月经不调,白带。

（4）头昏目眩，耳鸣耳聋，虚喘。

（三）方例

培元刮、骶丛刮、膻中刮、天元刮。

（四）配伍

肾气虚，可配培元刮、天元刮、骶丛刮、气海、关元穴；肾阴虚，可配培元刮、天元刮、骶丛刮、太溪、复溜穴；肾阳虚，可配肩胛下环、培元刮、骶丛刮、志室，灸关元、命门穴；肾精虚，可配项丛刮、培元刮、骶丛刮、天元刮、志室、悬钟穴；水液代谢障碍，可配培元刮、骶丛刮、中极、膀胱俞、水分、阴陵泉穴；泌尿生殖系统疾患，可配培元刮、骶丛刮、志室、秩边、关元、三阴交穴；月经不调及带下，可配培元刮、骶丛刮、带脉、子宫、三阴交、太溪穴。

（五）运板要领

（1）起板于胃俞穴，沿腰部第一侧线向下经胃俞穴，过三焦俞、肾俞穴达大肠俞穴，以梳理法运板7～12次。

（2）以板之厚角端直立于穴上行点法运板7～12次。

（3）以板之厚角侧端于穴上行顺时针按揉法运板10～20次。

（4）复按（1）法结束之。

十一、大肠俞穴

（一）定位

在腰部，当第4腰椎棘突下旁开1.5寸处。

（二）主治

（1）腹痛，腹胀，肠鸣，泄泻，痢疾，便秘，肠痈，痔漏。

（2）腰背酸痛，下肢不利、痿软。

（三）方例

三脘刮、天元刮、肩胛下环、培元刮、骶丛刮、委中三带。

（四）配伍

通肠调腑，可配天元刮、培元刮、骶丛刮、天枢、上巨虚穴；腰腿疾患，可配培元刮、骶丛刮、委中三带、昆仑、太溪穴。

（五）运板要领

（1）起板于肾俞穴，沿腰部第一侧线向下经气海俞穴，过大肠俞穴达关元俞穴，以梳理法运板7～12次。

(2) 以板之厚角端直立于穴上行点法运板7～12次。

(3) 以板之厚角侧端于穴上行顺时针按揉法运板10～20次。

(4) 复按(1)法结束之。

十二、委中穴

(一) 定位

在腘横纹中点。

四总穴歌载：腰背委中求。这又是一个大穴、要穴、效穴，特种刮痧用得很多。穴居腘窝，为腰背两条膀胱经下行汇合之所，更兼特种刮痧创"委中三带"为之一绝，肾经之阴谷，膀胱经之委中、委阳三穴合用，表里相配，起共振作用，故可治疗整个腰背疾患和下肢疾患。又委中一穴独居于大血脉分布之处，又三穴合用，刮之出痧显而易且多，故可泻血分热毒，临床应用相当广泛，且立效。

(二) 主治

(1) 腰背疼痛，下肢痿痹，腘筋挛急，卒中，半身不遂。

(2) 中暑，腹痛，呕吐，腹泻。

(3) 小便不利，遗尿。

(4) 丹毒，疔疮，痈疡，风疹，湿疹。

(三) 方例

培元刮、骶丛刮、骶髎刮、天元刮、委中三带、踝周刮。

(四) 配伍

腰背痛、下肢痿痹，配项丛刮、项三带、肩胛环、骶丛刮、曲池、外关、合谷、阳陵泉、丰隆、悬钟、昆仑穴；中暑，可配项三带、肩胛环、委中三带、膻中刮、肘窝刮、曲池、外关、合谷、内关穴；小便不利、遗尿，可配项丛刮、培元刮、骶丛刮、天元刮、内关、神门、足三里、三阴交、太溪穴；丹毒、风疹、湿疹，可配项三带、肩胛环、膻中刮、骶丛刮、肩髃、曲池、合谷、风市、血海、足三里、太冲穴。

(五) 运板要领

(1) 从浮郄穴上起板，经委中穴刮至合阳穴下，作梳理法运板10～20次。

(2) 于腘横纹正中处委中穴以板之厚角侧缘作按揉法运板7～10次。

(3) 以板之厚角于该穴作轻轻的弹拨法运板5～7次。

注意：为提高疗效，可按委中三带法运板刮拭。该处为敏感部位，手法宜轻柔，禁施暴力。

十三、志室穴

(一) 定位
在腰部,当第2腰椎棘突下旁开3寸处。

(二) 主治
遗精,阳痿,早泄,阴部肿痛,小便不利,淋浊,水肿,腰脊痛。

(三) 方例
培元刮、骶丛刮、天元刮、委中三带。

(四) 运板要领
(1) 同各背俞穴运板法,从胃仓穴上起板,经肓门穴过志室穴刮向胞肓穴下,以梳理法运板10~20次。

(2) 该部肌肉丰厚,先以板之厚角端用点按法先轻后重运板7~10次。

(3) 以板之厚角侧面用按推法,着力点向命门方向挤压5~7次。

(4) 复按(1)法结束之。

十四、秩边穴

(一) 定位
在臀部,平第4骶后孔,在第4骶椎棘突下,骶正中嵴旁开3寸处。

(二) 主治
腰骶痛,下肢痿痹,大小便不利,阴痛,阴肿,痔疾。

(三) 方例
培元刮、骶丛刮、委中三带、天元刮。

(四) 配伍
腰骶、下肢痿痹,可配培元刮、骶丛刮、委中三带,肾俞、阳陵泉穴;小便不利,可配培元刮、骶丛刮、委阳、阴陵泉、三阴交穴;便秘,可配腹部五带刮、阳陵泉、支沟、大肠俞穴;阴肿、阴痛,可配培元刮、骶丛刮、曲骨、蠡沟穴;痔疮,可配骶丛刮、承山、会阳、二白穴。

(五) 运板要领
(1) 先以梳理法运板,从胞肓穴起板经秩边穴刮向承扶穴10~20次。

(2) 该部肌肉较丰,可先以板之厚角端施点法、点按法先轻后重运板7~10次。

(3) 以板之厚角侧端行按推法,着力点向下髎穴方向挤压7～10次。

(4) 复按梳理法运板结束之。

十五、承山穴

(一) 定位

在小腿后面正中,委中穴与昆仑穴之间,当伸直小腿,或足上提时,腓肠肌肌腹下出现尖角凹陷处。

(二) 主治

腰背疼痛,小腿转筋,痔疮,便秘,腹痛,疝气。

(三) 方例

肩胛下环、培元刮、骶丛刮、委中三带、天元刮。

(四) 配伍

循经病,可配培元刮、骶丛刮、肾俞、委中穴;小腿转筋,可配培元刮、骶丛刮、承筋、昆仑穴;肛肠疾病,可配四神延、天元刮、培元刮、骶丛刮、承扶、长强、秩边穴。

(五) 运板要领

(1) 先以梳理法运板,从合阳穴经承筋穴刮至承山穴下10～20次。

(2) 以板的厚角侧端于承山穴人字形角处(腓肠肌腹下,尖角凹陷处),以按揉法运板7～10次。

(3) 以板之厚角端侧面在人字形角处向承筋穴方向按揉5～7次。

(4) 于承山穴起板沿腓肠肌正中运板刮至足跟部10～15次;再以板之凹槽置跟腱上向足跟方向运板刮拭10～15次。

(5) 复按(1)以梳理法运板结束之。

注意:承山穴临床应用比较多,所以它的刮法也比较多,但不是一种疾病把所有刮法都用上,而是有选择性地运用。保健刮不讲究穴位和手法,只要把皮肤刮得潮红即可;治疗刮则要有选择性地选择不同运板手法达到不同的刺激量。

十六、昆仑穴

(一) 定位

在足部外踝后方,当外踝与跟腱之间的凹陷处。

(二) 主治

(1) 头痛,项强,目眩,鼻衄,疟疾。

(2) 肩背拘急,腰痛,下肢痿痹,足跟肿痛。
(3) 小儿癫痫。
(4) 难产,胞衣不下。

(三) 方例

项丛刮、项三带、肩胛环、培元刮、委中三带、膻中刮、天元刮。

(四) 配伍

头目诸疾,可配项丛刮、项三带、风池、太阳穴;循经病,可配培元刮、骶丛刮、委中三带,肾俞穴。

(五) 运板要领

(1) 从跗阳穴向下经昆仑穴过仆参穴至足跟部,以梳理法刮拭10～20次。
(2) 以板的厚角侧面在昆仑穴上向外踝端着力按揉7～10次,板感强烈,慎之。
(3) 用板之凹槽置于跟腱处由上向下刮至足跟处7～10次。
(4) 复按(1)法结束之。

十七、金门穴

(一) 定位

位于足外侧,当外踝前下缘直下,骰骨下缘(呈凹陷处之半月形区域为运板着力处)。

(二) 主治

(1) 头痛,癫痫,小儿惊风。
(2) 腰痛,下肢痿痹,小腿转筋,外踝肿痛。

(三) 方例

项丛刮、培元刮、骶丛刮、委中三带、踝周刮。

(四) 配伍

头痛,全头刮,重点在项丛刮;癫痫、小儿惊风,可配项丛刮,风池、合谷、太冲穴。

(五) 运板要领

按弹拨金门穴方法刮,刮拭金门穴的梳理法则是把板之厚角端置于金门穴,向左右两侧轻轻地作按揉法,以代替梳理法。弹拨金门穴时,该处板感较强烈,禁止用蛮力,以轻手法刮拭为好。注意先轻后重,即逐渐增加力度,逐渐减少力度。

该穴不用于保健刮,只用于治疗刮。

第八节　足少阴肾经

足少阴肾二十七,泌尿生殖赖其力,神经呼吸消化疾,若配骶丛效更奇。肾属下焦,内藏元阴元阳,为先天之本,生命之源,乃健康之根本。

一、涌泉穴

(一) 定位
足趾跖屈时,在足底中线前部1/3交点凹陷处。

(二) 主治
(1) 头顶痛,头晕,晕厥,中暑,中风,昏迷,小儿惊风,失眠,心烦,咽痛。
(2) 小便不利,大便难下。
(3) 足心热,下肢痉挛,霍乱转筋。

(三) 方例
项丛刮、项三带、肩胛环、骶丛刮、膻中刮、腹部五带刮。

(四) 配伍
肝阳偏亢,全头刮,以项丛刮为主,四神延、太冲穴;急救,配水沟、内关穴;虚火所致咽痛、失音,可配项丛刮、天突刮,照海、曲池、外关、鱼际穴;肾虚所致两便难,可配培元刮、骶丛刮,肾俞、支沟、阳陵泉穴。

(五) 运板要领
(1) 该部怕痒的人比较多,可暂不作梳理法运板,如果不怕痒,可以用梳理法,主要是从足跟刮向涌泉穴,一直刮到足趾第2和第3趾趾根方向。
(2) 以刮板的厚角侧端置于涌泉穴向足趾方向作按揉法运板5～7次。
(3) 以刮板厚角端点于涌泉穴上向左右两侧作按揉运板5～7次,此时板感强烈,禁用蛮力。
(4) 该穴的取法重点是在足底部第2和第3趾裂缝当中,此穴板感强烈,慎之。

二、太溪穴

(一) 定位
在足内侧后方、当内踝尖与跟腱之间的凹陷处。

(二) 主治

(1) 头晕目眩,咽喉干痛,齿痛,耳鸣耳聋。

(2) 胸痛咳嗽,咯血气喘,消渴。

(3) 失眠健忘,遗精,阳痿。

(4) 月经不调,小便频数。

(5) 腰脊痛,下肢痿痹,内踝肿痛,足跟痛。

(三) 方例

项丛刮、项三带、肩胛环、培元刮、骶丛刮、天元刮、委中三带。

(四) 配伍

头晕目眩,可配四神延、项丛刮;咽痛咽干,可配天突刮、颈前刮、照海、鱼际、少商穴;失眠健忘,可配四神延、项丛刮、神门、内关、三阴交穴;腰痛、小便频数,可配培元刮、骶丛刮,中极穴;生殖系统疾患、妇科疾病,可配培元刮、天元刮、骶丛刮,三阴交、足三里、太溪穴。

(五) 运板要领

(1) 梳理法,从复溜穴经太溪穴、过大钟、水泉穴至足跟方向,刮拭10～20次。

(2) 板置太溪穴上向内踝方向按揉5～7次。

(3) 板置复溜穴下沿内踝经太溪、大钟穴转向内踝尖的照海穴按揉5～7次。

(4) 按(1)梳理法刮拭结束之。

注意:刮拭时须向内踝骨缘处着力。太溪穴禁用泻法,运板先轻后重,禁施蛮力。

三、照海穴

(一) 定位

在足内侧,内踝尖下方的凹陷处。

(二) 主治

(1) 月经不调,痛经,赤白带下,阴痒,小便不利,小便频数。

(2) 咽干咽痛。

(3) 痫症,失眠。

(三) 方例

培元刮、骶丛刮、膻中刮、天元刮。

(四) 配伍

治疗妇科病、调理月经,可配培元刮、天元刮、骶丛刮,三阴交、子宫穴;泌尿系统疾患,可配天元刮、培元刮、骶丛刮,三阴交、太溪、足三里穴;咽干咽痛,可配项丛刮、天突刮、颈前刮,太冲、列缺、太溪穴。

(五)运板要领

(1)以梳理法运板,从太溪穴起板经大钟穴沿内踝尖下部照海穴,刮至内踝外侧10~20次。

(2)以板之厚角侧端置于照海穴上沿内踝尖周围作按揉法运板5~7次。

注意:用贴骨刮法刮之,先轻后重,禁施蛮力。

附:贴骨刮法——一把抓式握板,拇指和示指置于厚角两侧,辅手置于踝部处起固定踝部作用,术者立足前刮右足,术者左手为辅手,右手为术手,沉肩、垂肘、转腕,示指和中指两指发力,沿着凹陷处向内踝部着力。

四、复溜穴

(一)定位

在小腿内侧,当太溪穴之上2寸、跟腱之前方处。

(二)主治

(1)腹胀,肠鸣,泄泻。

(2)盗汗,热病汗不出或汗出过多。

(3)小便不利,水肿,尿赤,淋症。

(4)足痿,腰脊强痛。

(三)方例

肩胛环、培元刮、骶丛刮、委中三带、天元刮。

(四)配伍

排尿异常,可配骶丛刮,中极、三阴交、阴陵泉、足三里穴;热病汗不出,可配项三带、肩胛环、培元刮、骶丛刮,合谷、孔最穴;足部痿软、腰脊强痛、盗汗,可配培元刮、骶丛刮、天元刮,悬钟、足三里、昆仑、太溪穴。

(五)运板要领

(1)从三阴交穴起板,沿胫骨内侧面后缘刮向足跟,作梳理法刮拭10~20次。

(2)于复溜穴向胫骨内侧缘的后方为着力点作点按法运板5~7次。

(3)复按(1)法结束之。

第九节　手厥阴心包经

九穴心包手厥阴,主治心胸循环系,兼治胃炎胃溃疡,神经精神均相宜,急救内关劳宫穴。心包居于胸中,护于心脏之外,为心之"宫城",具保护心君之功能,代心受邪,代心行令。

一、曲泽穴

(一)定位

在肘横纹中,当肱二头肌腱的尺侧缘处。

(二)主治

(1)热病,中暑,烦渴。

(2)善惊,心悸,心痛,胸部胀满,咳喘。

(3)急性胃痛,呕吐,泄泻。

(4)肘臂挛痛。

(三)方例

项丛刮、项三带、肩胛环、膻中刮、天元刮。

(四)配伍

热病中暑,可配项三带、肩胛环、委中三带、大椎、内关穴;心悸心痛,可配膻中刮、肩胛环、尺泽、内关、神门、心俞穴;胸满咳喘,可配膻中刮、肩胛环、内关穴;急性胃痛、呕吐、泄泻,可配三脘刮、肩胛下环、委中三带、尺泽、公孙穴;肘臂挛痛,可配项三带、肩前带、肩后带、尺泽、天井、外关穴。

(五)运板要领

(1)以板之1/3处置于侠白穴下,向肘部作梳理法运板10~20次。

(2)以板之厚角侧面置穴上,作按揉法运板5~7次。

(3)以板之厚角侧端置穴上,以弹拨法运板5~7次;禁施蛮力、冲击力。

注意:方向为向尺骨侧运板,板感比较强烈。本法不作为保健法使用。

二、间使穴

(一)定位

在前臂掌侧,在曲泽穴与大陵穴的连线上、腕横纹上3寸两筋之间。

（二）主治

（1）心痛，心悸，烦躁，癫病，狂病，痫病。

（2）热病，疟疾，胃痛，呕吐，臂痛。

（三）方例

膻中刮、三脘刮、项三带、肩胛下环。

（四）配伍

心痛心悸，可配膻中刮、肩胛环、心俞、神门穴；热病，可配项三带、肩胛环、委中三带、曲池、大椎穴；疟疾，可配项三带、肩胛环、大椎、后溪、液门穴；胃痛、呕吐，可配三脘刮、肩胛下环、内关、神门、足三里穴；癫狂病，可配项丛刮、水沟、合谷、丰隆穴；臂痛，可配项三带、曲泽、大陵穴。

（五）运板要领

（1）起板于郄门穴，刮向手腕部作梳理法运板10～20次。

（2）以板之厚角置穴上，一把抓式握板，拇指、示指置于厚角两侧，行点按揉运板5～7次。

（3）如上法执板于该穴之上，向两侧行弹拨法运板5～7次。

（4）复按（1）法结束之。

注意：此法板感强烈，手法应轻柔，禁施蛮力、冲击力，本法不做保健刮应用。

三、内关穴

（一）定位

在前臂掌侧，在曲泽穴与大陵穴的连线上，腕横纹上2寸，两筋之间。

（二）主治

（1）心痛，心悸，胸闷，胸痛。

（2）虚脱，晕厥，中暑，卒中，癫病，狂病，痫病，胁痛。

（3）胃痛，呕吐，呃逆。

（4）失眠，眩晕，头痛。

（5）肘臂挛痛，手麻。

（三）方例

膻中刮、三脘刮、项丛刮、肩胛环、培元刮。

（四）配伍

心痛、心悸，可配膻中刮、肩胛环、以心俞、内关、神门穴为主；胸闷、胸痛，可配膻中刮、肩胛环、肺俞穴；胃痛呕吐，可配三脘刮（呕吐频繁者灸治）、肩胛下环、合谷、中脘、足三里、内关穴；胁痛、郁证，可配四神延、项丛刮、骶丛刮、太冲、期门穴；暑热，可配项三带、肩胛环、委中三带、曲池、大椎穴；虚脱、晕厥、卒中，一般以中西医急救为主，在未送医前，可以先配水沟、内关、气海穴，项丛刮；失眠、眩晕、头痛，可配四神延、项丛刮、风池、三阴交、太冲穴。

（五）运板要领

（1）从间使穴上起板，经内关、大陵穴刮至劳宫穴作梳理法运板10～20次。

（2）板之厚角端置内关穴上，行点按法运板5～7次，以轻、中手法为宜，禁施蛮力。

（3）刮板厚角端置于内关穴上，以厚角侧端向两筋方向各按揉5～7次，手法先轻后重，切不可使暴力。

注意：内关和间使板感比较强烈，在运板时必须注意，禁施蛮力。

四、劳宫穴

（一）定位

在手掌心，当第2和第3掌骨之间，偏于第3掌骨，握拳屈指时，中指尖点处即是。

（二）主治

（1）心痛，中风，昏迷，癫病，狂病，痫病，小儿惊厥，中暑，热病，烦躁。

（2）胃痛，呕吐，口疮，口臭。

（3）手掌多汗，鹅掌风，手指麻木。

（三）方例

项丛刮、项三带、肩胛环、颌带刮、膻中刮、三脘刮、天元刮。

（四）配伍

心痛，配膻中刮、肩胛环、曲泽、心俞穴；中风，配项丛刮、项三带、肩胛环、膻中刮和水沟穴（以急赴医院救治为主）；口疮、口臭，配项丛刮、项三带、肩胛环、颌带刮、内庭、合谷穴；胃痛呕吐，配三脘刮、肩胛下环、灸内关、中脘穴；热病烦躁，配项丛刮、项三带、肩胛环、大陵、神门、内关穴。

（五）运板要领

（1）大陵穴至中冲穴以梳理法运板10～20次。

（2）板之厚角侧端置穴上，当第2和第3掌骨之间中指掌根处作点按法运板3～5次，此处较为敏感，禁施蛮力。

（3）板之厚角端置穴上向第2和第3掌骨方向作弹拨法运板2～3次，以第3

掌骨缘板感尤为强烈，禁施蛮力。本法不用于保健刮。

（4）复按（1）法结束之。

第十节　手少阳三焦经

少阳三焦穴二十三，头面耳目咽喉疾，病起肩背与胁肋，兼治心肺部分疾。三焦与心包相表里，主通调水道，运行原气，以扶正驱邪，调节内分泌功能。

一、中渚穴

（一）定位

在手背部，环指掌指关节的后方，第4和第5掌骨间凹陷处。

（二）主治

（1）热病，头痛目眩，目赤肿痛，耳聋耳鸣，咽喉肿痛。

（2）肩背肘臂疼痛，手指屈伸不利。

（三）方例

四神延、项丛刮、项三带、肩胛环、天突刮、膻中刮。

（四）配伍

上肢疾患，可配项三带、肩胛环、肩前后带、手三里、外关穴；头痛、五官科疾患，可配全头刮、项三带、曲池、外关、合谷、太阳穴。

（五）运板要领

（1）从阳池穴沿第3、第4和第5掌骨间以刮板厚角背面刮向指端，该部肌肉不丰，以梳理法轻轻地刮拭10～20次。

（2）以刮板之厚角端置于穴上，向两侧第4和第5掌骨后缘，行按揉法运板5～7次。该部板感强烈，以轻中度运板刮痧为宜，禁施蛮力。

（3）以刮板厚角端置于第4和第5掌骨间凹陷处，运腕向腕部方向第4和第5掌骨结合部挤压，这时板感最强烈，切不可施蛮力、冲击力。本法不作保健刮。

（4）复按（1）法结束之。

二、阳池穴

（一）定位

在腕背横纹中，在指总伸肌肌腱的尺侧缘凹陷处。

(二) 主治

(1) 热病,目赤肿痛,耳鸣、耳聋,咽喉肿痛。

(2) 疟疾,消渴。

(3) 腕痛无力,肘臂疼痛。

(4) 冻疮特效(皮内针)。

(三) 方例

项丛刮、项三带、肩胛环、膻中刮、天突刮、肘窝刮。

(四) 配伍

头面部疾患,可配项丛刮、太阳、外关、合谷穴;疟疾,可配项三带、肩胛环、大椎、外关穴;消渴,可配肩胛环、肩胛下环、胃脘下俞、脾俞、胃俞、三阴交、照海穴;上肢痹痛,可配项三带、曲池、外关穴;手腕部疼痛无力,可配项三带、阳溪、阳谷穴、腕周刮;冻疮,可在阳池穴置皮内针,疗效明显。

(五) 运板要领

(1) 从支沟穴向手背方向经外关、阳池穴,以梳理法运板沿第4、第5掌骨间刮至液门穴前10～20次。

(2) 用刮板厚角端置于尺骨与腕骨的关节凹陷处,行点按法5～7次。

(3) 如上法以刮板厚角侧端向凹陷处的四周,行按揉运板法5～7次,手法要轻。

(4) 复按(1)法结束之。

注意:该穴运板时,腕关节切不可下垂,否则会产生腕关节闭合;腕关节微上屈则此穴开,下垂则闭,影响运板,影响疗效。该穴为敏感穴,手法宜先轻后重,轻柔而不失渗透力为佳。

三、外关穴

(一) 定位

在前臂背侧,在阳池穴与肘尖的连线上,腕背横纹上2寸,尺骨与桡骨之间。

(二) 主治

(1) 热病,头痛,齿痛颊肿,目赤肿痛,鼻衄,耳鸣、耳聋,瘰疬。

(2) 胁肋痛,上肢痹痛,瘫痪,手颤。

(三) 方例

项丛刮、项三带、肩胛环、颔带刮、膻中刮。

（四）配伍

发热，可配项三带、肩胛环，以大椎、曲池、外关穴为主；头痛五官部疾患，可配项丛刮、风池、太阳、合谷穴；胁肋痛，可配肩胛环、肋隙刮、阳陵泉、日月穴；上肢痿痹，可配项三带、肩前后带、曲池、肩髎穴；手颤，可配项丛刮、项三带、肩胛环、少海、腕骨、后溪穴。

（五）运板要领

（1）从三阳络穴上起板，向手背方向经支沟过外关穴作梳理法运板，沿第4和第5掌骨间刮向环、小指端10～20次。

（2）以板之厚角端垂直尺骨与桡骨间之外关穴行点按法5～7次，全厚角着力；手法先轻后重，以柔达刚。

（3）如上法置板于穴上，此时以板之厚角对准背侧端行弹拨法运板3～5次，向尺侧运板，板感较强烈。该处为敏感穴，板感强烈，禁施蛮力。

（4）复按（1）法结束。

四、支沟穴

（一）定位

在前臂背侧，在阳池与肘尖的连线上，腕横纹上3寸，尺骨与桡骨之间。

（二）主治

（1）热病，耳鸣，耳聋，暴喑，目赤肿痛，瘰疬。

（2）胁肋痛。

（3）呕吐，便秘。

（4）肩背上肢酸痛。

（三）方例

项丛刮、项三带、肩胛环、膻中刮、腹部五带刮。

（四）配伍

头面五官科疾患，可配项丛刮、项三带、风池、太阳穴；胁肋痛，可配肋隙刮、阳陵泉、日月穴；呕吐，可配三脘刮、合谷、内关穴；便秘，可配腹部五带刮、上巨虚、天枢、阳陵泉、支沟穴；肩背痛，可配项三带、肩胛环、天宗、肩髎穴；上肢痹痛，可配肩胛环、肩前后带、曲池、肩髃穴。

（五）运板要领

如外关穴运板法，此时桡骨处的板感比较强烈，手法宜轻柔，余如上述。

五、天井穴

(一) 定位
在臂外侧,屈肘时当肘尖直上1寸凹陷处。

(二) 主治
偏头痛,耳聋,瘰疬,癫痫,胸胁痛,颈项、肩背、上肢痛。

(三) 方例
全头刮(项丛刮)、项三带、肩胛环、培元刮、膻中刮。

(四) 配伍
耳聋、耳鸣,配项丛刮,翳风、听宫、中渚穴;瘰疬,配项三带、肩胛环,臑会、天牖、翳风穴;胸胁病,配肋隙刮,支沟、阳陵泉穴;上肢臂痛,可配项三带,肩髎、外关穴;肘关节疼痛、屈伸不利,可配项三带、肩前后带、曲池、少海穴。

(五) 运板要领
(1) 从清冷渊上起板,经天井穴过肘尖而达四渎穴下,该部运板须分两步走:一步是肘部伸直,作梳理法直达肘尖,便于刮拭距离面尽量拉长;另一步是行点按揉时需屈肘,因伸直不便于行点按揉之法,同时板感也不敏感。

(2) 板之厚角端置于肘尖凹陷处,向肘尖方向作点按法运板5～7次。

(3) 如上执板以厚角侧端向尺桡骨缘行按揉法5～7次。

(4) 复按(1)法结束之。

注意:此时亦可用弹拨法,但弹拨法板感比较强烈,很少应用,仅在治疗必须时应用。该法不用于保健刮。

六、翳风穴

(一) 定位
在耳垂后方,下颌角与乳突之间的凹陷中。

(二) 主治
耳鸣、耳聋、口眼㖞斜,颊肿,齿痛,口噤,瘰疬。

(三) 方例
项丛刮、项三带、肩胛环、领带刮、膻中刮。

(四) 配伍
耳疾,可配项丛刮,听宫、中渚穴;颊肿,可配项丛刮、项三带、外关、颊车穴;

齿痛，可配项丛刮、颌带刮、颊车、合谷穴；口噤，可配项丛刮、项三带、下关、合谷穴；瘰疬，可配项三带、天井、臑会穴。

（五）运板要领

（1）板置翳风穴上，以乳突下缘经下颌角沿颞骨切迹刮至风池穴上，按梳理法运板 10～20 次。

（2）板之厚角置穴上轻轻按揉 5～7 次。

（3）复按（1）作梳理法结束之。

注意：该穴近腮腺，运板有两法：一为耳垂方向；二为风池穴方向。切不可向下颌经耳垂部运板，这样会刺激到腮腺，被刮者会感觉到极不舒服。运板以梳理法向风池穴方向刮拭，此时手法可稍重，被刮者会有明显酸胀感。

七、角孙穴

（一）定位

耳郭向前折曲时，当耳尖正上方入发际处。

（二）主治

耳部肿痛、痄腮，目赤肿痛、目翳，颊肿、齿痛、项强、头痛。

（三）方例

项丛刮、项三带、肩胛环、颌带刮、膻中刮。

（四）配伍

耳部肿痛、痄腮，可配项丛刮、项三带、颌带刮、翳风、合谷穴；目疾，可配项丛刮、项三带、风池、太阳穴；颊肿齿痛，可配颌带刮、颊车、合谷穴；项强，可配项三带、项五带、风池、束骨穴。

（五）运板要领

（1）此穴按照左右四神延方向来刮拭，以代替梳理法刮至耳根部。此时运板刮拭之，板要有一个上扬动作。

（2）以角孙穴为中心，向耳后经颅息穴刮至乳突下之瘈脉穴；再向耳前经曲鬓穴至耳门前，类似维风双带前半部分。

（3）以板之厚角侧端置于角孙穴上按揉 5～7 次。

（4）如上执板向耳前耳后方向行弹拨法运板 5～7 次。

注：此时可觉板下有一筋在随板跳动，同时可闻噗噗之响声；向耳前弹拨时板感比较强烈，禁用蛮力，手法应轻柔。

（5）以刮板的厚角侧端置角孙穴上，运腕，拇指加压，向百会穴方向，板下觉有凹陷处按揉5～7次。

注意：该部板感最强，手法应轻柔，禁施蛮力。此手法不用于保健刮，仅用于治疗刮。

（6）复按（1）法结束之。

第十一节　足少阳胆经

少阳胆经穴四十四，半表半里寒热疟，主治胸胁肝胆病，头面五官腿膝痛，神经消化亦相宜，刮治本经效必奇。胆与肝相表里，主贮藏与输出胆汁，为中精之府，有助消化、消积之功。

一、风池穴

（一）定位

在项后枕骨下两侧凹陷中，与风府穴相平处。

风池穴为特种刮痧之大穴、要穴，临床常用，与脑关系密切，是祛风之要穴，有很强的调理头部经脉、疏通脑部气血之功。

（二）主治

（1）头痛项强，眩晕，热病，感冒，目赤肿痛，迎风流泪，视物不清，鼻塞，鼻衄，耳鸣、耳聋。

（2）卒中，口眼㖞斜，失眠，健忘，癫痫。

（三）方例

项丛刮、项三带、肩胛环、膻中刮、三脘刮、天元刮。

（四）配伍

头痛，可配全头刮，尤其是项丛刮、太阳、头维穴；头晕，配项丛刮、项三带，内关、神门、百会穴；颈项强痛，配项五带，大椎、天柱穴；目赤肿痛，可配项丛刮，合谷、曲池、外关、太阳、攒竹、太冲穴；迎风流泪，可配项丛刮、项三带、攒竹、四白、合谷穴；视物不清，可配项丛刮、项三带、睛明、承泣、光明穴；鼻塞流涕，可配项丛刮、项三带、迎香、印堂、合谷穴；耳鸣、耳聋，可配项丛刮、翳风、听宫、中渚穴；卒中，可配项丛刮、项三带、肩胛环、膻中刮、水沟、曲池、合谷、风市、太冲穴；口眼㖞斜，可配项丛刮、项三带、肘窝刮、颧髎、地仓、颊车、合谷穴；热病感冒，可配项丛刮、项三带、大椎、合谷穴；失眠，可配项丛刮、神门、三阴交穴；健忘，可配四神延、项丛刮、肾俞、内关、神门、三阴交穴；癫痫，可配四神延、项丛刮、项三带、肩胛环、膻中刮、内关、神门、水沟穴。

（五）运板要领

（1）于后项枕外乳突上缘之脑空穴，作梳理运板法刮向风池穴下10～20次。

（2）以刮板厚角侧端置于该穴，作按揉法运板5～7次，手法宜轻柔。

（3）如项丛刮法运板每带5～7次。

（4）以刮板厚角侧端置于穴上，向颅骨切迹方向运板，这时板感强烈，用于治疗刮效佳，一般保健不用此刮法。

（5）复按（1）法结束之。

二、肩井穴

（一）定位

在肩上，大椎与肩峰的连线中点处。

这是一个大穴、要穴。在针灸该穴位时，必须注意防止造成气胸发生，而刮痧是比较安全的。这个穴位对女性乳房有一定的保健治疗作用，亦有催产作用，故孕妇禁用。

（二）主治

（1）头项强痛，落枕，肩背痛，手臂不举，中风偏瘫。

（2）咳逆，气喘，乳痈，乳癖，乳汁不下，乳房部疾患。

（3）瘰疬，疔疮。

（三）方例

项丛刮、项三带、肩胛环、膻中刮、三脘刮。

（四）配伍

头项强痛，可配项丛刮、项三带、风池、外关穴；肩背痛，可配项三带、肩胛环、天宗、肩髃、曲池穴；上肢不举，可配项五带、肩胛环、肩前带、肩后带；肺痨、卒中偏瘫，可配项丛刮、项三带、肩胛环、膻中刮、三脘刮、肩髃、曲池、合谷穴；咳喘，可配项三带、肩胛环、膻中刮、肺俞、尺泽穴；乳痈，可配膻中刮、肩胛环、曲池、天宗、梁丘穴；缺乳，可配膻中刮、肩胛环、少泽、乳根穴；瘰疬，可配项三带、天井、尺泽、扶突穴。

（五）运板要领

（1）从风池穴起板，向肩峰经肩井穴刮向肩峰端至肩髃穴，作梳理法运板

10~20次。

（2）于肩井穴以板之厚角侧端作点、按、压、按揉运板5~7次。

（3）复按（1）法结束之。

注意：肩上部运板，刮痧板要顺肩部肌肉和骨骼走行方向运板（成弧线形）。刮痧时板下有阻碍感，即稍突起的感觉，该处有痛感而且易于出痧，手法宜轻柔流畅，不可滞板（要一板到底）。刮拭肩井穴周围时，颈部肩上刮拭以坐位为好，以便掌握刮痧力度。

三、日月穴

（一）定位

乳头直下第7肋间隙，当正中线旁开4寸处。

（二）主治

胁肋疼痛，腹胀，呕吐，呃逆，胆囊炎，胆石症。

（三）方例

肩胛环、肋隙刮、膻中刮、三脘刮。

（四）配伍

胁肋疼痛，可配膻中刮、肩胛环、侧肋隙、阳陵泉、太冲穴；腹胀，可配三脘刮、腹部五带刮、天元刮（任选一部），章门、足三里穴；呕吐，可配三脘刮、内关、神门穴；吞酸，可配三脘刮、肩胛下环、梁丘、公孙穴；呃逆，可配膻中刮、肩胛环、天突、内关、中脘穴，灸中魁；胆囊炎、胆石症，可配肩胛环、膻中刮、肋隙刮、阳陵泉、曲池、内关、合谷、足三里、三阴交、太冲穴。

（五）运板要领

（1）从胃经之乳根穴起板，向下腹部刮拭，经肝经之期门穴，过本经之日月穴，刮向腹哀穴作梳理法运板10~20次。

此时一板调四经（胃经、肝经、胆经、脾经），此乃刮痧之特色也。

（2）以刮板之厚角侧端沿第7肋间隙从内向外刮拭5~7次。

（3）以板之厚角侧端置于穴上，向上下肋缘作按揉法运板5~7次，此时板感强烈，手法宜轻柔，禁施蛮力。

（4）复按（1）法结束之。

四、带脉穴

(一) 定位
在侧腹部,章门穴下1.8寸,在第11肋骨游离端下方,直下与脐相平交点处。

(二) 主治
月经不调,经闭,腹痛,赤白带下,阴挺,疝气,腰胁痛。

(三) 方例
培元刮、骶丛刮、膻中穴、天元刮。

(四) 配伍
月经不调,可配天元刮、培元刮、骶丛刮、三阴交穴;闭经腹痛,可配天元刮(天枢)、培元刮、骶丛刮、中极、三阴交、公孙穴;赤白带下,可配培元刮、骶丛刮、天元刮、漏谷、地机、三阴交穴;阴挺、疝气,可配四神延、培元刮、骶丛刮、关元、三阴交、归来穴;腰胁疼痛,可配培元刮、骶丛刮、委中三带、肾俞、三阴交、阳陵泉、太冲穴。

(五) 运板要领
(1) 从肝经之章门穴上起板,沿侧腹部刮向带脉穴下,作梳理法运板10～20次。

(2) 以刮板厚角侧端按于穴上,作顺时针按揉法运板5～7次,手法宜轻柔,不可施暴力、冲击力。

(3) 复按(1)法结束之。

五、居髎穴

(一) 定位
在髋部,在髂前上棘与股骨大转子凸起连线的中点处。

(二) 主治
腰胯痛,疝气,下肢痿痹,瘫痪。

(三) 方例
培元刮、骶丛刮、天元刮、委中三带。

(四) 配伍
腰胯痛,可配培元刮、骶丛刮、骶髎刮、环跳、阳陵泉穴;下肢痿痹,可配培元刮、骶丛刮、足三里、悬钟、昆仑穴;疝气,可配骶丛刮、归来、气海、承山穴。

(五) 运板要领

(1) 从髂前上棘斜向股骨大转子方向,作梳理法运板10～20次。

(2) 以刮板厚角端置于穴上,作点法运板5～7次。

(3) 以板之厚角侧端沿髋关节周围,作按揉法运板5～7次。

(4) 复按(1)法结束之。

六、环跳穴

(一) 定位

在股外侧部,侧卧屈髋,当股骨大转子最凸点与骶管裂孔连线的外1/3与中1/3交点处。

(二) 主治

腰胯疼痛,下肢痿痹,半身不遂。

(三) 方例

培元刮、骶丛刮、骶髂刮、委中三带。

(四) 配伍

腰胯疼痛,可配培元刮、骶丛刮、委中三带,灸肾俞穴;下肢痿痹,可配培元刮、骶丛刮,风市、阳陵泉、悬钟、昆仑穴;下肢瘫痪,可配培元刮、骶丛刮、委中三带,阳陵泉、悬钟、昆仑、太溪穴。

(五) 运板要领

(1) 于环跳穴上起板,沿股外侧部向膝部方向达风市穴,作梳理法运板10～20次。

(2) 以刮板厚角侧端于环跳穴作点压按揉法运板5～7次。

(3) 以板之厚角侧端按压于穴上,向股外侧作弹拨法5～7次。

(4) 复按(1)法结束之。

七、风市穴

(一) 定位

在大腿外侧中线上,直立垂手时中指指尖点到处。

(二) 主治

半身不遂,下肢痿痹、麻木,遍身瘙痒。

(三) 方例

肩胛环、培元刮、骶丛刮、委中三带、膻中刮、天元刮。

（四）配伍

下肢痿痹、瘫痪，可配培元刮、骶丛刮、委中三带、环跳、足三里、阳陵泉、悬钟穴；下肢麻木，可配培元刮、骶丛刮、膻中刮、环跳、阳陵泉穴；遍身瘙痒，可配肩胛环、膻中刮、曲池、风市、三阴交、血海、膈俞穴。

（五）运板要领

（1）于风市穴上起板，沿股外侧中线向下刮拭过中渎穴，作梳理法运板10～20次。

（2）以板之厚角侧端按于风市穴上，作点压按揉法运板5～7次。

（3）以刮板厚角侧端按于风市穴上，作弹拨法运板5～7次，弹拨向股前运板时，板感强烈，手法宜轻柔，禁施蛮力。

（4）复按（1）法结束之。

八、阳陵泉穴

（一）定位

小腿外侧，当腓骨小头前下方的凹陷处。

本穴为常用穴，为胆经五输穴中的合穴，又是胆的下合穴，更为八会穴中之筋会穴，故治疗范围较广，对颈、肩、腰、腿病有特效。

（二）主治

（1）胁肋疼痛，口苦，呕吐，消化不良。

（2）下肢痿痹、麻木、瘫痪，膝髌肿痛，小腿转筋。

（3）小儿惊风，四肢抽搐。

（三）方例

培元刮、骶丛刮、委中三带、髌周刮、天元刮。

（四）配伍

胁肋疼痛、口苦，可配肩胛环、膻中刮、日月、支沟、侠溪穴；下肢痿痹麻木，可配培元刮、骶丛刮、环跳、悬钟、足三里、阳陵泉穴；膝髌肿痛，可配骶丛刮、血海、梁丘、挑膝眼穴；小腿转筋，可配培元刮、骶丛刮、承筋、承山、阳陵泉穴；小儿惊风，可配项丛刮、水沟、百会、合谷穴；四肢抽搐，可配培元刮、骶丛刮、天元刮、合谷、太冲穴（开四关）。

（五）运板要领

（1）从膝阳关穴上起板，沿胫骨外上髁刮至阳陵泉穴下，作梳理法运板10～20次。

（2）以板之厚角侧端置于阳陵泉穴上，按揉运板法5～7次。

（3）摸准腓骨小头向前下方，顺势摸到大筋弹拨之，立感板下有一根筋随板而滚动，此时板感强烈，且向胃经循行方向加压板感尤甚，手法忌过重。本法用于治疗刮，效佳。

（4）复按（1）法结束之。

九、光明穴

（一）定位

在小腿外侧，外踝尖上5寸、腓骨的前缘。

（二）主治

目痛，视物不清，夜盲，乳房胀痛，膝痛，下肢痿痹，瘫痪。

（三）方例

项丛刮、项三带、肩胛环、骶丛刮、委中三带、膻中刮。

（四）配伍

目疾，可配项丛刮，太阳、风池、光明穴；视物不清、夜盲，可配项丛刮、目周刮、风池穴（面部美容刮）；乳房胀痛，可配膻中刮、肩胛环、屋翳、肩井、内关穴；膝痛，可配挑鹤顶、挑膝眼、阳陵泉穴，委中三带、髌周刮；下肢痿痹，可配培元刮、骶丛刮，环跳、阳陵泉、悬钟、昆仑、足三里穴。

（五）运板要领

（1）以板前1/3处置于光明穴上之阳交穴，从上向下经光明刮至悬钟穴下，作梳理法10～20次。

（2）以板之厚角置于穴上，作按揉式运板5～7次。

（3）以板之厚角侧端置于穴上，向腓骨前缘、胫骨后缘方向作按压揉或弹拨法运板5～7次，板感强烈。手法应由轻渐重，以柔达刚，禁施蛮力。

（4）复按（1）法结束之。

十、悬钟穴

（一）定位

小腿外侧外踝尖上3寸，腓骨前缘取穴。

（二）主治

胸腹胀满，胁痛，头痛，头晕，耳鸣，卒中，半身不遂，项强，落枕，足胫酸软挛痛,踝关节扭伤。

(三) 方例

项丛刮、项三带、肩胛环、培元刮、骶丛刮、膻中刮、三脘刮、肋隙刮。

(四) 配伍

胸腹胀满、胁痛,可配肩胛环、膻中刮、肋隙刮、支沟、阳陵泉穴;头痛、眩晕、耳鸣,可配全头刮(尤其是项丛刮)、肾俞、风池、百会穴;卒中、半身不遂,可配四神延、肩胛环、培元刮、骶丛刮、膻中刮、足三里、曲池、外关、合谷穴;项强、落枕,可配项三带、风池、大椎、落枕穴;腰酸胫软,可配培元刮、骶丛刮,肾俞、大杼穴;小腿挛痛,可配骶丛刮、阳陵泉、承山、悬钟穴;踝关节扭伤,可配骶丛刮、踝周刮、丘墟、昆仑、太溪穴。

(五) 运板要领

(1) 以板前1/3处置于光明穴上,从上向下经光明穴刮至悬钟穴下,作梳理法10～20次。

(2) 以板之厚角置于穴上,作按揉式运板5～7次。

(3) 以板之厚角侧端置于穴上,向腓骨前缘、胫骨后缘方向作按压揉或弹拨法运板5～7次,板感强烈。手法应由轻渐重,以柔达刚,禁施蛮力。

(4) 复按(1)法结束之。

第十二节　足厥阴肝经

足厥阴肝经十四穴,胁肋肝胆脾胰涉,泌尿生殖神经系,目疾刮之便得安。肝胆相表里,肝主疏泄、藏血、主筋、开窍于目。肝是保持脾胃正常消化功能的重要脏器,具储藏气血、调达情志之功效。

一、太冲穴

(一) 定位

在足背第1和第2跖骨结合部的凹陷处。

这也是特种刮痧一个要穴,一是体现在疏泄气机、调节情志;二是体现在对消化器官的调节上,能协助脾胃之气的升降,是保持脾胃正常消化功能的重要保障;三是肝脏有贮藏血液和调节血量的功能,此为肝经原穴,"五脏有疾,当取之十二原"。其特点虚可补,实可泻,为特种刮痧常用穴。

（二）主治

（1）头痛眩晕,目赤肿痛,面瘫。

（2）胁痛腹胀,胃痛呕逆。

（3）遗尿,疝气,小便不利。

（4）月经不调,崩漏。

（5）下肢痿痹,足跗肿痛。

（6）卒中,小儿惊风,癫痫。

（三）方例

项丛刮、项三带、肩胛环、培元刮、骶丛刮、委中三带、三脘刮、天元刮。

（四）配伍

头痛头晕,可配四神延、项丛刮、风池、率谷穴；目赤肿痛,可配面部美容刮、太阳、攒竹穴；口眼㖞斜,可配项丛刮、项三带、肩胛环、地仓、颊车、合谷穴；胁肋疼痛腹胀,可配三脘刮、肩胛下环、支沟、章门、期门穴；胃痛呕逆,可配三脘刮、肩胛下环、足三里、三阴交穴；疝气,可配培元刮、骶丛刮、归来、维道、气海穴；遗尿,可配培元刮、骶丛刮、肾俞、三阴交、太溪穴；小便不利,可配培元刮、骶丛刮、中极、膀胱俞、三阴交穴；月经不调,可配培元刮、骶丛刮、天元刮、气海、肾俞穴；崩漏,可配培元刮、骶丛刮、隐白、足三里、血海穴；卒中、惊风（当急送医院救治,刮痧可辅助治疗）,可配项丛刮、项三带、肩胛环、水沟穴、开四关；下肢痿痹,可配培元刮、骶丛刮、风市、阳陵泉、足三里、悬钟、昆仑、太溪穴；足跗肿痛,可配骶丛刮、踝周刮（倒刮）、悬钟、内庭、解溪穴。

（五）运板要领

（1）以梳理法运板,从中封穴沿足背第1和第2跖骨结合部向足趾方向刮拭7～10次。

（2）以板之厚角侧端置于穴上,作点按法运板5～7次。

（3）以板之厚角端置于穴上,向第1和第2跖骨结合部行挤压上顶状运板5～7次,此时板感强烈,手法应由轻渐重,防止伤及肌肤及骨外膜。

（4）以板之厚角端置于穴上,下按而后向第1和第2跖骨缘作贴骨式按揉法运板5～7次,此时板感稍弱于上法,而向第1跖骨缘略强之,运板宜轻柔。该法不做保健刮,特需时使用。

（5）复按（1）法结束之。

二、蠡沟穴

(一) 定位

在小腿内侧,内踝上5寸,胫骨内侧的中央处。

(二) 主治

小便不利,遗尿,睾丸肿痛,月经不调,赤白带下,阴挺,阴痒,疝气,少腹胀痛,足胫酸痛,下肢痿痹。

(三) 方例

培元刮、骶丛刮、三脘刮、天元刮、委中三带。

(四) 配伍

小便不利、遗尿,可配培元刮、骶丛刮、中极、膀胱俞穴;睾丸肿痛、疝气,可配培元刮、骶丛刮、归来、曲泉、大敦穴;月经不调,可配天元刮、培元刮、骶丛刮,气海、三阴交穴;赤白带下,同上,加配曲泉、阳陵泉、带脉穴;阴挺,可配培元刮、天元刮、骶丛刮、四神延、关元、三阴交穴;阴痒,可配天元刮、培元刮、骶丛刮、中极、三阴交穴;少腹胀痛,可配培元刮、骶丛刮、足三里、三阴交、归来、维道穴;足胫酸痛,可配培元刮、骶丛刮、足三里、阳陵泉、悬钟、太溪穴。

(五) 运板要领

(1) 起板于内踝上7寸之中封穴上,沿胫骨内侧缘作梳理法运板刮至蠡沟穴下7~10次。

(2) 以板之厚角端置于穴上,作点按法运板5~7次。

(3) 以板之厚角侧端置穴上,向胫骨内侧缘作按挑法运板5~7次,手法轻柔,禁施蛮力。

(4) 复按(1)法结束之。

三、曲泉穴

(一) 定位

屈膝,在膝内侧横纹头上方凹陷处。

(二) 主治

(1) 月经不调,痛经,带下,阴痒,阴挺,产后腹痛。

(2) 阳痿,遗精,疝气,少腹痛,小便不利,遗尿。

(3) 头痛目眩,癫痫,膝髌肿痛,下肢痿痹。

(三)方例

项丛刮、培元刮、骶丛刮、天元刮。

(四)配伍

月经不调,可配天元刮、培元刮、骶丛刮,血海穴,灸气海穴;虚证痛经,可配天元刮、培元刮、关元、肾俞、足三里、三阴交穴;产后腹痛,可配培元刮、骶丛刮,三阴交、足三里、中极穴;白带阴痒,可配天元刮、培元刮、骶丛刮,蠡沟、中极穴;遗精、阳痿,可配天元刮、培元刮、骶丛刮,中极、肾俞、会阳穴;疝气,可配培元刮、骶丛刮、归来、维道、子宫穴;小便不利、遗尿,可配培元刮、天元刮、骶丛刮,中极、膀胱俞、三阴交穴;头痛眩晕,可配四神延、项丛刮、风池、太冲穴;癫痫,可配四神延、项丛刮、水沟、丰隆穴;膝髌肿痛,可配培元刮、骶丛刮、梁丘穴,挑膝眼、挑鹤顶、髌周刮、阳陵泉穴;下肢痿痹,可配培元刮、骶丛刮、风市、阳陵泉、悬钟、昆仑穴。

(五)运板要领

(1)仰卧位,微屈膝,以刮板1/3部置于阴包穴上经曲泉穴刮至膝关穴下,以梳理法运板10～20次。

(2)以刮板厚角端置穴上,作轻柔点按法5～7次。

(3)以刮板侧端置穴上,以按揉法向胫骨内上髁后缘运板呈半月状按压5～7次,手法宜轻柔。

(4)复按(1)法结束之。

四、期门穴

(一)定位

在胸部,于乳头直下第6肋间隙处。

(二)主治

胸胁胀满疼痛,胁下积聚,呃逆吞酸,呕吐,腹胀,泄泻,饥不欲食,纳差,乳痈,疟疾,咳喘。

(三)方例

膻中刮、三脘刮、天元刮、肩胛下环、培元刮、骶丛刮。

(四)配伍

胸胁胀痛胀满,可配膻中刮、肋隙刮、肩胛环、太冲、阳陵泉穴;呃逆,可配天突刮、膻中刮、项三带、肩胛环、内关穴,灸中魁;吞酸呕吐,可配三脘刮、肩胛下环、梁丘穴;腹胀、泄泻,可配三脘刮、培元刮、天枢、脾俞、三阴交、足三里穴;饥不欲食,可配三脘刮、肩胛下环、内庭、足三里穴;乳痈,可配膻中刮,乳根、肩井、内关、曲池穴;疟疾,可配项丛刮、项三带、肩胛环、曲池、外关、合谷、间使、液门穴;咳嗽,可配膻中刮、肩胛环、中府、尺泽、丰隆穴。

(五) 运板要领

(1) 以刮板厚角侧端置穴上,沿第6和第7肋间隙作梳理法轻柔运板7~10次。

(2) 以刮板厚角侧端置穴上向第6和第7肋间隙内缘作按揉法5~7次。

(3) 复按(1)法结束之。

第十三节 督 脉

督脉二十八行脊梁,总督诸阳为阳海,止痛退热头晕胀,神经呼吸消化系,泌尿生殖腰脊宜,休克晕厥起沉疴。

督脉总督一身之阳,为阳脉之海;通于大脑,脑为元神之府,人之一切生命活动皆听命于脑;与脏腑关系密切,具有调节脏腑功能的作用。

一、命门穴

(一) 定位

在第2腰椎棘突下。

(二) 主治

(1) 月经不调,痛经,带下,不孕,阳痿,遗精,早泄。

(2) 遗尿,尿频,小便不利,水肿。

(3) 泄泻,脱肛,痔疮。

(4) 腰脊强痛,手足逆冷。

(三) 方例

培元刮、骶丛刮、天元刮、委中三带。

(四) 配伍

月经不调、痛经,可配培元刮、骶丛刮、天元刮,血海、三阴交穴;不孕,可配天元刮、培元刮、骶丛刮,关元、三阴交、子宫穴;带下,可配培元刮、骶丛刮,肾俞、带脉、三阴交、太冲、太溪穴;阳痿、遗精、早泄,可配培元刮、骶丛刮、天元刮,肾俞、志室、会阳穴;遗尿、尿频,可配培元刮、骶丛刮,中极、三阴交、肾俞穴;小便不利,可配培元刮、骶丛刮,三阴交、阴陵泉、水分穴;泄泻痢疾,可配天元刮、培元刮、骶丛刮,大肠俞、天枢、脾俞穴;脱肛、痔疾,可配四神延、培元刮、骶丛刮,长强、承山穴;腰脊痛、手足逆冷,可配项丛刮、肩胛环、膻中刮、培元刮、骶丛刮,肾俞、关元穴。

(五) 运板要领

(1) 以刮板前1/3部从悬枢穴向下经命门穴,作梳理法运板刮至腰阳关穴下7~10次。

(2) 以刮板厚角端置于第2腰椎棘突下垂直加压,向下按压5~7次。

(3) 如上,以板之厚角侧端于第2和第3腰椎间作贴骨法按揉5~7次。

(4) 以板之厚角端置于腰椎第2和第3横突间,向脊柱方向作按揉法运板5~7次。

(5) 以板之厚角侧端置于两横突距督脉1寸处以腕力向督脉方向滑动,由轻渐重加压,密切注意板下阳性反应点(压痛点),有则由轻渐重用按揉法作消灶处理,可提高治疗效果,改善腰部活动度。

(6) 复按(1)法结束之。

二、至阳穴

(一) 定位

在背部后中线上,第7胸椎棘突下凹陷中。

(二) 主治

(1) 腰背疼痛,脊强。

(2) 咳嗽,气喘,胸闷,心痛。

(3) 腹胀,腹痛,四肢重痛,胁肋疼痛。

(三) 方例

膻中刮、三脘刮、天元刮、培元刮、骶丛刮、委中三带。

(四) 配伍

腰背疼痛、脊强,可配培元刮、骶丛刮、委中三带、肾俞、腰阳关穴;咳喘胸闷,可配膻中刮、肩胛环、培元刮,肺俞、列缺穴,灸膻中穴;心痛,可配膻中刮、肩胛环,内关、神门穴;腹胀腹痛、四肢重痛,可配肩胛环、膻中刮、培元刮、骶丛刮,脾俞、阴陵泉、足三里、公孙穴。

(五) 运板要领

(1) 以刮板前1/3部从第5胸椎棘突之神道穴起板,作梳理法运板向下刮拭经第6胸椎棘突下之灵台穴刮至至阳穴下7～10次。

（2）余同命门穴运板法施术。

三、身柱穴

（一）定位

在背部正中线上，第3胸椎棘突下凹陷处。

（二）主治

感冒，咳嗽，气喘，身热头痛，疔疮，心悸，失眠，癔症，惊风，脊背强痛。

（三）方例

项丛刮、项三带、肩胛环、膻中刮、三脘刮、天元刮。

（四）配伍

感冒、咳嗽、气喘，配项丛刮、项三带、肩胛环、膻中刮、肺俞、风门、列缺穴；心悸失眠，可配膻中刮、肩胛环、心俞、神门、内关、三阴交穴；癔症、惊风、癫痫，可配项丛刮、开四关、水沟、丰隆、内关、神门穴；身热头痛、项强，可配项三带、肩胛环、大椎、风池穴；脊背疼痛，可配肩胛二环、培元刮、骶丛刮、委中三带、大椎穴；疔疮，可配肩胛环、肩胛下环、合谷、委中穴。

（五）运板要领

（1）从大椎经陶道过身柱达神道穴，以梳理法运板7～12次。

（2）以板之厚角侧端与身柱穴作按揉法运板10～20次。

（3）以板之厚角端直立于身柱穴作点按法运板7～12次。

（4）于第3和第4胸椎横凸间向脊柱方向行按揉法运板7～12次。

（5）复按（1）法结束之。运板手法宜轻柔，禁施蛮力。

四、大椎穴

（一）定位

在项背部，第7颈椎棘突下凹陷中。

（二）主治

（1）头痛项强，热病疟疾，中暑，感冒发热，咳嗽气喘，骨蒸潮热。

（2）癫痫，小儿惊风，角弓反张，背脊强痛，腰脊强。

（三）方例

全头刮、项五带、肩胛环、培元刮、委中三带、膻中刮。

(四)配伍

头痛项强,可配四神延、项丛刮、项三带,太阳、合谷穴;热病疟疾,可配项三带、肩胛环、间使、后溪穴;中暑,可配项三带、肩胛环、委中三带、肘窝刮、曲池穴;感冒发热、咳嗽气喘,可配膻中刮、肩胛环,肺俞、曲池穴;骨蒸潮热,可配膻中刮、肩胛环,内关、太溪、复溜穴;癫痫,可配项丛刮、肩胛环、膻中刮、后溪、丰隆、鸠尾穴;背脊强痛、腰痛,可配培元刮、骶丛刮、委中三带,后溪、脊中穴。

(五)运板要领

(1) 起板于风府穴上,经哑门穴以梳理法运板刮至身柱穴下7~10次。

(2) 以第7颈椎棘突为中心沿其周边为界,以腕力运板向其高点作上挑法运板5~7次。

(3) 于第6和第7颈椎棘突下凹陷中做点按法运板5~7次。

(4) 以板之厚角侧端于第6和第7颈椎横突间,向脊柱方向作挤压上挑法运板5~7次。

(5) 复按(1)法结束之。

五、风府穴

(一)定位

在项部,后发际正中直上1寸处,枕外隆凸直下,两侧斜方肌之间的凹陷中。

(二)主治

头痛,项强,眩晕,卒中不语,半身不遂,喉痹,失音,癫病,狂病,痫病。

(三)方例

项丛刮、项三带、肩胛环、培元刮、骶丛刮、委中三带、天元刮、颌带刮。

(四)配伍

头痛、项强、眩晕,可配四神延、项丛刮、风池穴;卒中不语应送医院救治,辅助治疗可配项丛刮、肩胛环、哑门、水沟、内关、足三里穴;半身不遂,可配项丛刮、项三带、肩胛环、膻中刮、培元刮、骶丛刮、曲池、外关、合谷、太冲、足三里、三阴交、太溪、太冲穴;喉痹失语,可配项丛刮、项三带、天突刮、天容、少商穴;癫病,可配四神延、项丛刮、膻中刮、肩胛环,水沟、合谷、太冲穴。

(五)运板要领

(1) 起板于脑户穴,以板之1/3部向大椎穴用梳理法运板10~20次。

(2) 以板之厚角侧端置穴上,运腕向枕外隆凸方向作贴骨按揉法运板5~7

次。此时板感明显,禁施蛮力。

(3) 复按(1)法结束之。

六、百会穴

(一) 定位

在头顶部,前发际正中直上5寸处,两耳尖直上、头顶正中处。

(二) 主治

(1) 头痛,眩晕,中风,失语,鼻塞,耳鸣。

(2) 失眠,健忘,癫狂,小儿惊风。

(3) 脱肛,阴挺,久痢久泄。

(三) 方例

四神延、项丛刮、肩胛环、骶丛刮、天元刮。

(四) 配伍

头痛目眩,可配全头刮(以项丛刮为主)、太冲、太溪、风池穴;卒中失语,可配项丛刮、项三带、膻中刮、肩胛环、培元刮、骶丛刮、太冲、丰隆穴;鼻塞,可配项丛刮、项三带、迎香、上星穴;耳鸣,可配项丛刮、项三带、肩胛环、听会、复溜穴;失眠健忘,可配四神延、膻中刮、肩胛环、神门穴;脱肛,可配培元刮、骶丛刮、长强、会阳穴;阴挺,可配培元刮、膻中刮、骶丛刮、归来、子宫穴;久泄久痢,可配培元刮、骶丛刮、天元刮、足三里、天枢、脾俞、大肠俞、三阴交穴。

(五) 运板要领

(1) 如四神延刮法作梳理法运板,次数适当减少。

(2) 以刮板厚角侧端置于百会穴,作一点四向按揉法运板各5~7次。

(3) 如上法以百会穴为中心,向周围呈放射状运板刮拭2~3圈。

(4) 以板之厚角侧端置穴上,作顺时针摩法20~30次,代梳理法结束之。

七、神庭穴

(一) 定位

在头部,前发际正中直上0.5寸处。

(二) 主治

癫痫,失眠,头痛,眩晕,鼻衄,目赤肿痛,迎风流泪,目翳。

(三) 方例

项丛刮、肩胛环、培元刮、目周刮、膻中刮。

(四) 配伍

癫痫,可配项丛刮、肩胛环、膻中刮、水沟、鸠尾、丰隆穴;失眠,可配四神延、项丛刮、内关、神门、丰隆、三阴交穴;头痛,可配全头刮、头维、风池、外关、合谷、太冲穴;眩晕,可配四神延、项丛刮、风池、率谷、内关、神门、丰隆穴;目赤肿痛,可配目周刮、项丛刮、太阳、太冲穴。

(五) 运板要领

(1) 以四神延之前神延代梳理法运板10～20次。

(2) 于神庭穴以板之厚角端作点按法运板5～7次。

(3) 以板之厚角侧端于神庭穴上,作顺时针按揉5～7次。

(4) 复按(1)法结束之。

第十四节 任 脉

任脉二十四走腹胸,头面眼鼻牙喉咙,神经呼吸消化统,泌尿生殖乳房疾,总任诸阴阴脉海,调节脏腑虚弱证。

任脉总任诸阴,有调节和统帅诸阴经之作用,为阴脉之海;具有调节脏腑功能;主胞胎,男子以储藏精气,女子以维系胞宫,特别与妇女经行、胎产、乳腺关系密切;掌握生殖、调节阴阳。

任脉经诸穴及全腹部穴位刮痧运板宜轻柔,禁施蛮力、冲击力,不可强求出痧,尤以体形消瘦者更应慎之,以免伤及内脏。腹部减肥刮宜双手操作为好。

一、中极穴

(一) 定位

下腹部前正中线,在脐下4寸,曲骨穴上1寸处。

(二) 主治

(1) 小便不利,小便频数,尿闭,遗尿,疝气。

(2) 遗精,阳痿,早泄,月经不调,痛经,崩漏,带下,阴挺,闭经,不孕,产后胞衣不下,恶露不绝,阴痒。

（三）方例

培元刮、骶丛刮、膻中刮、天元刮。

（四）配伍

小便不利、小便频数，可配天元刮、培元刮、骶丛刮、委中三带，气海穴；尿闭，可配培元刮、骶丛刮、膀胱俞、秩边、三阴交穴；遗尿，可配天元刮、培元刮、骶丛刮、三阴交、肾俞、膀胱俞穴；疝气，可配培元刮、骶丛刮、归来、维道穴；阳痿、早泄、遗精，可配天元刮、培元刮、骶丛刮、肾俞、志室、会阳穴；月经不调，可配天元刮、培元刮、骶丛刮、气海、血海、肾俞、足三里、三阴交穴；痛经，可配培元刮、骶丛刮、天元刮、三阴交、地机、太冲穴；崩漏，可配隐白、三阴交、血海穴；带下，可配培元刮、骶丛刮、带脉、曲泉、阴陵泉穴；阴挺，可配天元刮、培元刮、骶丛刮、四神延、归来、会阳穴；不孕，可配项丛刮、肩胛环、培元刮、骶丛刮、天元刮、三阴交、足三里、血海、肾俞穴；闭经，可配天元刮、培元刮、骶丛刮、归来、血海穴；阴痒，可配培元刮、骶丛刮、曲泉、蠡沟穴。

（五）运板要领

（1）从脐下以梳理法运板刮向曲骨穴10～20次。

（2）术手持板，辅手轻轻将腹壁向上（与运板方向相反）提推之。轻柔而有节奏地向下运板刮拭10～20次；运板宜有起伏，腹肌随板之起落而运动之。

（3）以板之厚角侧端置穴上作顺时针和逆时针按揉5～7次。需减肥者可板压稍重，但亦应掌握一定的度。

（4）复按（1）法结束之。

二、关元穴

（一）定位

在下腹部前正中线上，脐下3寸处。

（二）主治

（1）遗精，阳痿，早泄，月经不调，崩漏，痛经，带下，经闭，不孕。

（2）遗尿，尿频，小便不利，水肿，尿闭。

（3）腹痛泄泻，脱肛，疝气。

（4）中风脱症，虚劳羸瘦。

（5）防病、保健。

（三）方例

项丛刮、肩胛环、培元刮、骶丛刮、膻中刮、天元刮。

(四) 配伍

生殖系统疾病,可配天元刮、培元刮、骶丛刮,中极、志室、肾俞穴;泌尿系统疾病,可配天元刮、培元刮、骶丛刮、委中三带,中极、膀胱俞、三阴交穴;水肿,可配天元刮、培元刮、骶丛刮,水分、足三里、阴陵泉穴;腹痛泄泻,可配天元刮、骶丛刮,天枢、足三里、公孙、三阴交穴;脱肛、阴挺,可配四神延、培元刮、骶丛刮,归来、会阳穴;疝气,可配归来、大敦穴;月经病,可配天元刮、培元刮、骶丛刮,三阴交、血海、肾俞穴;带下,可配天元刮、培元刮、骶丛刮,带脉、曲泉、蠡沟穴;卒中脱症(须医院正规治疗,康复期刮痧辅之),可配项丛刮、肩胛环、膻中刮、天元刮、骶丛刮、四神延,灸神阙、足三里穴;虚劳羸瘦,可配膻中刮、肩胛环、培元刮,足三里、三阴交、太冲、太溪穴。

(五) 运板要领

(1) 从神阙穴起板刮向曲骨穴10～20次。

(2) 以板之厚角端点按该穴5～7次。

(3) 以板之厚角侧端置穴上,顺时针按揉7～10次。

(4) 按(1)法结束之。

注意:神阙穴禁刮,宜大炷灸之,亦可用手掌代板作按揉法代之。灸法最好。

三、中脘穴

(一) 定位

在上腹部前正中线上,脐上4寸处。

(二) 主治

胃脘胀痛,恶心呕吐,呃逆纳差,腹胀肠鸣,泄泻痢疾,积滞鼓胀,黄疸,癫狂。

(三) 方例

三脘刮、天元刮、肩胛环、骶丛刮。

(四) 配伍

胃脘胀痛,可配肩胛下环、三脘刮,足三里、内关穴;呕吐、反胃、呃逆,可配三脘刮、肩胛下环,内关、公孙穴,灸中魁穴;反酸,可配肩胛下环,梁丘、公孙穴;纳差,可配三脘刮、肩胛二环,足三里、脾俞穴;腹胀、肠鸣、泄泻,可配天元刮、培元刮、骶丛刮,上巨虚、三阴交穴。

(五) 运板要领

(1) 从巨阙穴上运板经上脘穴过中脘穴,刮向下脘穴7～12次。

（2）以板之厚角端于中脘穴上，行点按法运板7～12次。
（3）以板之厚角侧端置中脘穴上，行顺时针按揉法运板7～12次。
（4）复按（1）法结束之。
注意：中脘穴运板刮拭宜轻柔，禁施蛮力，注意禁忌证。

四、巨阙穴

（一）定位
在上腹部，当前正中线脐上6寸处。

（二）主治
（1）胸满气短，心胸痛，心烦，惊悸，癫病，狂病，痫病。
（2）胃脘痛，反胃，呕吐，呃逆，噎膈。

（三）方例
膻中刮、三脘刮、天元刮、肩胛环、骶丛刮。

（四）配伍
心胸痛，可配膻中刮、三脘刮、肩胛环、内关穴；心烦惊悸，可配膻中刮、肩胛环、心俞、神门、内关穴；癫狂，可配四神延、水沟、内关穴；癫痫，可配膻中刮、肩胛环、鸠尾、内关穴；胸闷气短，可配膻中刮、肩胛环、三脘刮、心俞、肺俞穴；胃脘痛、反胃、吞酸、呕吐，可配肩胛二环、公孙、内关穴；呃逆、噎膈，可配膻中刮、肩胛环、天突刮、膈俞、内关穴，灸中魁穴。

（五）运板要领
（1）以梳理法运板，从鸠尾穴起板，经上脘穴过建里达下脘穴7～10次。
（2）以板之厚角端置穴上，行点按法运板5～7次。
（3）以板之厚角侧端置穴上，行顺时针按揉法5～7次。
（4）复按（1）法结束之。

五、膻中穴

（一）定位
在胸部，当前正中线平第4肋间两乳头连线中点。
此穴特种刮痧为整体疗法必刮之处，其位置特殊，属任脉，居于胸部，为八会穴之气会，内应心肺，为心包之募，又为乳疾之特效穴。

(二) 主治

心痛胸闷,咳嗽气喘,心悸心烦,呕吐、噎膈,乳汁不足,乳痈,乳癖,强壮体质。

(三) 方例

膻中刮、三脘刮、天元刮、肩胛环、培元刮。

(四) 配伍

心痛胸闷,可配膻中刮、肩胛环、内关、公孙、心俞、神门穴;咳嗽气喘,可配膻中刮、肩胛环、定喘、丰隆、太溪穴;呕吐、噎膈,可配膻中刮、肩胛环、三脘刮、天突、内关穴;乳汁不足,可配膻中刮、肩胛环、乳根、足三里、少泽穴(点按);乳痈,可配项三带、肩井、梁丘、曲池穴。

(五) 运板要领

按照膻中刮法刮拭。

六、天突穴

(一) 定位

在颈部正中线上,胸骨上窝中央处。

(二) 主治

咳嗽气喘,咽喉肿痛,暴喑,咽痒,癔症球(梅核气),噎膈,瘿瘤。

(三) 方例

项丛刮、项三带、肩胛环、颔带刮、膻中刮。

(四) 配伍

咳嗽气喘,可配膻中刮、肩胛环、肺俞、内关穴;咽喉肿痛,可配颔带刮、天突刮、膻中刮、项三带、肩胛环、尺泽、鱼际、少商穴;咽痒、梅核气,可配膻中刮、肩胛环、内关穴、灵神刮、太冲穴;噎膈,可配膻中刮、内关、神门穴、灸中魁穴;瘿瘤(甲状腺肿大),可配项丛刮、项三带、膻中刮、肩胛环、内关、太冲、曲池、尺泽穴。

(五) 运板要领

如天突刮。

注意:按天突刮法刮拭,应注意握板和运板时的手势和运板技巧,手法宜轻柔。

第十五节　经外奇穴

一、四神聪穴

（一）定位

在头顶部距百会前后左右各1寸处（用同身寸，共4穴）。

（二）主治

卒中及后遗症，头痛，眩晕，失眠，健忘，帕金森病，梅尼埃综合征，脑炎后遗症，精神病，癫痫，小儿多动症，内脏下垂。

（三）方例

四神延、项丛刮、肩胛环、膻中刮、三脘刮。

（四）配伍

失眠，可配项丛刮、内关、神门、足三里、三阴交穴；半身不遂，可配项三带、肩胛环、膻中刮、培元刮、骶丛刮、曲池、合谷、足三里穴；病毒性脑炎后遗症，可配项丛刮、项三带、肩胛环、风池、角孙、水沟穴；梅尼埃综合征，可配项丛刮、肩胛环、风池、大椎、内关、神门、足三里、三阴交穴；帕金森病，可配项丛刮、项三带、肩胛环、膻中刮、培元刮、骶丛刮、曲池、风池、合谷、阳陵泉、太冲、太溪穴；间歇性眩晕症，可配项丛刮、合谷、内关、太冲、三阴交穴；小儿多动症，可配项丛刮、项三带、肩胛环、膻中刮、通天、印堂、太冲、太溪穴。

（五）运板要领

（1）先以四神延刮法代梳理法，各方向每穴刮7～10次。

（2）以板之厚角侧面置于百会穴上，作顺时针按揉法运板7～10次。

（3）以四神延法结束之，每个方向各刮5～7次。

注意：一把抓式握板，拇指指腹中间部置于刮板薄边背侧，拇指指尖不得超过刮板薄角端，示指指腹置于厚角侧端。如此握板法，便于调节板压轻重，其余三指呈钩状，将板尾固定于掌心。此时小鱼际根部做固定板尾之用，确保运板效果。

二、印堂穴

（一）定位

在两眉头中间，即两眉头连线之中点处。

（二）主治

前额痛，急性结膜炎，小儿惊厥，慢性鼻炎，过敏性鼻炎，呃逆，失眠，高血压，低血压，神经衰弱，梅尼埃综合征，急性腰扭伤，小儿遗尿等。

（三）方例

四神延、项丛刮、项三带、肩胛环、培元刮、膻中刮、三脘刮。

（四）配伍

急性结膜炎，可配项丛刮，太阳、承泣、内关、合谷穴；前额痛，全头刮，以项三带为主；呃逆，可配项丛刮、内关、膈俞、中脘穴，灸中魁穴；梅尼埃综合征，可配项丛刮，太阳、百会、内关、神门、丰隆穴。

（五）运板要领

（1）患者正坐仰靠，微仰头，术者立于其侧，辅手扶于头项部，运板之手以一把抓式握板，拇指指腹置于板之厚角侧端，其对侧置于印堂穴上，厚角端朝下，作顺时针按揉7～10次。

（2）板如上法置于穴上，拇指加压，同时翻腕呈上扬状轻挑5～7次。

（3）按梳理法结束之。

三、太阳穴

（一）定位

在颞部，当眉梢与目外眦之间，向后约一横指的凹陷处。

（二）主治

偏头痛，眩晕，高血压，血管性头痛，急性结膜炎，电光性眼炎，中心性视网膜炎，视神经萎缩，眼肌痉挛，麦粒肿，三叉神经痛，牙痛，面神经麻痹。

（三）方例

全头刮、项三带、肩胛环、膻中刮、三脘刮。

（四）配伍

高血压，可配项丛刮、项三带、肩胛环、膻中刮、内关、丰隆、太溪、太冲穴；高血压性头痛，可全头刮，配印堂、曲池、外关、合谷穴；血管性头痛，可全头刮，配项三带、头维、风池、合谷、太冲穴；急性结膜炎，可配项丛刮、目周刮、风池、合谷、青灵、光明穴；电光性眼炎，可配项丛刮，攒竹、曲池、外关、合谷穴。

（五）运板要领

（1）正坐仰靠位，辅手扶于对侧头颞部，术者一把抓式握板，拇指置于板之厚角背端,四指置于厚角面端,作顺时针按揉7～10次。

(2) 板之厚角侧端置于穴上之凹陷中,向四个方向逐一按揉,每个方向3～5次。

(3) 复按(1)法结束之。

注意:该法不用于保健刮,只用于治疗刮,其板感强烈,慎之,手法应轻柔,禁施蛮力、冲击力。

四、安眠穴

(一) 定位

在项部当翳风穴与风池穴连线的中点处。

(二) 主治

失眠,头痛,眩晕,心悸,癔病,癫痫,精神病,耳聋,高血压。

(三) 方例

项丛刮、项三带、肩胛环、培元刮、膻中刮、三脘刮。

(四) 配伍

失眠症,可配项丛刮、肩胛环、神门、足三里、三阴交穴;更年期失眠,可配项丛刮、肩胛环、培元刮、骶丛刮、膻中刮;血管性头痛,可全头刮,重点在项丛刮、项三带,配肩胛环、太阳、束骨、合谷穴。

(五) 运板要领

(1) 以项丛刮、项三带运板法代梳理法7～10次。

(2) 刮板厚角端置穴上作点按法运板5～7次,轻柔运板,勿施重力。

(3) 以板之厚角侧端置穴上,一把抓式握板运腕,拇指、示指置于厚角端两侧,呈上翘状运板,着力点为颅骨切迹边缘由轻渐重按揉5～7次。

(4) 复按(1)作梳理法结束之。

五、血压点穴

(一) 定位

在后项正中线上,第6和第7颈椎棘突之间左右旁开2寸处。

(二) 主治

高血压、低血压。

(三) 方例

项丛刮、项三带、肩胛环、膻中刮、三脘刮、天元刮。

(四) 配伍

高血压,可配项丛刮、项三带、肩胛环、膻中刮、委中三带、百会、风池、曲池、外关、合谷穴;低血压,可配项丛刮、肩胛环、膻中刮、素髎、足三里、内关穴。

(五) 运板要领

(1) 以项三带运板法作为梳理法运板,每带10～20次。

(2) 以板之厚角端置穴上,患者正坐,头略向前倾或俯伏于案上,术者辅手扶持头部,术手一把抓式握板,拇指、示指置于其厚角端两侧(运腕,由轻渐重,灌之以力,固定不移而着力),对准其穴按而压之,点而戳之,持续3～5秒,余同点法要求5～7次。

(3) 按上行按揉法5～7次。

(4) 以项三带运板法结束。

六、子宫穴

(一) 定位

在下腹部,当脐下4寸旁开3寸处,左右各一穴。

(二) 主治

痛经,子宫肌瘤,子宫下垂,盆腔炎,不孕症,习惯性流产。

(三) 方例

膻中刮、天元刮、培元刮、骶丛刮。

(四) 配伍

痛经,可配培元刮、天元刮、骶丛刮、足三里、中极、三阴交穴;子宫肌瘤,可配培元刮、骶丛刮、曲骨、关元、中极、气海、三阴交、阴陵泉穴;子宫下垂,可配四神延、培元刮、骶丛刮、关元、气海、足三里穴;慢性盆腔炎,可配培元刮、天元刮、骶丛刮、中极、气海、三阴交、足三里、肝俞穴;不孕症,可配培元刮、天元刮、骶丛刮、中极、太冲、肾俞穴。

(五) 运板要领

(1) 以轻手法行腹部五带刮代梳理法,每带刮7～10次。

(2) 以刮板厚角侧端置穴上行按揉法运板各7～10次,手法宜轻柔。

(3) 复按(1)结束之。

注意:以我国著名针灸学家张仁老师经验,对多种以虚弱为主的慢性妇科病证,用悬灸法较佳,灸时以双手执艾条同时悬灸之,以感温热舒适不烫为主。腹部运板宜轻柔,禁用蛮力、冲击力,防止伤及内脏。

七、华佗夹脊穴

(一) 定位

在背腰部,当第1胸椎到第5腰椎棘突下两侧,后正中线旁开0.5寸。每行17穴,左右共34穴。

(二) 主治

本穴治疗范围较广,其中上胸椎的穴位治疗心肺、上肢疾病;下胸椎的穴位治疗胃肠疾病;腰部的穴位可治疗腰腹及下肢的疾病。

(三) 方例

一般循环和呼吸系统疾患取颈6～7及胸1～5夹脊;肝脾和消化系统疾患取胸1～12夹脊;泌尿和生殖系统疾患取胸11～12及腰1～3夹脊。

(四) 配伍

颈椎病,可配项三带、风池、天窗、肩井、外关、内关、少海、合谷、中渚、列缺、阳陵泉穴,分组刮拭;带状疱疹,可配项三带、肩胛环;病变在上背的胸部疾病,配曲池、支沟、足三里、阳陵泉穴;病变在腰腹及下肢疾病,配三阴交、太冲、合谷穴;卒中后遗症,可配项丛刮、肩胛环、膻中刮、培元刮、骶丛刮、风府、曲池、外关、合谷、风市、环跳、足三里穴;腰椎间盘突出症,可配肩胛下环、培元刮、骶丛刮、委中三带、环跳、阳陵泉、悬钟、太冲穴;坐骨神经痛,可配培元刮、骶丛刮、委中三带,阳陵泉、承山、昆仑穴;神经衰弱,可配项丛刮、肩胛环、膻中刮、风池、大椎、神门、安眠、三阴交、内关、足三里、关元穴,分组刮拭;抑郁症,可配肩胛环、膻中刮、四神延、神庭、内关、太冲、三阴交、足三里、神门穴;血管性头痛,可配项三带、肩胛环、膻中刮、风池、曲池、外关、合谷、足三里穴;骨质疏松症,可配项三带、肩胛环、肩胛下环、培元刮;乳腺增生,可配项三带、肩胛环、膻中刮、肩井、曲池、外关、天宗穴,在小叶增生的背部对应点进行佗脊刮,效果比较好;溃疡性结肠炎,可配肩胛下环、培元刮、骶丛刮,肺俞、大肠俞穴。

(五) 运板要领

(1) 患者取俯伏或卧位按分段取之,每穴运板用刮板厚侧端向背脊方向加压5～7次。

(2) 再于每棘突间行点按板法运板5～7次。

(3) 两横突间以板之厚角端行点按法运板5～7次。

注意：运板手法宜轻柔，不失渗透力，禁施蛮力、冲击力。

八、腰痛点穴

（一）定位

在手背部当第2和第3掌骨及第4和第5掌骨之间，在腕横纹与掌指关节中点处，一侧两穴。

（二）主治

急性腰扭伤，落枕，颈椎病，肩周炎，晕厥，头痛，小儿急慢惊风，手背红肿。

（三）方例

项丛刮、项三带、肩胛环、肩前带、肩后带。

（四）配伍

急性腰扭伤，可配培元刮、骶丛刮、委中三带；肩周炎，可配项三带、肩胛环、肩前带、肩后带、一点四向挑肩髃；颈椎病，可配项三带、肩胛环、大椎、天柱穴拔罐；血管性头痛，全头刮，重点是项丛刮、颞三片，可配肩胛环、项三带、膻中刮。

腰痛点是治疗急性腰扭伤效果明显之穴，最佳治疗时间为发病1～3天，病程长，疗效则差。对慢性腰痛以取培元刮、骶丛刮、委中三带，后溪、悬钟穴，或于手背第2和第3掌骨及第4和第5掌骨处探寻最明显的压痛点作贴骨法运板，辅以活动疼痛部位（以治疗前难以完成的动作为主），全程动作以慢、轻、逐渐增加力度为妥。

（五）运板要领

（1）患者半握拳状，术者辅手托于患者腕下，左痛右取，右痛左取。术者运板之手用一把抓式握板，以厚角端直立于第2和第3、第4和第5掌指关节缝中向腕部加压推之，近其结合部时板感强烈，运板宜轻柔，禁施蛮力，点按法运板由轻渐重5～7次。

（2）探求压痛点向其两侧掌骨缘行贴骨刮，手法应轻柔，禁施蛮力。

（3）辅以培元刮而结束之。

九、定喘穴

（一）定位

位于大椎穴旁开5分，即第7颈椎棘突下左右旁开各5分处。

（二）主治

哮喘，咳嗽，支气管炎，呼吸困难，荨麻疹，项背腰部酸痛，上肢疼痛不举。

（三）方例

支气管炎、哮喘、呼吸困难，可分两组刮：一组为项丛刮、肩胛环、膻中刮，曲池、外关、足三里、三阴交、血海穴；另一组为项三带、培元刮、三脘刮、尺泽、内关、丰隆、风市穴。

（四）运板要领

（1）以夹脊为主，两侧向下刮至身柱穴下，两侧以梳理法运板 10～20 次。

（2）以第 7 颈椎为中心，以板之厚角侧端沿其边周作按揉法运板，一把抓式握板，拇指、示指置于厚角两侧端，运腕沿颈椎缘成放射形挑刮，每点运板 5 次。

（3）以板之厚角侧端置穴上，作按揉法运板 5～7 次。

（4）复以项三带运板结束之。

十、水沟穴

（一）定位

位于上嘴唇沟的上 1/3 与下 2/3 交界处。

又名人中穴，为督脉之气向下通于任脉之处。本穴为急救之要穴。

（二）主治

癫病，狂病，痫病，小儿惊风，昏迷，晕厥，卒中失语，面肿虚浮，面痒如虫行，口噤不开，鼻塞、鼻衄，脊背强痛，急性腰扭伤，头痛，面神经麻痹，遗尿，尿潴留，破伤风，癔病，呃逆。

（三）方例

（1）癫狂：可配四神延、项丛刮、项三带、肩胛环、膻中刮、丰隆、开四关。

（2）癫痫：可配四神延、项丛刮、项三带、肩胛环、膻中刮、三脘刮，灵神刮，鸠尾、三阴交穴。

（3）昏迷：可配首先点按水沟穴，再配项丛刮、项三带、肩胛环、灵神刮、膻中刮，内关、足三里、太冲、丰隆、公孙穴。

（4）口眼㖞斜：可配全头刮、项丛刮为重点，配项三带、三脘刮，合谷、颧髎、下关穴，面部美容刮善其后。

（5）卒中失语稳定后：可配项丛刮、项三带、肩胛环、膻中刮、三脘刮，合谷穴，项丛刮重点点按风府、哑门、风池穴。

（6）腰背强痛：可配培元刮、骶丛刮、骶髎刮、天元刮，手部双腰痛点。

(四) 运板要领

(1) 一把抓式握板。

(2) 以板之厚角侧端按于穴上,行按揉法运板5～7次。

(3) 以板之厚角侧端置于鼻柱稍前处(不是根部),拇指加压下按推向鼻柱,继而稍向上推,此时板感较强烈,手法应轻柔。

注意:本穴不用于保健,专门用于急救。

命要活得长，全靠经络养

经络学说理论是中国传统医学的核心内容之一，为保障人类健康发挥着极其重要的作用。经络能决生死，处百病，不可不通。经络之通，气血之畅。

"经络不可不知，孔穴不可不识。不知经络则不知气血之往来，孔穴不识，则不知邪气之所在。知而用，用而得，病乃可安。""不明脏腑经络，开口动手便错。"经络是人体自我修复系统，刮拭穴、区、带启动人体强大的自调自愈机能，激发了自调功能。经络，主宰着全身气血运行，调节生命活动的信息反馈系统，其核心就是一个通字，保持经脉气血之畅通，血液生理常态的通与病理变态的通而不畅，或部分的不通是决定身体健康与否之关键要素。

"通"的现实意义：血液不通畅是引起多种疾病，特别是慢性病的主要根源。气血不和，百病乃变化而生，是说保持经脉畅通也。血液何以为不通，是某一局部先产生病理变化而引起，是在一定条件下导致血行通而不畅或部分不通，以致生命赖以存在的部分生理性血液，不同限度地转变为有害健康的病理性血液。

其理为如下两点。

（1）血液本身形成了陈旧者，当去而不去（不通畅）。

（2）新者当生而不生，站位无空地，乃至血瘀。瘀而体愈虚，故吐不出，新不能纳造成愈虚而愈堵。所以，互为因果、愈积愈烈而致患者体内血瘀与血虚共存。因此，辨证论治是医者必遵之大法也。

第三章 特种刮痧经典语解析

特种刮痧疗法以经络学说为指导，辨证为首务、为天机，经络穴位为根基，正确运板技巧为契机，顾及脾胃为先机，驾驭板压，导出良性板感基中基。

特种刮痧疗法以辨证施刮为基础，以任督二脉中轴疗法为核心，以三焦定位为准则，以背俞腹募为激发点，以四肢为经络之根的论断，充分发挥四肢五输穴能治疗全身病之优势来保健和治疗疾病。它注重整体调节，强调运板技巧。通过对相应经络之穴、区、带进行刮拭刺激，将阻滞经络的病原以出痧的形式，呈现于体表，促进和调整经气之运行，通过自家溶血现象，迅速排出经络气血之瘀阻，在刮板的挤压、按摩、弹拨等手法作用下，松解局部组织粘连，缓解筋膜、肌肉痉挛，消除神经血管的压迫症状，从而达到消炎、退肿、缓急镇痛等作用。在手法上强调运板技巧，充分发挥按摩、推拿、点穴等手法之优势。

综观特种刮痧之要，以"理、法、方、穴、刮"五字一以贯之。

理：辨证之理，当以辨证为首务——病不辨则无以治，治不辨则无以痊。

法：治疗方法，有补法、泻法、平补平泻法。有运板手法和技巧，掌握一定的"度"。

方：配穴成方，以板块式组方，配以六总歌、经验穴、特效穴成方，此乃特种刮痧之优势。

穴：熟知穴性，即熟悉穴位之共同性和特殊性，穴按方遣，以刮统方。

刮：运板技巧手法也。

由于特种刮痧的这种特质，故收录了一些精短的经典语以配之。一是这些经典语朗朗上口，便于记忆，可以最大限度融入特种刮痧者的临床实践中去；二是这些经典语也最形象、最精准地反映了特种刮痧的特点。

对这些经典语的深度理解，可以帮助大家更快读懂特种刮痧的运板手法技巧及治疗思路，今试析之。

第一节　刮拭距离面尽量拉长

不同于针灸，刮痧在讲究穴位的同时，更注重穴、区、带的协同效应，走的是"以穴位为中心，不可离之太偏"的循经走穴法，因此刮痧讲究刮拭面（距离）尽量拉长。这是因为刮痧是一种通过刮拭肌肤产生的弱刺激，从而调节人体神经、体液、免疫系统以达到保健和治疗的非药物疗法。既然是弱刺激，就必须达到一定的刺激量才能发生从量变到质变的转化。所谓的量变，是指人体内部正邪双方处于较量的状态，而质变则是指正邪双方的一方已经向另一方转化的状态。刮痧疗疾是为了以正祛邪，使邪气从体表透发或是通过人体循环从其他通道排出体外。要促使这个量变到质变的转化就必须施以恰当的刺激量，刮拭面即刮拭距离的拉长，可以最大限度刺激穴位和穴位所在的经脉及其周围的络脉（包含孙络、浮络等），如是才能保证治疗效果。

刮拭距离面尽量拉长，是保证穴、区、带发挥疗效的关键所在，是特种刮痧一大特点；是联合治疗，配穴成方产生"共振效应"之启蒙；是发现痛点，找病源之启蒙（亦是信息刮痧之启蒙），以便发现潜在疾病及对因治疗，将刮痧技术和现代科学有机结合；使刮痧做到点、线、面（穴、区、带）有机结合，达到局部重点刮拭和整体调节相结合，使刮痧疗效明显增强，被刮者舒适，乐于接受；有如渔夫撒网捕鱼状，可大小皆获，特别是足太阳膀胱经，有提高疗效之作用，有治未病的作用，也是信息刮痧的萌芽。

刮拭距离面尽量拉长，是特种刮痧循经走穴，注重运板手法和技巧，强调穴、区、带之联合效应的具体表现，故有"宁失其穴，勿失其经"的临床取穴原则。刮拭距离面尽量拉长，是特种刮痧疗法之灵魂所在，是运板技巧和运板手法的有机结合、具体体现。

经脉具有循经传导效应，具有整体调节功能、叠加效应。特种刮痧的刮拭距离面尽量拉长，充分利用了经络这个天赐的途径和通道，在运板路线、部位及沿途穴、区、带方面，起到改善刺激部位和沿途经脉线组织微循环的作用，增强了沿经络组织的代谢功能，疏通经络气血，达到预防和治疗疾病的目的。

所以，运用好刮拭距离面尽量拉长，就可以做到一板调数经，明显提高临床疗效。

那什么是刮拭距离面尽量拉长呢？"拉长"者，循经走穴也，说明刮痧必须要有一定的长度、宽度、区域，才能达到对体表经络穴、区、带有一定的刺激量的目的。刮拭面是指刮痧板在体表移动的范围。特种刮痧充分体现了十二皮部之效应。

刮拭距离面尽量拉长，也不是无限拉长，还要有度。特种刮痧中刮纵带、横带时的刮拭距离面需要注意以下几点。

（1）纵带一般以穴位为中心，不可离之太偏，其长度以30～50厘米为好。如在同一条线上，取经脉的循行路线，或邻近两个穴位之间的两端稍上方起板刮拭为妥。如果两个穴位靠得很近，则舍近而求远也。

（2）横带一般以肋隙刮为主，运板时必须沿肋间隙（肋骨的自然弧度）运板刮之。

（3）在刮拭距离面尽量拉长运板结束后，可用刮痧板之厚角，在重点穴位做点、按、揉等手法以加强疗效。还可以用刮痧板的前或后1/3，沿经脉扩大刺激面，从而增强治病作用和疗效。

第二节　不强求出痧

一般只要刮至皮肤潮红、皮肤毛孔清晰可见，无论是否出痧、出痧多少，都已经可以使邪气排出，起到保健、治疗作用。因此，不可每次刮痧都要出痧，也不是刮出的痧越多越好。

据观察，出痧快慢、多少受多种因素影响。疾病性质如外感内滞，患者体质如寒热虚实，季节天气如冬夏风雨，都会影响出痧情况。一般血瘀证、实证、热证出痧多，虚证、寒证出痧少；夏季比冬季易出痧；阴经、阴面比阳经、阳面更不易出痧；肥胖、肌肉丰满、体格强壮之人出痧少而轻；服药多者特别是服用激素类药物者不易出痧。除却热证、实证的出痧情况与治疗效果呈正相关，其他情况下出痧快慢和多少与治疗效果并不呈正相关。因此，特种刮痧"不强求出痧"。因为出痧过多，一伤及肌肤，二伤正气，不利于康复，实是急功近利之举，尤对慢性病者不利。强求出痧可能造成局部皮下组织损伤，甚者给患者造成疲劳感，乃至晕刮。一般刮至皮肤潮红或紫红色等颜色变化，或出现粟粒状，丘疹样斑点或者片状、条索状斑块等形态变化，并伴有局部热感和轻微疼痛即可，这才是出痧的正常表现。

第三节　不带痧刮痧

特种刮痧之所以强调不能在痧还未消退时再在同一部位刮痧，是因为痧未退尽仍有治疗效果，更重要的是保护这层"皮"。皮是非药物疗法实施之要处，保护好"皮"，就是保护好非药物疗法之"根蒂"也！

一般运板刮痧后，皮肤出现痧象后要5～7天方能消退。面积越大，颜色越深，痧斑点的消退时间越长。痧斑消散之过程，不是自体将痧毒重吸收，而是被体内具有免疫功能的细胞（清道夫）吞噬、消灭了。现代医学认为，退痧过程可以清除体内有害物质（异物），可以激发免疫系统功能，提高人体的应激能力、组织创伤的修复能力，使机体防御能力加强，起到防病、保健、康复、激潜、纠亚、治病的作用，更重要的是通过保护位于人体最外层的皮部来保护身体不受外界刺激。皮肤是人体暴露于外层的最表浅部分，直接接触外界，是对外界气候、外邪等起适应和抵御之作用。皮肤是重要的保护屏障，还有制造黑素的重要细胞——黑素细胞的功能，同时皮部又对临床诊断和治疗有重要意义。特别是对非药物疗法更为重要，无论针、灸、罐、推拿、理疗，就连贴膏药都离不开这层"皮"。所以，不带痧刮痧就是保护非药物疗法之"根蒂"也。

第四节　"度"之说

余曾带教外国留学生，也曾赴韩国、印尼及我国香港讲学和示教，还接待过国外非药物疗法工作者的来沪交流活动。在这些交流活动中，我均提及刮痧疗疾。刮痧疗疾关键在板压，但难的是这个"度"。他们会问："这个板压之'度'是几克？还是以千克计算？"余答曰："板压是活，不是死，七因为其度量衡。"七因：因人而异、因部位而异、因证而异、因季节而异、因耐受程度而异、因穴位的敏感程度而异、因运板手法的力度、时间而异。五度为其根和本，即力度、角度、速度、长度、渗透度。

"度"之释义：①计量长短器具之标准；②标准、法则之定义；③限度，能允许或能接受之量衡；④事物所达到的水平和状况；⑤时间和空间上有一定的范围。

上述五点注解，和特种刮痧所论及之板压，准确、规范、灵活掌握，可谓不谋而合。

一、计量长短

今之特种刮痧运板规定，刮拭距离面尽量拉长。

二、标准、法则之定义

刮、揉、点、按、挑、敲、拍、摩、弹拨，风格各异，板压为基石；徐、疾、轻、重，刮痧运扳之灵魂，板压为准绳。这个板压的"度"就是标准，就是法则。

三、限度

能允许或能接受的量：刮痧板压的量以七因定量，板压只需"入木三分"，轻重不得。轻则少效，重则一伤肌肤，二伤正气，对疾病康复不利。

四、事物所达到的水平和状况

特种刮痧运板手法分轻、中、重三种，过轻、过重皆不得效。

五、时间和空间上有一定的范围

刮痧刺激量，正确应用"力"——产生板压，是关键要素，在临床上因各种可知或不可知的某些因素，决定了板压是活不是死。如患者很怕痛，疾病又必须治疗，特种刮痧便有了"力度不够次数补"的理念。本来一个部位匀速刮25～30次，因患者怕痛，板压刺激量就要减轻，但板压减轻，则达不到足够的刺激量，那么力度不够，增加次数来补，运板刮痧50～90次，这样时间上就有了变化。同一部位，不同板压，因次数的增加，刮痧刺激量得到了弥补。

刮痧板压这个"度"，具体如下。

轻则疏皮通经，固卫气而防御外邪侵入。轻手法，轻而不浮，多为保健刮。

中则震肉，活血化瘀，松解僵硬肌肉及粘连。中等手法为特种刮痧临床常用之基本手法技巧，如：颈椎病、腹部减肥等必取之。

在运板手法中称为"平补平泻"。刮痧辨证选运板手法，较为复杂，对初学者有难度，古医书即有"补泻一时难明，不如悉举其平"，即是此意也。

重则弹拨、挑筋（今之特种刮痧"贴骨刮"）回纳脱位之小关节，重而不滞，如腰椎间盘突出症、强直性脊柱炎等。

刮痧运板，其板压浅深不得，必须有一定的"度"，运板频率要恰如其分。刮痧运板作用于人体,与推拿按摩用手施术相比较,刺激强度大,阳刚之性更胜一筹,必须强调刚柔相济,以柔达刚,掌握一定的"度"。

第五节　力度不够次数补

特种刮痧疗法强调运板技巧,运板技巧是力与技巧之完美结合。这个力包含两个要素:第一,是向前运板的刮拭力,即刮拭距离面尽量拉长;第二,是在运腕时有一个明显的向下按压力,谓之板压。板压是特种刮痧的灵魂。板压产生的力渗透到肌肤、肌肉组织中去,形成酸胀重感、微痛感等板感,从而激发经络穴、区、带的治疗效应。

板压需要恰到好处。太重有伤肌肤和卫气,严重者还会造成局部皮肤的损伤乃至晕刮;太轻,则达不到适宜量的刺激强度,产生不了良性的板感,对治疗、保健、康复无益。但有些患者因为比较敏感,耐受度低,比较怕痛,针对这类患者只能施以略轻的板压,这时候可能就达不到一定的刺激量,需要用次数来弥补,原本刮拭25～30次,可以加到50～60次,保持手法轻柔,使患者耐受而舒服,同样可以起到治疗效果。因为刮痧的刺激量既由板压决定,也由次数决定,当板压强次数可少,板压轻次数相应增多,只要总体达到质变所需要的刺激量,就能保健疗疾。

需要注意的是,轻刮不是轻飘无力,而是轻而不浮,要有一定的压力(板压),并且不能飘板,有一定渗透力而导出良性板感。

第六节　沿途分量一致

刮痧运板,板压是重中之重。当施以一定板压时,需要整个刮拭距离都有同等分量的板压力,使板压渗透,这样才能把力均匀地持续地有效地传递给肌肉、组织,才可以真正发挥穴、区、带的协同效应,起到平衡阴阳、调节脏腑功能之作用。如果沿途用力不一,比如前轻后重,容易击打关节和凸起部位而伤及肌肤,前重后轻则会飘板,使得刮拭距离变短,远离了刮痧需要"刮拭距离面尽量拉长"的原则,失去了刮痧的治疗优势。

为了保证沿途分量一致,操作时,术者需要选择合适的站立位置,须站立在患者刮拭面的一侧,选择有利于整个手臂舒展的位置。刮拭时全身放松,由腰胯自然带动手臂传力至手腕手指,手腕要灵活,施以定量均匀的按压力,状如抽丝,形若起舞之美。总的原则是:运板刮拭要渗透有知,必须导出良性板感。

第七节　渗透有知

特种刮痧疗法中检验力的板压应用标准是"渗透有知",而渗透有知又是运板之目的,治疗、保健之需要,获效之保证。渗透有知是获得板感的关键所在。

因板压而产生的这个力,需要透过皮肤渗入到肌肉和组织中,才能起到神经传导调节免疫功能的作用,从中医学来说,就是通过十二皮部的渗透影响十二经络、奇经八脉,起到通经脉、调阴阳之作用,"阴阳和,一切乃治"。

如何检验板压到不到位?渗透有知则到位。渗透有知的这个"知"既包含医者之知,也包括患者之知。医者刮痧治疗时,手下会感觉到不那么顺畅,有阻碍感,比如,会感觉刮拭路线的某部分有颗粒感、结节感、气泡感、凹陷感等。而此时患者也会有酸、胀、重、痛等感觉。渗透有知这个"知",都是术者与患者的细微变化之感受,只能存在于术者自己的心手之间细细体会,比较难以用语言说清楚,故而有"神存于心手之际,可得解而不可得言也"之说。患者的"知"易得而又显见(如酸、麻、胀、重、痛、出痧)。

要达到这个"知",需要常练习多临床,达到运板"三个结合",即力与技巧完美结合,板与手的亲密协调相结合,心、眼、手、板之紧密相结合。

特种刮痧疗法,注重手法操作技能、运板技巧,强调眼到、手到、板到、板压(渗透力)到。运板时强调"刚柔相济"。柔则如抽丝,形如起舞之美,"刚"则贴骨施刮,深透肌层,乃至骨缘;心明(明确诊断)手巧(运板技巧和手法),机触于外,巧生于内,手随心转,法从手出,运用自如,随板而效,一板中的,深知板感的来龙去脉。临证时似乎板带着手走,状如抽丝,形若起舞,一气呵成,法之所施当以令患者"不知其苦"为准,此谓手法也。如是假以"力的适当运用和运板技巧的完美结合",静心体会各种细微变化加以辨别,则能慢慢积累出这个"知"。知者,效也!

第八节　板压宜灵活掌握

刮痧运板必须具备一定的力量(板压),以达到一定的刺激强度,才能获得临床治疗效果。但是这个板压不是一个固定强度施刮到底,而是需要在临证施刮时随机应变,加、减临证再变通。

我们先要弄清楚与刺激强度有关的因素:板压的大小;施刮之穴、区、带的部位及敏感度;运板方式和着力面积;操作时间与次数。

举个例子,刮头部,要视其发之稀密、发质情况,运板压力各异,发多者宜稍重,发少者宜轻柔。同一个人,头部一侧发质浓密,发质佳,多且长,而另一侧无发而光秃,那么两侧运板压力各异,无发部位轻而稳,几根发者就更轻柔了。又如,同样的板压,在经络穴区敏感的部位刮拭,比起非敏感部位就要更强,你可以试试,在合谷穴刮拭和在清冷渊穴刮拭,同样的力,哪个板感更强?再如,肌肉丰厚的区域如足三里穴,与肌肉薄瘠之处如金门穴,同样的板压,金门穴板感强而足三里穴板感相对弱。穴位的大小、深浅不一样,运板施刮时也各异,如足三里、环跳穴和列缺、少商穴,前两个穴位大而深宜重刮,后两者小而浅则应轻刮之;还再如,血海、梁丘两穴,均在大腿髌骨之上部,几乎在同一个水平面,血海穴属阴经,梁丘穴属阳经,而运板施刮时压力各异,阴经宜轻,阳经可重也。软组织损伤的初期,因局部肿胀、疼痛剧烈,除施以倒刮,运板手法也宜轻、慢、柔。因人而异,有的人不敏感,有的人一点点痛会被放得很大。针对后者,同样的证,板压可以适当轻些。甚至同一个人、不同的时期,因不同的疾病施刮,板压也应有差异。另外,季节不同,板压也不同,夏天阳浮于上,运板宜轻,冬天阳潜于下,运板可稍重。因而临证时,当因人而异、因部位而异、因证而异、因季节而异、因耐受程度而异。还如,对于宿疾,慢性劳损,局部感觉迟钝、麻木者,运板手法刺激强度酌情增大些;久病体虚者则板压以轻、慢为宜,初病体实,施刮时板压可适当加重。

一般情况下,在辨证施刮时,板压宜重者包括肌肉丰厚处、实热证者、青壮年、冬季、宿疾、慢性劳损、局部感觉迟钝麻木者;板压宜轻的情况包括肌肉薄瘠处、虚证、妇幼、老年人、夏季等。

此外,运板手法与板压息息相关,相同的板压,着力面积大(如摩法)则刺激强度小;反之,着力面积小(如点、按、敲法)则刺激强度大。因此,板压之应用是个非常灵活的运板技巧,当勤加苦练,多临证,多在自己身上找板感,验之临床。所谓"熟读王叔和,不如临证多"。

第九节　自家溶血

刮痧出痧是刮板挤压皮肤使得人体内的血管扩张产生负压,使局部的毛细血管通透性发生变化,毛细血管破裂,少量血液进入组织间隙,从而产生瘀血斑。此时,红细胞受到破坏,血红蛋白释出,然后慢慢自行消退,出痧,痧退,这就是自家溶血现象。自家溶血乃良性、延缓的弱刺激过程,也是刮痧后效应产生之因,是刮痧一大特色。在刮痧板的挤压、按摩、刮拭下,造成人为的局部组织损伤,其破损产物溢于腠理,中医称为离经之血。这个过程可以通过神经感受器作用于大脑皮质,调节自主神经与免疫系统,起到使局部组织血循环加快、新陈代谢旺盛、营养状况改善、症状减轻的作用,更激发血液、淋巴液、组织间液中各种防御因素,能识别后排除体内异物。自家溶血和痧未退尽是刮痧术又一特殊价值"微量血透"——后效应也。

第十节 "搭积木"

此处所说的"积木"是根据恩师华延龄先生之"华氏三绝"(即温通督阳、项丛刺、骶丛刺)为蓝本、为轴心、为主体而发展设计出的38种板块式刮痧法。这38个板块,犹如38块积木,针对不同的病证,可以像儿时搭积木一样进行组合,既强调穴、区、带优化组合,贯穿整体调节观,又具有一听就懂、一看就明、一学就会、一用就灵之优点,且具可重复性。

这38个板块分布在以下7个部位。

(1) 头部包括四神延、颞三片、维风双带(两块)、项丛刮。

(2) 面部包括印太三步刮、目周刮、鼻旁刮、承风刮、颈前刮、颌带刮。

(3) 项背部包括项三带(项五带)、肩胛环、肩胛下环、佗脊刮。

(4) 腰骶部包括培元刮、骶丛刮、骶髂刮。

(5) 胸腹部包括天突刮、膻中刮、肋隙刮、三脘刮、天元刮、腹部五带刮。

(6) 上肢部包括肩前带、肩后带、肘窝刮、灵神刮。

(7) 下肢部包括:① 委中三带;② 犊鼻穴一点四向挑;③ 挑鹤顶;④ 膝病八步赶蟾刮;⑤ 髌周刮;⑥ 踝周刮;⑦ 足弓刮;⑧ 弹拨金门穴;⑨ 敲足趾。

无论是什么病证,都可以用这些板块进行重新组合后进行刮痧治疗,如一般感冒,可以取项三带和肩胛环进行组合"搭积木",若有发热,外加曲池、外关、合谷穴治疗;如胃炎、胃溃疡及十二指肠球部溃疡等胃病,可以取背部的肩胛下环和腹部的三脘刮"搭积木",再加足三里、内关、鸠尾穴,疗效更好。

38个板块详见第九章特种刮痧图解。

第十一节　穴位是有方向性的

穴位是人体脏腑经络之气血输注出入的特殊部位，是邪气易聚之所，是经络的枢纽开关——激发点。一旦经络出现问题，则穴位必有反应，因此可通过运板刮拭刺激相关穴、区、带，从而产生疏通气血、调和阴阳、调理脏腑、扶正祛邪、补虚泻实之功效，给脏腑甚至整个机体以全面的良性刺激，以达到祛除病痛、纠正亚健康、激发潜能、康复保健（增强抵抗力）的目的。

刮痧运板于体表穴、区、带，就是通过刮板对肌肤之挤压、按摩、弹拨从而产生板感，刺激相应的腧穴，改变正邪之间的力量对比，调动体内的积极因素，使抗病能力不断增强，以清除体内的各种致病因素，使机体恢复正常。

"穴位是有方向性的"指的是对穴、区、带的刺激需要给予正确的运板方向与运板技巧，才能产生需要的板感，达到良好的疗效。同样的穴、区、带，对其不同的刮拭方向产生的疗效则不同，因此，欲达效显，必须注意穴、区、带的刮拭方向。如足三里穴位于外膝眼下3寸，胫骨旁开一横指，在刮拭这样的穴位时就需要贴骨刮，即刮拭足三里穴的时候，需要从犊鼻穴向下刮拭，途至足三里穴时，要用一个转腕手法挤压向胫骨边缘，此时需要的板感就产生了；再如骨缝处，督脉经穴位都在两棘突之间，如至阳穴，以刮痧板的厚角端，立于两棘突之间，先做按揉式运板，然后在棘突边缘施以挑法或按揉法运板；再如凹陷处，如太溪穴，位于足内侧，内踝后方与脚跟骨筋腱之间的凹陷处，刮拭时要以刮板的厚角侧端置于凹陷处，做顺时针按揉法运板；还有大筋旁，如阳陵泉穴，位于人体的膝盖斜下方，小腿外侧之腓骨小头稍前凹陷中，刮拭此穴时要一把抓式握板，拇示指置于刮板两侧，板尾抵于掌心，其余三指作勾状起固定刮板之用。找到腓骨小头稍前凹陷中的大筋，做弹拨法运板，此时板感强烈，手法应轻柔；而对压痛点（阳性反应点），则用按揉法运板疗效好。

第十二节　刮痧先刮头，整体疗法它为先

刮痧首先要刮头，而且刮头要致密、刮头必刮项丛刮，为何？有一句话叫做"头脑掌控全身，一切生命活动皆听命于脑"。刮痧先刮头，刮头要致密，刮头必刮项丛刮，整体疗法它为先。学会刮头就学会了特种刮痧的一半。头者，精明之府，

清阳之府，诸阳之会，脑为髓之海，脑者元神之府，有统率阳经和调节一身阳气的作用，乃五脏六腑之精汇聚之所，系神明之府，脑部气血通畅，功能正常，可调节全身脏腑之功能。

头部是诸阳之会，百脉所通，头部经络集中，腧穴密布。手三阳从手走头，足三阳从头走足，督脉为阳脉之海，循行于头，与手足之阳经交会，络于脑，头部乃脏腑经络气血汇聚之所，凡五脏精华之血，及清阳之气，皆上注于头部，更有眼、耳、口、鼻诸窍皆聚于头部，因此许多疾病的证候，都会反应到头部。清朝张璐《张氏医通·头痛条》曰："六腑清阳之气，五脏精华之血，皆朝会于高巅。"朝会者，古代诸侯臣属拜见君主，在此引申为汇集灌注于最高司令部，即高巅。此处指头部在人体之最上，像天，为阳气蒸腾之地。手三阳经、督脉经均上抵头部，六腑阳气均循行上头，气血互相维系，气行则血行，五脏开窍皆出头部，髓充脑海，清阳上升，五脏所藏之精血亦随气上达高巅，由于头与五脏生理有如此特殊的联系，故脏腑病变，都能反应于头，又更因百会一穴，位居巅顶，乃人身最高穴，又是督脉与足太阳膀胱经、足少阳胆经、手少阳三焦经、足厥阴肝经的交会穴。因此，刮痧先刮头，特别重要。

项丛刮的位置在后项部，是延颅骨切迹向下的13个刺激带。颅骨内为大脑皮质、垂体等高级中枢所在地，为全身脏腑、器官、肢体及各系统的指挥中心，其联通是借神经、体液、血管上下传导，而后项部为两者之间必经之"驿站"。颅骨的深层为脑桥（生命中枢），是掌握整体生命活动功能的主要环节，是人体的指挥中心。项丛刮正是通过对这一特定部位的广泛刺激（13个刺激带，390板次），而发挥其良性调节作用，从而收到整体调节应有的治疗保健康复之良效。项丛刮为特种刮痧注重整体调节之灵魂刮。刮痧必刮项丛刮。

此外，头部不像胸腹、四肢部那样可以一拉到底，它是个椭圆形球体，每面运板时都需要不同的技巧，若能在头部的每一面都能使板压"入木三分"，做到"渗透有知"，在身体的其他部位刮拭就能如鱼得水了。因此，学刮痧先要学会刮头。而刮项丛也要短促而密集，这样才能保证对头部的刺激量。

在刮拭头部时注意以下几点：刮拭项丛刮时，其要点在于每板均于颅骨切迹之缝隙肌层处，延颅骨缘向外掏状运板为上，此时板感最佳，疗效最优；刮头可以不用活血剂，因为头部有头发保护，因此不会刮伤皮肤；刮头部不强求出痧；双手操作，保证项颈部之安全；请被刮者闭目养神，这是刮头之必遵之法，否则疗效差又不舒适，是为紧要。必须注意排除脑部肿瘤、脑出血、感染等。遇到这种情况请及时就医，切不可延误患者病情，慎之。

第十三节　穴按方遣，以刮统方

　　刮痧大纲，无外乎理、法、方、穴、刮此五字。不明而举板者，实乃医之过也！必效穴不中病，板不出感，何以为疗疾之本？

　　穴按方遣之，即腧穴配伍而成方，是指在辨证论治原则指导下，优选穴位，取配穴、区、带合理组而成方。穴按方遣意指刮痧用于保健、治疗的取穴，不在乎多，而在于所用之穴与病情是否相契，"穴病契合"，其效灵速也，否则穴再多其效亦不佳。而组方当以辨证为首务，辨者，立方之依据也。组方应有法度，理、法、方、穴、刮，应做到丝丝入扣，刮必中病。在辨证指导下配穴成方，法依理立，方据法组，再据方取穴，此为穴按方遣之要义也。

　　初学时，在应用老师的成方基础上必须遵循"加减临刮再变通"。病有增减，穴有抽添，方随证移，效从穴转。根据患者病情变化（如新病、宿疾、兼症）、年龄、体质之差异，耐受程度的不同，作腧穴之抽添、板压之增减、频率之快慢、时间之长短的灵活调整，而不可拘泥于上课老师之方例一成不变。此关键在于掌握"方者，一定之法也"。学习和掌握成方，更易深入理解"穴按方遣"的意义——理解治法、掌握治法，提高依法立方（取、配穴，选择运板手法技巧）之能力，此乃组方水平之重要一环。必须熟读中医学之经典著作、众家著述、当今名家著作，以他们的成方为蓝本，在他们的成方基础上据证加减变通，如是立方才效显。

　　以刮统方之刮，则为运板手法技巧也。凭余30余年临床和教学之经验，对诸贤的精髓之学、之悟、之用，体会到辨证精确，选配穴得当，患者又密切配合。然运板手法技巧不济，欲取得理想的临床治疗效果，难哉。因此，刮痧临证，必先究其病源（辨证），后攻其穴道（运板技巧、手法得当），但只有强调运板技巧和手法——手随心转，法从手出，才能应板取效。刮痧疗疾，当然是以刮为主导，遵循的是"经络所过，主治所及"之原则，以四诊八纲为基础，结合十四经循行部位和病因、病机、病理特点进行辨证取、配穴，辨证施刮，通过熟练的运板手法与运板技巧，精准恰当地刺激穴、区、带以通其经络，调其气血，来达到立方之目的——不药而愈，发挥标本兼治的治疗作用，此即以刮统方之意。

第十四节　补泻一时难明,不如悉举其平

《灵枢·胀论》中记载:"当泻则泻,当补则补,如鼓应桴。"补者不可以为泻,泻者不可以为补。补泻反,病亦笃,症难安。而刮痧既然是中医疗法之一,必然亦应遵循"盛则泻之,虚则补之"的治疗原则,明于补泻,瞭于频率,掌握尺度方可起于顷危。

刮痧补泻手法,如何才能各显其能?临证还须就端的,若补泻一时难明时,不如悉举其平也——平补平泻刮,后再观其证情而处置之。

补虚泻实,乃刮痧运板之大法。临证要点是据患者体质强弱、病情之轻重、证属酌情补泻,采取或补或泻,或平补平泻之运板技巧和方式,调节经络、脏腑之平衡,使疾病不药而愈。

刮痧之补泻效果是由机体状态、腧穴性质、刮治时间长短和运板手法、耐受程度等多种因素所决定的。刮痧之补法,是指凡能起到补充人体物质不足,鼓舞人体正气或增强人体组织某种功能,使低下的功能恢复旺盛之手法、配穴等皆为补法。凡具有直接祛除体内病邪作用,指能疏泄病邪或抑制组织器官亢进的运板手法及配穴等谓之泻法。补法临床常用于久病、重病、疼痛敏感人群、年老体弱或机体瘦弱之虚证人群者。泻法临床常用于年轻、体壮、新病、急病、疼痛性病症或形体壮实者。介于两者之间的是平补平泻法,适用于大多数人群,主要针对虚中夹实、实中夹虚证者及不虚不实的经络气血紊乱症,当今常用于亚健康人群。

临证时,补者不可以泻,泻者不可以补。刮痧补泻手法比较见表3-1。

表3-1　刮痧补泻手法比较

手法	板压	板速	时间	经络走向	血流方向	出痧多少	附加施术	选穴多少
补法	轻	慢	短	顺	向心性	少而浅	温灸补穴	少而精
泻法	重	快	长	逆	离心性	多呈疱状	放血加罐	多而广

补法:运板压力小,速度慢,每一板的刺激时间较长,刮治时间短,出痧少而浅,顺经络走向刮拭,刮后在要穴处或痧痕处施以温灸,所选穴、区、带少,辅以具有补益作用及具强壮功能的穴、区、带。补法一般先以平补平泻法刮拭为先。

泻法:运板压力大,板速快,每一板的刺激时间短,刮治时间长,出痧深而多,

逆经络走向刮拭,刮后在痧痕处施以拔罐或刺络,所选穴、区、带多;辅以具有消炎、退热、镇痛之穴、区、带。

平补平泻法:运板手法柔和,板压轻重适中,速度不快不慢,刮治时间适宜,刺激量能耐受而舒服,是介于补法、泻法之间的一种通调经络、气血的刮痧运板法,是刮痧临床最常用的运板法,是刮痧法的奠基石。

具有补的作用之穴、区、带,如足三里、关元、气海穴,肩胛环、培元刮、天元刮;具有泻的作用之穴、区、带,如大椎、曲池、合谷穴,项三带、肘窝刮、委中三带。

平补平泻运板法,不偏于一方谓之平。其可以疏导经气,对于初学者来说最实用。其操作方法有3种,板压大,速度慢;板压小,速度快;板压中等,速度适中。

补其不足,泻其有余,"法虽有定,变通在人"。补泻手法之应用,绝非一成不变,而是相对的。临证必须灵活应用,主要是根据患者的证情属性虚实、邪气之盛衰、病情缓急情况,来制定补泻及通调原则,从而有针对性地施行补泻手法,以使病愈,根据具体情况随证施刮,最终达到扶正祛邪,使病体康复,朝着有利于机体功能正常化的方向发展。补泻辨证若一时难以确定者,可采用平补平泻法试刮,复诊时再根据证情确定。初学者可能缺乏辨证能力,在不明虚实不分缓急的状况下,亦可用平补平泻法,不容易出错。对于一般保健刮,也宜用平补平泻法。故补泻一时难明,不如悉举其平也。

第十五节　症者病之标,因者病之本

标与本,原意是指枝节和根本。中医学用此来说明疾病发生、发展过程中的各种矛盾的主次关系。标者末也,本者根也。

任何疾病都有其发生发展的根本原因,此因即为本,是发生疾病的内在病理变化,即阴阳之偏盛偏衰,这些病理变化会通过若干症状表现出来,但这些症状只是疾病的现象,不是疾病的原因,临证时应找出疾病的本质,寻求产生疾病的根本原因,针对这些根本原因予以处置。《素问·标本病传论》:"知标本者,万举万当。不知标本者,是谓妄行。"

中医学标本的治疗原则是"急则治其标,缓则治其本",意为症状紧急(如高热、大出血等),不除之可在短时间内大量耗损体内津液、正气,甚至导致生命危险,则须马上除症,待危症缓解之后,追根究源,即本质施治,以达到消除病根的目的。急则治其标,只是权宜之计,是为治本提供时间和条件,目的还是为了治本,缓则治其本，才是根治疾病之法。

第十六节　气者一身之主，血者一身之根

气者，一身之主；血者，一身之根也。气是维持人体生命活动的最基本物质，其特点为无形，沿经络和腠理间隙循行全身，内走五脏六腑，外行肌肤腠理，无处不到。脏腑、组织、器官都必须不断地得到血的充分的营养和滋润，才能维持正常的生理活动，血是人体生命的主要物质基础，人离不开血，血少则病生，血尽则神亡，故称血为一身之根本。

气和则血循经；气之为用无所不至，一有不调，则无所不病。气之在人，和则为正气，不和则为邪，气血中和，万病不生，气为血之帅，血为气之母——载气者，血也，而运血者，则是气也。气为血帅，血之所以能周流不息，运行全身，全赖气之推动——气者，一身之主也。

腠理是指人体皮肤肌肉和脏腑的纹理，是气血流通灌注之处，腠理是最精微的管道。

气与血互根、互用，密切相关。气机调和血随经而畅行，气机一旦逆乱，则血不循经，血亦随之逆乱，溢出脉道而出血。故临证治疗血证时，勿忘调理气机——膻中刮、天元刮、肩胛环、血海、三阴交、足三里穴，气血双调双补也。

第十七节　人体是一个管道系统

刮痧治病，功在调节、激发潜能，效在运板，以通为用。这就需要先认识人体，吾之理解：人体就是一个巨大的、微妙的、复杂的、精细的、敏感的、娇嫩的管道系统。管道，道为本，通为上。何出此言？

因为人体遍布经络。经络是运行气血的通路，由经脉和络脉组成。经脉贯通上下，沟通内外，是经络系统的主干；络脉犹如网络，较经脉细小，纵横交错，遍布全身，是经络系统中的分支。经脉包括十二经脉和奇经八脉，以及附属于十二经脉的十二经别、十二经筋、十二皮部。络脉有十五络、孙络、浮络等。详见图3-1。

经络学说的核心部分是十四经脉，包括十二正经（即十二经脉）和奇经八脉中的任脉和督脉。十二正经包括分布于人体上肢外侧面及头面部的手三阳经，即手阳明大肠经、手少阳三焦经和手太阳小肠经；分布于上肢内侧面及胸腹部的手三

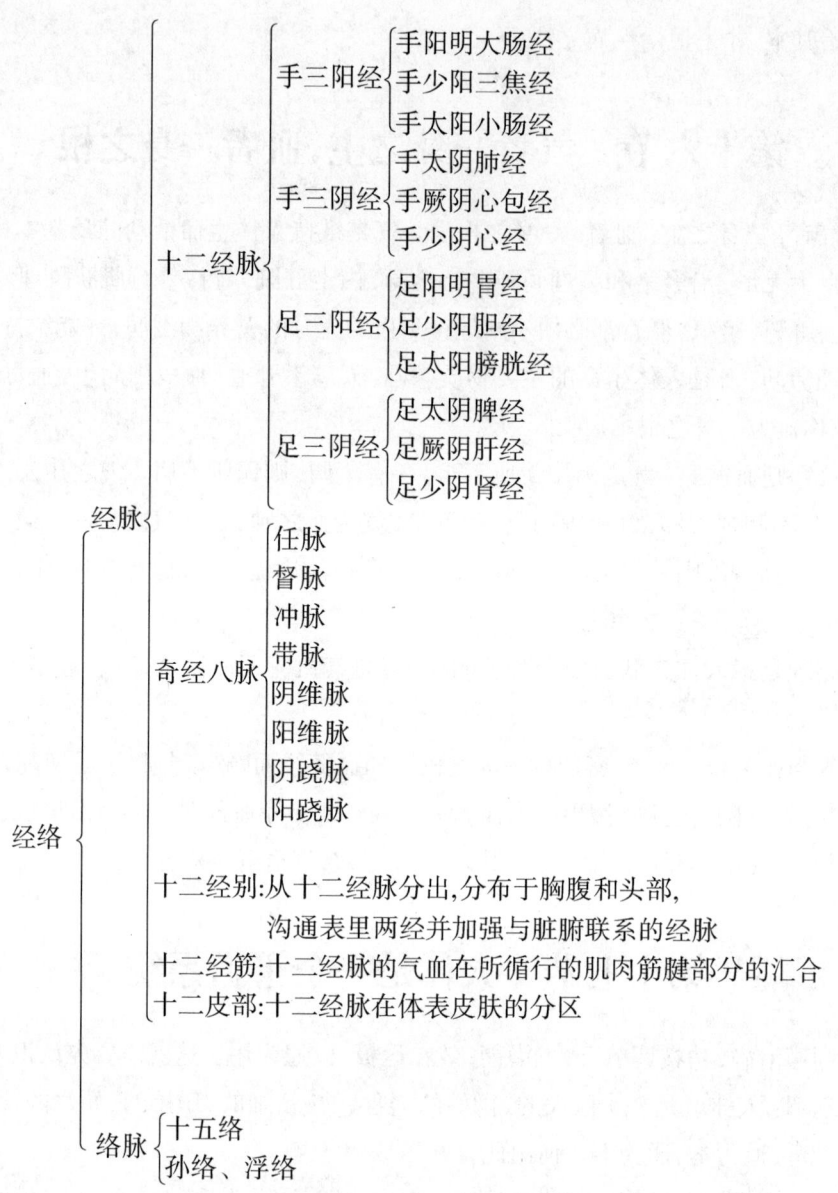

图3-1 经络系统构成

阴经,即手太阴肺经、手厥阴心包经和手少阴心经;分布于人体下肢外侧面及躯干外侧、背侧的足三阳经,即足阳明胃经(分布在躯干部的例外)、足少阳胆经和足太阳膀胱经;分布于下肢及躯干内侧的足三阴经,即足太阴脾经、足厥阴肝经和足少阴肾经。任脉主要分布于人体前面的前正中线处,督脉则主要分布于人体背面后正中线处。

一、通表里、贯上下、联系全身

经络纵横交错，通过多种通路和方式把脏腑与体表、体表与体表、脏腑与脏腑，以及身体的上下、前后、左右各个部分密切联系在一起，使人体各个组织器官成为一个有机的整体。由于经络的联系，使机体各个部分之间保持着相互协调、相互制约的平衡关系。

二、运行气血、协调阴阳、抗御外邪、保卫机体

人体的各个脏腑组织器官均需要气血的温养濡润，才能发挥其正常作用。气血是人体生命活动的物质基础，必须依赖经络的传注，才能输布全身，以温养各脏腑器官组织，维持机体的正常功能。由于经络能"行气血而营阴阳"，营气运行于脉中，卫气行于脉外，使营卫之气密布于周身，加强了机体的防御能力，起到了抗御外邪、保卫机体的作用。

三、反映病候、协助诊断

由于经络在人体各部分布的关系，如内脏有病时便可在相应的经脉循行部位出现各种不同的症状和体征。如心经系舌本，肝经系目系，因此舌尖赤痛为心火上炎，两目红赤为肝火上炎，说明经络的特异联系可用于诊断。同样，根据经络循行部位也可进行病候诊断，又称循经诊断，如根据头痛部位的不同，可区分太阳头痛、阳明头痛、少阳头痛、厥阴头痛等，为治疗提供依据。另外，在临床实践中，还发现在经络循行的部位，或经气聚集的某些穴位处，可有明显的压痛或有结节状、条索状的反应物，或局部皮肤出现某些形态变化，常有助于疾病的诊断。如肺脏有病时可在肺俞穴出现结节或压痛，阑尾炎患者可在上巨虚或阑尾穴处有压痛等。

四、指导临床治疗

由于经络有一定的循行部位和脏腑络属，它可以反应所属脏腑的病证。因此，在临床上，就可根据疾病的症状，结合经络循行的部位及所联系的脏腑，作出辨证归经，从而指导临床治疗。刮痧治病时通过刮拭腧穴及某些特定部位，以疏通经气，调节人体脏腑气血的功能，从而达到治病的目的。

经络里流通的是气血，这些经络就像运送气血的管道，四通八达，连系起脏

腑，供给脏腑能量。而覆盖人体表面的最大组织器官——皮肤，按十二经络的分布部位分为十二个部分，称十二皮部。十二皮部，是十二经脉功能活动反映于体表的部位，也是络脉之气散布的所在。《素问·皮部论》："凡十二经络脉者，皮之部也。"意思是十二经脉及其所属络脉在体表的分布范围，就是十二皮部。皮部的分区以经络的分布为依据，其范围则较经络为广。如果把经脉比作垂直管道，络脉则是平行管道，而经脉和络脉组成的这个人体内部网状管道都需要通过皮部这个外在的"面"来进行内外的交通。

皮部居于人体的最外层，是机体的卫外屏障。当机体卫外功能失常时，病邪可通过皮部深入络脉、经脉以至脏腑。正如《素问·皮部论》所说："邪客于皮则腠理开，开则邪入客于络脉；络脉满则注入经脉；经脉满则入舍于府藏也。"这是外邪由表入里的一个方面。反之，当机体内脏有病时，亦可通过经脉、络脉而反映于皮部。也就是说，可以把十二皮部看成是反映疾病和接受治疗的门户，即体表的诊查和施治就能推断和治疗内部疾病。因此，在皮部施以刮痧可充分发动卫气，增强机体抗病能力，疏通经络脏腑之气，从而起到调整功能的作用。

特种刮痧疗法正是充分认识到人体的这个管道系统，通过皮部入手，"调""通"这个管道系统，使之畅达而至治疗目的。调，和也，护养也，即调和之谓也。调其阴阳。和者，协调也，和谐平衡，融洽无争之谓也。通，畅也，顺也，即没有阻碍，顺利畅通，四通八达，无瘀阻之义也。通则不痛，不痛则通。

特种刮痧疗法，通过辨证取配穴选择的运板手法、技巧——刮、揉、点、按、挑、敲、拍、摩、弹拨等运板手法，可以改善机体深层的气滞血瘀，激发人体内在经气，在刮痧板的挤压按摩下激发人体经络穴、区、带，由皮入里——由于经络的传导作用，加强体表与内脏的相互协调，使人体正气得以充实，起到扶正祛邪作用，使经络畅通无阻，气血通畅，脏腑的生理功能得以恢复常态。通则无积、无瘀阻；通则不痛，不痛则安。气血流通即是补，气血流通体自康。

第十八节 "通"字试解

"通则不痛，痛则不通。"此乃先贤为之奋斗数千年而定下的中医铭训、格言，为后世医者除病之"法宝""利器"也！

综观中西医之法，针对人体的治疗方法或技术、手段，其目的就是着眼一个"通"字，此乃祖先遗训之表达。"通则不痛，痛则不通"，这"通"字就是指"经络之通""气血运行之畅"。通的作用,乃是人生命活动的基本生理特性。

《黄帝内经》唯以气血流通为贵,健康(健体)——通而畅,疾病(病体)——通而不畅或部分不通,其因乃先与血液流行的通畅与否相关。

《灵枢·本藏篇》指出:"经脉者,所以行气血而营阴阳,濡筋骨,利关节者也。""血和则经脉流行,营复阴阳,筋骨劲强,关节滑利矣。"从这里我们可以看出,血与气在经脉中同时运行,气血和则经脉运行通畅。事物发展的根本原因不在事物的外部,而是在事物的内部,在于事物内部的矛盾性(如气滞、血瘀)。

血液有五大作用:① 血液运输营养物质到机体各部;② 血液排除出机体内部的分解产物(毒);③ 血液将氧送到细胞并带出二氧化碳(运输气体);④ 血液完成器官间液体的联系;⑤ 血液保护机体,防止有害物质及异物的侵入。

血液之所以能正常地完成上述作用,还在于血液本身通畅的运行。人之生命存在的物质基础——血放到首位是有理论依据的。总之,"新陈代谢"是生命存在的基本条件。

血与肝、脾、心都有关,即肝藏血,脾统血,心主血脉。

《黄帝内经·素问》:"主不明则十二官危,使道闭塞而不通,形乃大伤。"主,指心脏,主不明是心脏有了病理变化,使道——指全身的经脉,"不通"是说经脉通而不畅或部分不通。"道"(经脉)之所以通而不畅或部分不通,实由于血之不和也。血液生理常态的通与病理变态的通而不畅或部分不通,是决定健康与否的关键一环,血液是生命赖以存在的关键要素之一。血瘀为百病之始也。人之生命活动是着眼于一个通字,刮痧起到一通、二排、三调之作用。刮痧能使血气通畅,特别是微循环的通畅,通则不痛也。

活血化瘀,就是以通为补。气血流通即是补,整体气血流通体自康。

第十九节 选穴之妙,如将用兵,兵不在多,独选其能

特种刮痧强调的是"以穴位为中心,不可离之太偏"的穴、区、带协同效应原则,既然"以穴位为中心",这个中心如何掌握是个关键。穴位的选择一定根据辨证审因,然后组方刮拭。刮痧不同于针灸,讲究的是穴、区、带协同效应,因此刮痧的刮拭覆盖面比针灸宽泛,当选定一个穴位后,不仅该穴位,而且该经络及其周围的络脉都会因刮拭距离面长、宽、广而产生协同效应,故一次刮痧穴位不宜选太多,应少而精。

如何选穴？治疗时的选穴与配伍，要在辨证立法的基础上进行。一般选主穴可概括为近部取穴、远部取穴和随证取穴三个方面，均以经络学说为依据，应用是可分可合。近部取穴，即选取病痛局部或邻近的穴位，如肘痛取曲池、天井穴；膝痛取犊鼻、阳陵泉穴；牙痛取颊车、下关穴等。远部取穴，选取远离病痛部的穴位，一般以肘、膝以下的穴位为主，如胃脘痛取内关、足三里穴；腰痛取委中、昆仑穴等。随证取穴，即针对不同证候来取穴；多针对全身性的某些疾病，结合腧穴的特殊作用来取穴，如外感发热，可取大椎、合谷穴；身体虚损，可取气海、关元、足三里穴；昏迷取水沟、十宣穴等。某些特定穴，如八会穴，各经五腧穴均各有主治，临床均可随证取穴。

除了选取主穴，选取配穴是取得疗效之保障。配穴的选择则有前后配穴法、表里配穴法、上下配穴法、左右配穴法和远近配穴法之五法。

前后配穴法：前指胸腹部，后指腰背部。即根据病情、病痛，选择相适的胸腹与腰背部的穴位协同治疗，如胃病，前面的胸腹取中脘，后背则取胃俞穴。前后配穴可以俞募为代表，但不限于俞募。临床上，前后可以同用，也可根据病情分别选用，或与其他配穴法同用。

表里配穴法：表指阳经，里指阴经。表里两经相配，可增强穴位的协同作用，如胃病取足三里穴与公孙穴等。除一般的表里经穴，还有原络配穴法，即某经的病证，取其本经的原穴为主，配用其表里经的络穴为辅，如肺经病证取肺经原穴太渊穴，配大肠经络穴偏历穴等。表里配穴还包括表经病证取里经穴，里经病证取表经穴及表里经相透。

上下配穴法：上指上肢和腰部以上穴，下指下肢和腰部以下穴。上下之配穴应用最广，如胃病，上肢配内关穴，下肢取足三里穴。

左右配穴法：由于左右两侧经络穴位相对应，因此临床上对于内脏病证的取穴，一般均左右配伍以加强作用，左右交叉取穴则是远道取穴法的一种。

远近配穴法：通常采用近取法和远取法，临床上常相互配合，如膀胱病取中极、次髎穴是近取，取三阴交、阴陵泉穴是远取，两者参合就是远近配穴法。

总之，选穴首应辨证，次应视其能，再就是组成方，"联合"作战。最简单的方法就是看该病在何经，即在何经下手找穴，谨慎定主穴，找出主穴之后，再在其前后左右，掐按对比，找其最痛点运板刮痧。再配合表里经、同名经、同名经之表里经，选取相关穴位组方，亦不忘选取压痛点之妙。注意痧象分布，取色深处再向上、下、左、右再刮拭几板。若又现痧象时，则再刮之，无痧象出现即止。此法用于治疗腰部疾患效果显著,此为信息刮痧之萌芽,乃特种刮痧之真传妙法也。

第二十节　刮痧须当酌意,坚守辨证第一

明朝《外科正宗》载:"至于千方百症,难将说尽短长;治在活法,贵在审详。"审详者,当以辨证为首务。病不辨则无以治,治不辨则无以痊。人命至重,有贵千金,人身疾苦,与我无异,凡欲刮痧,首辨其证,举板下刮,勿忘"医者父母心"。

病有真假、类似、夹杂等复杂情势,故诊断宜仔细深入方能抓住疾病本质。故临证举板前要认真诊察病情,仔细思辨,应掌握临证辨证论治的方法,融会贯通,灵活应用。更须熟读四诊八纲,书不熟,则理不精,理不精则辨不明,就不能明了疾病的发生、发展的道理,临床就不能很好地运用辨证论治的规律,就不能有的放矢,就会延误病情。临证须专心专意,以四诊八纲为依据详细诊察病情。

疾病的发生和发展,临床证候表现错综复杂,糊里糊涂地刮,难以克尽其功。刮痧治病、保健、康复、纠正亚健康、激发潜能必须在辨证的基础上,根据脏腑经络学说,运用四诊八纲的辨证方法,明确疾病之部位是在经络还是在脏腑,是在表还是在里,疾病之属性是新病还是宿疾,是寒还是热,属虚还是属实。按上述原则进行相应的选配穴成方,确定运板手法,或补刮,或泻刮,才能达到治疗目的。

余曰:"经络腧穴为根基,辨证施治为天机,顾及脾胃为先机,规范运板为契机,临证备要(注意事项、禁忌证)为护基,整体疗法为筑基,医患交流诉心机,'板感'导出基中基。知乎此则刮之道尽矣。"

第二十一节　不明脏腑经络,开口动手便错

学医之道,不可不明乎经络。经络学说是中医学理论的一个重要组成部分,贯穿于生理、病理、诊断、治疗、保健、康复、纠正亚健康、治未病、激发潜能等方面,对临床各科治疗疾病具有重要指导意义,为学医者所必须掌握的内容,若不明经络而行医,便犹如人夜行而无烛,欲想求得明确的诊断和较好的疗效是十分困难的。所以学医者必须通晓经络之学,验之临床,不断修正,提高己之不足,方为优良刮痧师也。《灵枢·经脉》:"经脉者,所以能决死生,处百病,调虚实,不可不通。""经络不可不知,孔穴不可不识,不知经络则不知气血之往来,不识孔穴则不知邪气之所在,知而用,用而的,病乃可安。"

人体是一个有机的整体，脏腑之间，脏腑与皮肤、肌肉、经脉、筋骨、九窍等各组织器官在生理、病理上有着密切联系。精、气、血和津液的生成运行必须通过不同脏腑间的功能活动才能完成，而脏腑的功能活动也无不以此为基础，脏腑病变可通过经络反映于体表组织器官，体表组织器官有病时也可以通过经络影响所属脏腑。刮痧者，若不知脏腑，则病原莫辨，刮则无方，是为妄行。医理不明，则如盲人索途也，在诊治疾病时就不能分辨疾病原因、性质、病位、所喜所恶，便不能正确选取穴、区、带成方。故刮痧者一定要明乎经络脏腑，辨证施刮，效可达也。

第二十二节　特种刮痧八基（机）

一、经络腧穴为根基

经络者，能决生死，处百病，调虚实，不可不通；不明脏腑经络，开口动手便错；经络不可不知，孔穴不可不识；不知经络，则不知气血之往来，孔穴不识，则不知邪气之所在，知而用，用而的，病乃可安。理、法、方、穴、刮，均以此为根基。

二、辨证施刮为天机

病不辨则无以治，治不辨则无以痊。为医之要，不过辨病之虚实而已，诊治疾病最重要的是辨清疾病之虚实，实则泻之，虚则补之，若虚实不明，则治法必乱，临证时更须全面审证，方得无误。辨证论治，是中医学的诊疗所必遵；治病必须针对疾病发展过程中不同质的矛盾用不同的运板手法技巧刮拭，予以施治，才能发挥刮痧疗疾之优势。

三、注重顾及胃气为先机

《黄帝内经》："有胃气则生，无胃气则死。"人以胃气为本，若胃气一败，则后天生化无源，则恙丛生，甚至危及生命。胃气一败百药难施也。胃气者，脾胃之气也，是供给人体营养物质之源泉，五脏六腑四肢百骸赖以滋养之，胃气实为养生之源，六腑之本。故特种刮痧，临证必注重顾及脾胃之气。

四、规范运板为契机

唐朝孙思邈曰："人命至重，有贵千金，一方济之，德逾于此。"明朝龚信曰：

"至重唯人命,最难却是医。"为医者,责任非常重大。先重医德,德者,全心全意为患者服务,无他所求,一切为了患者。精医术,术者,在此为规范运板手法技巧也,两者必须兼备,相辅相成,才能为民服务。

医术者,乃今之辨证,运板手法技巧也;刮痧之难,不在穴,在手法耳,而明于穴易,明手法难,手法不明则疾患难愈,终身不医;刮痧容易取穴难;取穴容易辨证难;辨证容易运板难;运板容易无懒汉。熟读王叔和不如临证多,一分功夫一分疗效,滴水穿石,持之以恒,在自己身上找板感,在亲人身上去练板,切不可把患者当靶子去练板,医者父母心啊!

刮、揉、点、按、挑、敲、拍、摩、弹、拨,风格各异,板压为基石;徐、疾、轻、重,刮痧之灵魂,板压为准绳,运板技巧应规范之,运板频率快慢要恰如其分,板压只需"入木三分"。刮痧运板于人体穴、区、带上,与推拿、按摩,用手施术相比较,阳刚之性更胜一筹,刺激强度大,必须刚柔相济,以柔达刚,掌握一定的度——渗透有知,不强求出痧为原则,以往诸家,关于运板手法技巧少有提及,其实,刮痧之要,尽在运板,精于此,则刮痧之道尽矣。

五、整体疗法为筑基

整体者,就是统一性和完整性。中医学非常重视人体本身的统一性、完整性及其与自然界的相互关系,认为人体是一个有机的整体,构成人体的各个组成部分,在结构上是不可分割的,在功能上是相互协调、相互为用的,在病理上是相互影响的。机体的整体统一性形成,是以五脏为中心的,配以六腑,通过经络系统,内属于脏腑,外络于肢节而实现的。经络系统是除百病,调虚实,决生死之大纲,其要有三:

(1) 从经络内联脏腑,外络肢节,经络所过,主治所及,能够判定生死,看出一个人的生命力。

(2) 能够治疗百病,只要疏通了经络,百病可缓解,进而能治愈。

(3) 能够调整人体气血、阴阳之虚实。

特刮整体疗法就是以上述的内容为依据、为指导而设计的一组刮法(项丛刮、肩胛环、培元刮、骶丛刮、膻中刮、三脘刮、天元刮、曲池、内关、神门、足三里、三阴交、太溪、太冲穴)。以提高人体正气、增强抗病能力,从而达到康复、纠正亚健康、激发潜能治未病,"正气存内、邪不可干",故为筑基也。

综上所述,经络将人体各器官、各组织联络成一个有机的整体,经络系统理论对指导中医临床各科实践有着决定性作用。

六、注意事项、禁忌证为护基

人命至重，贵若千金，人身疾苦与我无异，医者父母心，世间最难却是医。术者临证时，胆欲大而心欲细，在临床工作中，既要当机立断，大胆去做，更要在运板施刮过程中小心谨慎，周密思考，用心去体察板感之导出，切不可莽撞，要待患者如亲人；同时考虑问题又要灵活变通，不拘书说，不默守陈规。临证时，注意事项、禁忌证，烂熟于心，不强求出痧，不带痧刮痧，必须严格守之，此乃保护非药物疗法之根蒂，保护皮部，故为护基也。

七、医患交流诉心机

术者在临床工作中，注重医患交流，待患者如待亲人。

华延龄老师说"患者是医者的老师"，医患互信互助。余悟有三：其一，医生是救死扶伤、保护人类健康的使者，医负重任，也最难当，因为医者必须有精湛的医术和高尚的医德，两者必须兼备，相辅相成，才能成为真正的名实相符的中医刮痧师；其二，就刮痧而言，医患交流是保证刮痧疗法安全、有效，导出板感之根本保障，板感是医患的共同"财富"；其三，具体落实在前、中、后三个时段：前，刮治之前要详细询问病史，不诱导，记录病史贵在真，严格掌握禁忌证，排除不宜选用刮痧治疗的病证，不延误患者病情；中，临刮双方需入静、守神，体位舒适、耐久，要放松，更有利于术者施刮运板要求，临证时术者还要全神贯注，手随意动，功从手出，板压适中，密切注意患者反应，如面部表情、肌肉紧张度、体位情况，一旦有躲让现象，应即询问有何感觉？舒适与否？据此随时调整板压，避免增加患者痛楚和损伤肌肤；后，刮治结束后，随即让患者饮温开水一杯，在休息中问其感受，一般均会有舒适、症减、局部热感、酸胀感、虫行感、冒热冷气、皮疹，均属正常现象，在交流中可消除其紧张情绪。医患交流可防晕刮发生，医患在交流中取得密切配合，导出板感，是获得预期疗效之关键所在。

中西医之别：中医治人治心，西医治病、波及四邻。

八、导出"板感"基中基

刮痧治病，功在调节，效在运板，如鼓应桴。针灸以针为工具，刮痧则以板为工具，如何运好这块板是取得刮痧优良临床治疗效果的关键要素，刮、揉、点、按、挑、敲、拍、摩、弹拨风格各异,板压为基石,徐、疾、轻、重为刮痧运板之灵魂,板压为准绳。特种刮痧疗法讲究刮痧手法技巧,尤其强调刮痧运板技巧,以及所产生的板感,板感导出是特种刮痧重中之重。板感和疗效之间呈正相关,其特点是"气至病所"板感明显,效果明显,板感迅捷,效果迅捷。板感是医患双方的共同"财富"。

板感表现:最多见的是患者在刮痧过程中有酸胀感、小痛、发痒、舒适感、症减等。其注意要点是应与运板手法不当而引起的不适感,如疼痛、局部肌肉痉挛等严格区别开来。

欲想导出板感,应板取效,此非一日之功,应先学运板形似,再重神似,滴水穿石,一分工夫,一分疗效。以往诸家,关于运板手法技巧,导出板感少有提及。其实,刮痧之要,尽在运板,精于此,则刮痧之道尽矣。

第二十三节　治虚有三本,特种刮痧之必遵

明朝绮石曰:"治虚有三本,肺、脾、肾是也。"

虚指正气不足,是以正气虚损为矛盾主要方面的一种病理反应。"精气夺则虚"。

五脏六腑俱受气于肺,有赖于肺气正常宣布,肺气通则脏气安,肺气一伤百病蜂起。

肺:肺者,气之本。主一身之气,司呼吸,人吸入清气与所化的水谷之气并而为宗气"布散全身",肺为气之本,是氧气出入的枢纽。

针对肺虚的特刮部位与穴位:膻中刮、肩胛环、中府、尺泽、列缺、鱼际、足三里、三阴交穴。

脾:主统血,则血自循经,而不妄动,四季脾旺,不受邪。脾为五脏之源,主运化水谷精气而为后天之本,气血生化之源。脾居中焦,与胃相表里,脾是气血津液等维持生命活动之源头。

针对脾虚的特刮部位与穴位:三脘刮、肩胛下环、天元刮、足三里、三阴交、公孙、血海穴。

肾:肾藏精,内寓元阴元阳,元气根于肾,为生命之源,为水火之脏,与膀胱互为表里,为生殖发育之源,先天之本也。有润养五脏之功能,五脏之真,惟肾为根,是人体生命活动的源动力。

针对肾虚的特刮部位与穴位：培元刮、骶丛刮、天元刮、委中三带、足三里、天枢、关元、百会、膈俞穴。

若三脏功能减退，则气血阴阳虚亏，故治虚必以肺、脾、肾三脏为本。此乃特种刮痧临诊必遵之大法也！虚劳诸证，重在预防与及早防治，坚持用特种刮痧作保健刮则可保无虞也。

第二十四节　主明，则下安

心者，君主之官，在五脏六腑中，心主宰全身——五脏六腑皆听命于心。心主血脉，以供全身之营养；心主神志，统辖人的精神意识、思维活动。心在人身具有极重要的地位，故称"君主之官"。全身脏腑百骸，唯心是命——心者，五脏六腑之主也，主宰机体的生理病理活动和生命活动的存亡。

中医学认为，五脏均参与神志活动——心藏神，精神意识和思维活动，而由心统管。

心：指心脏；明：此指正常之意；下：是指心脏以外的其他功能正常。其他脏腑则在其主持下，各司其责，分工合作，便达保护身体健康，延年益寿。心的功能正常，则十二脏腑"相使"，可得相互为用，协调平衡，安然无恙。百脉调和，精神内守，外邪难侵，内乱不作，祛病延年有望，故说：主明，则下安。护主可取：项丛刮、肩胛环、膻中刮、灵神刮、内关、膈俞、血海、足三里、三阴交穴。

心经顺畅，身健无恙。一旦心经异常，人便觉胸闷、咽干、心烦、心慌、心痛等症状。此时想到用调理神志，养心之大脉，手少阴心经和保护心主的安心大脉——心包经。君主者，特殊也，唯心经有两条大脉。此二君安，则五脏六腑安然无恙。

心为一身之主，养心乃摄生之最要。心经属于心脏，与小肠相表里，心居胸中，被心包围护。心主神明，主血脉，是血液循行、精神思维之主宰，人之一切生命活动皆听命于心，心有协调整个机体功能活动的作用。故心有"君主之官"的称谓，为一身之主宰。

心主神明，说明与情志、思维密切相关，故有心脑同源之说。心主血脉，濡养全身，为生命活动之中心，养心、护心乃摄生之最要。

养心护心特刮部位与穴位：项丛刮、肩胛环、膻中刮、灵神刮、内关、足三里、三阴交、丰隆、太冲、太溪穴。

第二十五节　特种刮痧运板三结合

一、力与技巧之完美结合

力是驾驭刮板的先驱条件,力产生板压,板压导出板感,板感决定疗效。板压是活不是死,临证运板记七因。

二、手与板之亲密结合

犹如民谚:公离不开婆,秤离不开砣。亲密不可分也,运板之核心首重正确握板法,再究运板技巧,导出板感。板感是特种刮痧临证取效之关键要素。

三、手、眼、板、心之紧密协调相结合

刮痧运板于穴、区、带上,强调的是:眼到手到,手到板压到,板压到板感导出,板压只需入木三分,恰到好处,轻重不得,力求做到稳、准、灵。

刮痧临证,先究其病源,后攻其穴道,手随心转,法从手出,法之所施,当令患者不知其苦也。不强求出痧,不带痧刮痧,痧未退尽仍有治疗效果,此乃保护非药物疗法之根蒂也!渗透有知,板感导出,应板取效也。糊里糊涂地刮,则难以克尽其功。刮痧运板之手法技巧为防治疾病、激发潜能、纠正亚健康、保健康复、治未病之保证,刮痧疗疾之关键要素也。

第二十六节　特种刮痧运板四字诀

四字诀即**力**、**协**、**柔**、**透**。

力。力者,即板压也。是指刮痧运板所必须要善于驾驭的按压力度,要运用得恰到好处,决不强求按压,力产生板压。板压导出板感,板感决定疗效。

协。协者,协调也。是指运板动作技巧要协调而连贯,具体是指运板手法技巧要有节奏性和力的平稳性,刮拭沿途分量一致,不能忽轻忽重、忽快忽慢,要**稳、轻、柔、长**。

柔。柔者,柔和之意也。柔和绝非软弱无力,运板要求轻而不浮,重而不滞,状若抽丝,形若起舞之美,但又不失渗透之感。举板运腕注重:悬、松、法、压、转、

扬、轻、缓、柔。

透。透者，渗透力也。要做到渗透有知，此乃医患之共同财富，谓之良剂也。运板时要有一个明显的下按之势，要有渗透感。运板施力不能渗透入里，就达不到一定的刺激量，则难以发挥刮痧应有的作用。

第二十七节　特种刮痧十五绝

三百六十穴，
不出十五绝。
特刮必刮头部刮，
明目醒脑神自清。
项三项五肩胛环，
肩颈肩肘宽似松。
培元骶丛上下连，
妇泌养肾情志开。
天突膻中连三脘，
胸闷胃纳道顺滑。
肋隙宽胸平喘息，
肘窝刮拍解发热，
膝病委三加赶蟾，
天元腹五减肥灵。
玄机尽在运板中，
特种刮痧解患愁。

第四章 阳性反应物在特种刮痧中应用举隅

结合阳性反应物进行刮治可增强刮痧疗效，它不仅可用于治疗某些急性病，而且对一些顽固缠绵的慢性病亦有较好的疗效。该法尚可试用于某些诊断不明、症状比较复杂的病证（有病必有点），不仅可用来治疗某些病证，也可以根据经络学说、中医基础理论来进一步探讨和分析病情，以提供诊断线索和发现病情症结。刮痧结合阳性反应应用于临床，具有速效、简便、实用、安全等优点。

第一节 什么是阳性反应物

阳性反应是指某腧穴色泽、形态、凹凸、温度等方面有异于正常者，此为阳性反应。在此基础上确定属何经、与哪个脏腑相对应，从而用寻摸法、按揉法、移压法作进一步检查，可以发现在皮下或肌层有圆形、扁平形、菱形、椭圆形、条索状及不规则形状的结节或链球形气泡，此为阳性反应物。不同形状的阳性反应物，反映在不同部位，则表示不同的病证。如菱形及粗条索的出现一般多为急性病，即实证；扁圆形和细条索状一般多为慢性病，属虚证。如肺俞穴出现菱形结节，多为肺炎（急性期），即实证；若出现条索状，则为慢性支气管炎；若出现扁平、椭圆形结节，一般多为结核病。又如厥阴俞位于第4胸椎棘突下旁开约1.5寸处（在胸部则是第4、第5肋间），正对心脏之中部，是心包的背俞穴，主治心脏疾病。若厥阴俞处皮下组织摸到阳性反应物则可协诊心疾。

刮之再配以相应穴、区、带，则可以治疗胸闷、胸痛、乳疾、心律失常、心绞痛等疾病。

相应的经穴出现明显压痛或敏感亦属阳性反应，这在背俞、腹募穴周查找不到阳性反应物的情况下应用之亦有效，要求是"宁失其穴，勿失其经"。

经穴压痛点，其义有三：一是反映了这个压痛反应点对应的脏腑器官组织发生病变；二是压痛反应点的存在不仅为临床协诊提供帮助，而且在治疗以后尚可提供该局部病变是否真正得到临床治愈的信息，即临床上随着疾病的治愈，其相应的压痛点也消失；三是在治疗过程中，压痛反应点会有移位的现象。压痛反应点与临床表现有一致的也有不一致的，临证时要作具体分析再进行施治。注重整体调节，随症加上一定配穴，方可提高临床疗效。

阳性反应点（压痛点）、阳性反应物（结节、气泡）的出现，根据现代医学的观点来看这种联系可能与节段性的神经支配有关。某一内脏器官的感觉神经纤维与相应的皮肤、肌肉、运动神经纤维都进入同一脊髓段。因此，内脏疾病往往在属于同一体节的体表反映感觉过敏、疼痛或压痛，而这些阳性反应又大多符合神经节段的划分；中医学膀胱经脏腑之背俞穴又几乎与内脏等高位，有异曲同工之妙。当刮板以不同的运板方法刺激经络穴、区、带时，通过体表神经和相应内脏神经的反射联系及相互作用，通过经络效应即可调整内脏功能，达到保健、治疗疾病之目的。这说明中医学经络穴位作用原理和现代医学的神经节段理论基本相吻合。

第二节　寻找阳性反应物的方法

临床中可根据上述穴、区、带及其主治范围，以背腰部检查为主。寻找时应靠指腹的触诊，一般按先上后下、先中间后两侧、先左后右的顺序仔细观察背腰部皮肤有无光泽改变。如观察某局部皮肤潮红与否，有无局限性皮损、脱屑、瘀点及有无凸起、凹陷等。寻找阳性反应物触诊循摸方法有下列4种。

一、阳性反应物循摸方法

（一）滑动法

用指腹（一般用拇指、示指）沿着经络路线轻轻滑动，便于发现经穴表层的阳性反应物。

（二）按揉法

用拇指或示指指腹于检查部位按而揉之，仔细辨别指下感觉及患者反应。按揉法较滑动法用力稍重，便于发现皮下组织的阳性反应物。

（三）移压法

用力稍重，以指腹尖端探查深层的阳性反应物，按螺旋形前进，或左、右、上、下移动以探查之，运用时有压揉动作在其间。即压测其疼痛程度，压中有按揉法则可察其阳性反应物之大小、形态。

（四）推动法

以拇指指腹沿着经络路线推察。一般适用于郄穴和腰骶部触诊查找阳性反应物。

二、穴位压痛参考

呼吸系统疾病多于风门、肺俞、中府、孔最等穴有压痛；消化系统疾病多于中脘、天枢、大肠俞、下巨虚等穴有压痛；心血管系统疾病多于心俞、厥阴俞、神堂、内关、神门等穴有压痛；肝胆系统疾病多于至阳、肝俞、胆俞、阳陵泉穴，胆囊点有压痛；妇科疾病多于次髎、三阴交等穴有压痛；泌尿系统疾病多于次髎、肾俞、三阴交、太溪、足临泣等穴有压痛；骨关节系统疾病多于肾俞、大杼、委中等穴有压痛；肛门疾病多于大肠俞、孔最等穴有压痛。

第三节　阳性反应物之应用举隅

一、感冒

（一）诊疗经穴

大椎穴一侧或双侧肌腹隆起或紧张；风门穴一侧或双侧肌腹紧张或有结节。

（二）取穴

项三带、肩胛环、曲池、外关、合谷穴。

（三）运板技巧

颈夹脊两旁重点刮拭，亦可行走罐治疗。肌紧张处、结节处用按揉运板法刮拭后加局部拔罐。

二、扁桃体炎、咽炎

（一）诊疗经穴

第6和第7颈椎一侧或双侧可扪及圆形或椭圆形结节，按之有酸胀感或痛感。

（二）取穴

项丛刮、项五带、曲池、外关、鱼际、少商穴。

（三）运板技巧

第2和第3纵行带（颈夹脊）重点刮拭，于结节处作按揉法刮之，局部加拔罐。

三、支气管炎

（一）诊疗经穴

肺俞穴一侧或双侧，急性期可扪及椭圆形结节，慢性期可扪及圆形或扁平形结节。

（二）取穴

项三带、肩胛环、膻中刮、曲池、内关、足三里、丰隆穴。

（三）运板技巧

第2和第3纵行带重点刮拭，于结节处行按揉法运板刮之，刮后于双侧肺俞穴辅以拔罐。

四、胃病

包括胃炎、胃溃疡、十二指肠球部溃疡。

（一）诊疗经穴

脾俞、胃俞、胃仓穴一侧或双侧，但多见于右侧，有圆形或扁平形结节或条索状物，局部敏感有压痛。

（二）取穴

肩胛下环、三脘刮，鸠尾穴。

（三）运板技巧

脾俞、胃俞穴用按揉法运板刮之，辅以拔罐；胃仓穴以消灶法刮之。

五、便秘

(一) 诊疗经穴
温溜、脾俞、大肠俞穴左侧或右侧有结节,或敏感有压痛。

(二) 取穴
腹部五带刮、肩胛下环、培元刮、支沟、阳陵泉、太溪穴。

(三) 运板技巧
温溜穴以按揉运板法刮之;脾俞穴以弹拨运板法刮之,辅以拔罐。

六、肩关节周围炎

(一) 诊疗经穴
肩外俞穴(寻肩周压痛点)。肩外俞穴最敏感的压痛点处有圆形结节或敏感压痛表现。

(二) 取穴
项三带、肩前带、肩后带,肩髃、曲池、外关、阳陵泉穴。

(三) 运板技巧
按揉肩外俞穴。痛点处首诊行摩法,肩髃穴一点四向挑;阳陵泉取对侧行弹拨运板法刮之,并于出痧多处辅以拔罐。

七、腰腿痛

(一) 诊疗经穴
腰、骶椎右侧或左侧,或双侧推诊时可触及敏感压痛点,并触及圆形或链珠状结节。白环俞穴附近可触及圆形结节。坐骨神经痛患者可在胆俞穴(病侧)触及圆形或扁形结节,或敏感压痛。

(二) 取穴
培元刮、骶丛刮、委中三带,阳陵泉、悬钟、昆仑穴。

(三) 运板技巧
按常规刮拭上述穴、区、带,于结节处行按揉运板法刮之,并辅以拔罐。

八、神经衰弱

(一) 诊疗经穴
厥阴俞可触及圆形或椭圆形结节。左侧或右侧心俞、肝俞穴可有阳性反应。

(二) 取穴
项丛刮、肩胛环、骶丛刮、膻中刮、内关、神门、足三里、三阴交、太冲穴,分两组交替刮治。

(三) 运板技巧
常规运板手法刮拭。厥阴俞用按揉运板法刮拭,辅以拔罐;心俞、肝俞穴用弹拨运板法刮拭。

九、头痛

(一) 诊疗经穴
风池穴下或天柱穴有圆形结节。

(二) 取穴
四神延、颞三片、维风双带、项丛刮、项三带,列缺、神门、内关、足三里、丰隆、三阴交、太冲穴,分两组交替进行刮拭。

(三) 运板技巧
风池穴用按揉法运板,天柱穴用弹拨法运板,余进行常规刮拭,日常行项丛保健刮。

十、月经不调

(一) 诊疗经穴
脾俞或肝俞、关元俞穴附近有圆形结节或条索状物。

(二) 取穴
培元刮、骶丛刮、天元刮、曲池、内关、合谷、足三里、三阴交、太冲穴。

(三) 运板技巧
按常规运板法刮拭。在脾俞、肝俞穴处用按揉法运板,关元俞穴用点揉法运板。

十一、皮肤病

包括荨麻疹、皮肤瘙痒症、湿疹。

（一）诊疗经穴

大椎、肺俞、膈俞、曲池等穴有结节或压痛。

（二）取穴

项三带、肩胛环、膻中刮、三脘刮，曲池、外关、合谷、血海、丰隆、三阴交、太冲穴，分两组交替刮之。上半身多发者加鸠尾穴配身柱、至阳穴；下肢多发者加骶丛刮、血海穴；皮肤瘙痒症加大杼穴；湿疹加三阴交、丰隆穴。

（三）运板技巧

按常规运板法刮拭。弹拨肺俞、膈俞穴。大椎穴以泻法刮拭出痧，均加拔罐。

十二、心悸

（一）诊疗经穴

心俞穴（左侧）可见圆形结节。

（二）取穴

膻中刮、肩胛环、灵神刮、内关、足三里、丰隆、三阴交穴。

（三）运板技巧

弹拨法运板。

十三、痔疮、脱肛

（一）诊疗经穴

大肠俞、关元俞穴有圆形或扁平结节。

（二）取穴

四神延、培元刮、骶丛刮、二白、承山、隐白穴。

（三）运板技巧

按常规运板法刮拭。大肠俞、关元俞穴用弹拨法运板，并辅以拔罐。

十四、卒中后遗症

（一）诊疗经穴

肝俞、肾俞穴有结节或条索状物。

（二）取穴

项丛刮、肩胛环、骶丛刮、三脘刮、肩前带、肩后带，曲池、外关、中渚、合谷、风市、足三里、阳陵泉、丰隆、三阴交、太冲、昆仑穴，分两组交替刮之。

(三) 运板技巧

按常规运板法刮之。肝俞、肾俞穴用按揉运板法刮之,并辅以拔罐。

十五、耳鸣、听力减退

(一) 诊疗经穴

肾俞、三焦俞穴可触摸到扁平形或圆形结节,敏感有压痛。

(二) 取穴

项丛刮、培元刮、膻中刮、天元刮,外关、合谷、足临泣穴。

(三) 运板技巧

按常规运板法刮之。肾俞、三焦俞穴用弹拨运板法刮之,并辅以拔罐。

第五章

治疗各论

综观刮痧之要,不外乎理、法、方、穴、刮五字。本章选取了刮痧疗效较好的常见病、慢性病,列出证、因、穴、刮,让初学者有章可循。中医讲究整体观念、协同治疗,故治病亦不应拘于刮痧一法,当针则针,当灸则灸,当药则药,当罐则罐,齐协治疗,才为正道。

第一节　常见中医病证

一、高热

凡体温在39℃以上者均属此证。高热是人体对病原的强烈反应,绝大多数是由急性感染所致。患者面色潮红,皮肤灼热,汗多,呼吸及脉搏增快,如发热过高(体温超过41℃)或过久,会使人体各系统和器官功能发生障碍。特别是对脑、肝、肾等重要脏器造成损伤,若不及时采取必要措施降温,可导致死亡。刮痧具有解表清热、宣阳和阴、清肺止咳、补虚益损、镇静安神之功,可协助退热。

(一) 取穴

项三带、肩胛环、肘窝刮、委中三带,曲池、合谷穴(图5-1)。

(二) 运板技巧

(1) 项三带以大椎、肩井穴为重点,出痧后配合拔罐,可加速退热。

(2) 肩胛环具有解表清热、宣阳和阴、清肺止咳、补虚益损、镇静安神之功。

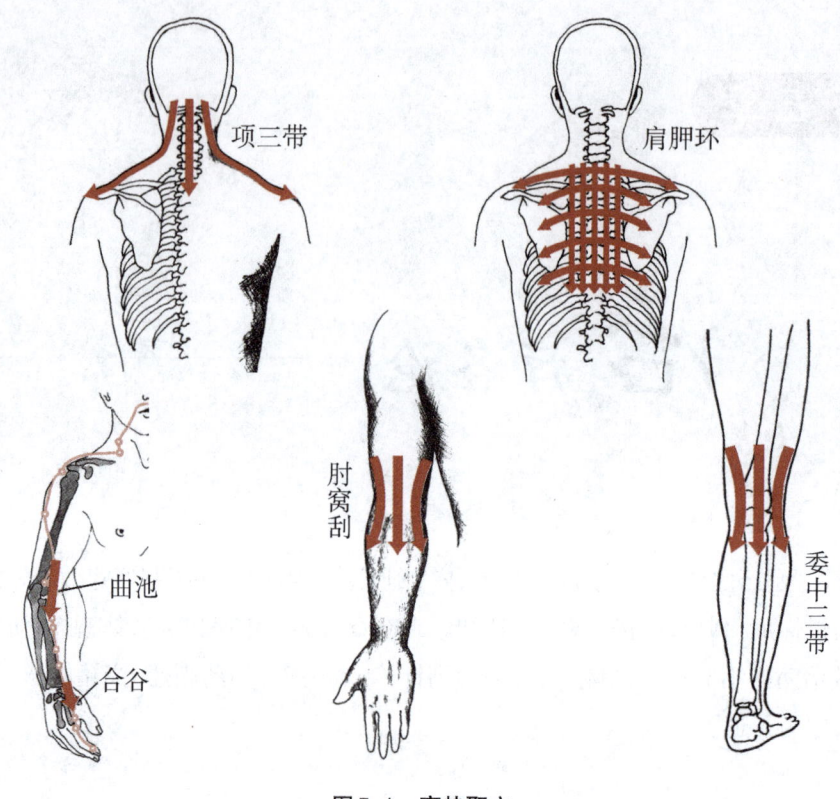

图 5-1　高热取穴

肩胛环以纵五带为重点刮拭，第 1 带督脉宜轻刮之，余用泻法，视痧痕配以拔罐。

（3）肘窝刮、委中三带以泻法刮之，令其出痧；委中三带酌情拔罐，其退热效果迅速。

二、昏厥

昏厥也称晕厥，俗称昏倒。昏厥是一过性脑缺血、缺氧引起的短暂意识丧失现象，临床表现为突然头昏目眩，心慌恶心，面色苍白，全身无力，随之意识丧失，昏倒在地。起病急、病情重时应慎重处理，必须进行中西医结合抢救治疗，切勿延误病情，慎之。昏厥复苏后，除对因治疗外，常刮项丛刮、膻中刮、三脘刮、内关、神门、足三里、丰隆穴可防止再发。

（一）取穴

四神延，水沟、内关、神门、足三里、丰隆、涌泉穴（图 5-2）。待症情稳定后，取项丛刮、肩胛环、膻中刮、三脘刮、内关、神门、足三里穴以巩固治疗。

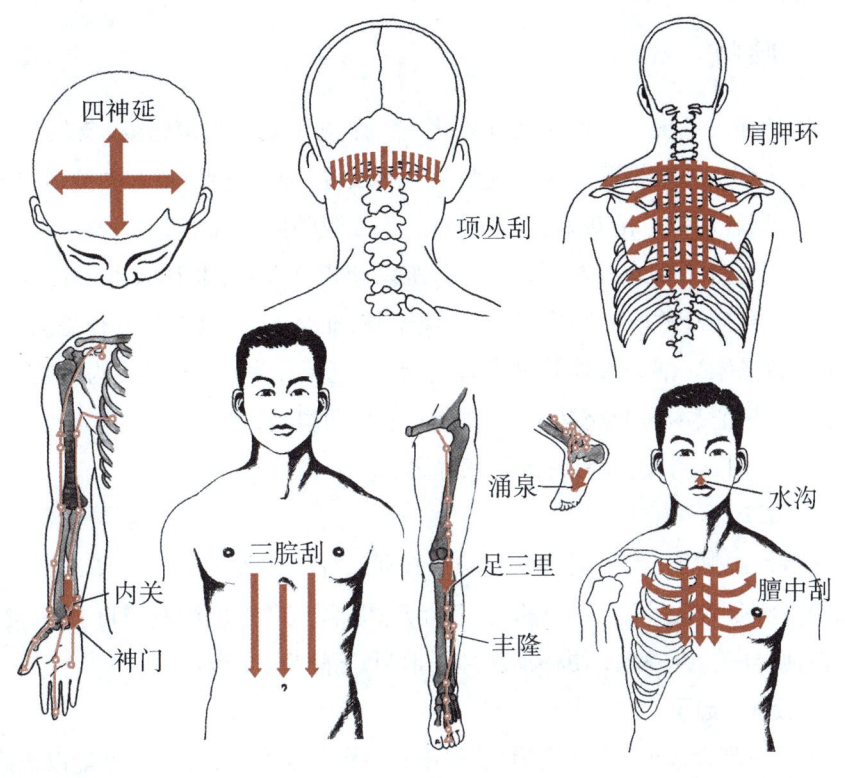

图 5-2 昏厥取穴

(二) 运板技巧

(1) 四神延刮拭距离尽量拉长,且可在刮拭后灸百会穴。

(2) 水沟穴苏厥效佳,唯运板方向要求严格,用刮板厚角点于鼻唇沟上 1/3 处,腕部发力向鼻部行点、按、挑法,运板力量宜重,苏醒后可稍轻按之。

(3) 刮拭足三里等穴时,需沿下肢前外侧足阳明胃经之循行路线,用平补平泻手法刮之,要求刮拭距离面尽量拉长,视出痧情况,酌情配以闪罐、灸痧痕处或在足三里穴处行点按法,增强刺激量。

(4) 涌泉穴也是苏厥要穴,宜用刮板厚角行点、按、挑运板法,方向朝足尖部挑。

(5) 膻中刮按运板要求刮拭至皮肤潮红并少量出痧,用力宜均匀柔和,切忌施以蛮力,以免伤及肌肤及骨膜。

(6) 三脘刮配丰隆、内关穴,为治痰厥(如喉有痰声、呕吐涎沫、呼吸气粗、舌苔白腻)之最佳组合,为痰厥必刮之处。

三、咳嗽

咳嗽是呼吸系统疾病的主要症状之一。常见于上呼吸道感染、支气管炎、支气管扩张、肺炎、肺结核等疾病。主要由外邪入侵，肺失宣肃，或脾失健运，聚湿成痰，或肝火刑肺而致。治咳嗽者治痰为先，痰浊阻肺使肺气不宣，是咳嗽的主要病机。故祛痰为治咳嗽的首要环节。然五脏六腑皆令人咳，非独肺也；肺为贮痰之器，脾为生痰之源，故咳为肺病之证，不离于肺，而又不止于肺，其他脏腑病变及肺亦可导致咳嗽。部分慢性咳嗽患者失治，迁延反复发作，可发展为咳喘。咳嗽为临床常见病证，本病治疗重点在肩胛环、前后肋隙刮、尺泽、鱼际、丰隆穴。除积极治疗外，平时常刮项丛刮，有预防感冒之功。

（一）取穴

项三带、肩胛环、天突刮、膻中刮、三脘刮、尺泽、内关、丰隆穴（图5-3）。咽痒咽痛、声音嘶哑者配颔带刮、项丛刮、鱼际穴；胸闷气急加肋隙刮、神门穴；发热加大椎、曲池、外关、合谷穴；便秘加腹部五带刮、阳陵泉、支沟穴。

（二）运板技巧

（1）项三带以风池、肩井穴为主，以平补平泻手法刮之，肩井穴处配以拔罐。

（2）肩胛环之纵五带以大椎、风门、肺俞、定喘穴为重点，视出痧情况再配以拔罐。

（3）膻中刮，用刮板厚角刮拭；以天突、膻中穴为主，咳甚久治不愈者，配天突穴闪罐法、前后肋隙刮，加强中府穴刮拭。亦可于佗脊刮两侧寻找阳性反应物或压痛点，使之出痧，可提高疗效。

四、自汗、盗汗

出汗是人体的生理现象，又是祛邪的一种方法，即热随汗解，但汗为心之液，乃精气所化生，所以不可过泄。汗证是指因阴阳失调、营卫不和、腠理不固而引起汗液外泄之病证。现代医学认为，自主神经功能紊乱、结核病、休克、风湿热、甲状腺功能亢进症、一时性低血糖或某些传染病常可表现异常出汗。临床上有自汗、盗汗之分。不因外界环境影响，白天时时汗出，稍动则尤甚为自汗；夜晚睡时汗出，醒后汗止者为盗汗。本证多因体虚、气阴不足、精神紧张、功能低下或亢进等因素而引起。自汗多为阳虚，常见于营卫不和、肺气不足等；盗汗多为阴虚，常见于心血不足、阴虚火旺。

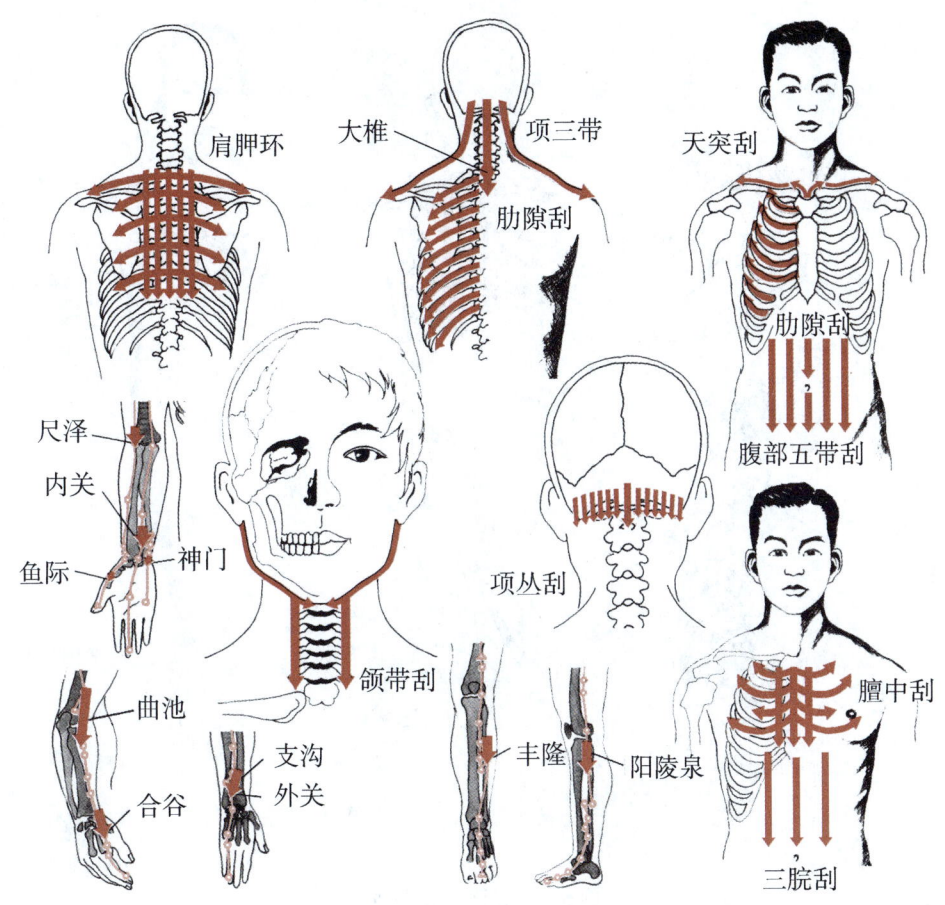

图5-3 咳嗽取穴

刮痧治疗本病以项丛刮、肩胛环、膻中刮及阴郄穴为主,通过娴熟的运板技巧,激发经气,提高机体的调节功能,使低下的功能旺盛起来,亢进的功能恢复常态。若配合灸百会、足三里、阴郄穴则效更佳。

治疗汗证当以虚者补之、实者泻之、脱者固之、热者清之、寒者热之为原则。刮痧为辅助之法,若汗出过多,必须抓住病机,及时使用中西药合治,而调整机体阴阳气血以期汗止病愈,不可固守一方一法,应杂合以治方为上策。

(一)取穴

项丛刮、肩胛环、膻中刮,肾俞、阴郄、足三里穴(图5-4)。

(二)运板技巧

肩胛环取纵三带即可,一般取督脉(以轻手法刮之)、膀胱经第1侧线(两侧),以平补平泻手法运板,要求刮拭面尽量拉长,重点为心俞穴。阴郄穴可从心经灵

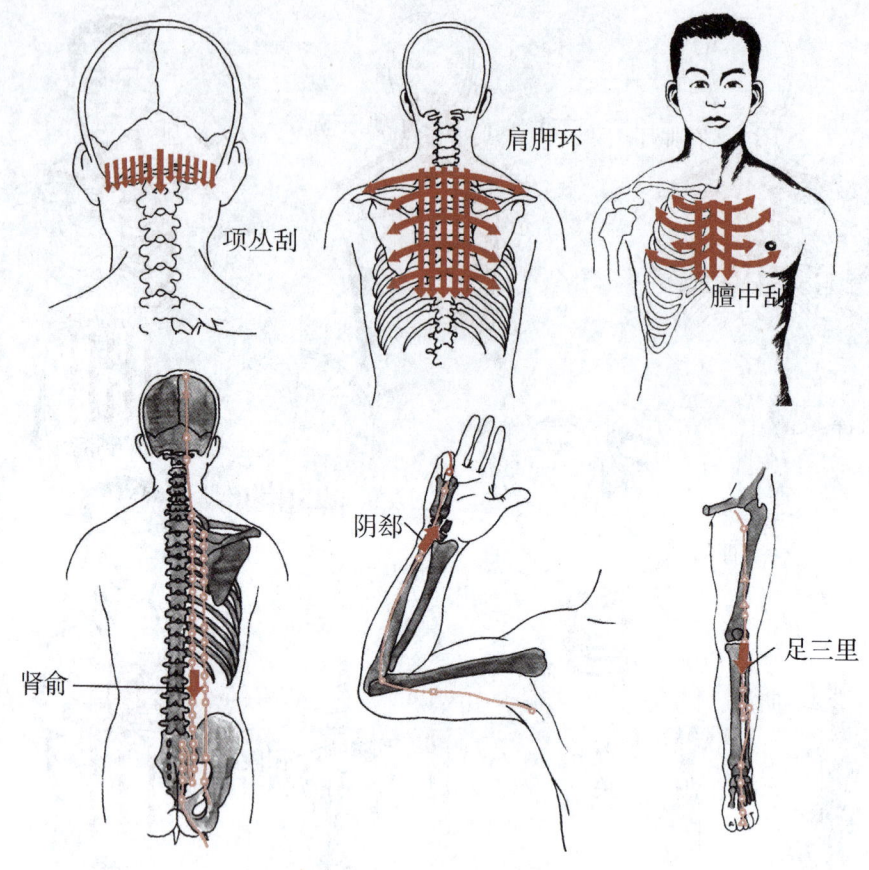

图5-4 自汗、盗汗取穴

道穴刮至少府穴。

五、中暑

中暑是发生在夏季或高温条件下因感受暑邪而致的一种急性病。临床上根据症状、程度不同,有先兆中暑、轻症中暑、重症中暑之分。在高温环境中一旦出现周身乏力、头昏、心悸、胸闷、注意力不集中、口渴、大汗、四肢发麻等症状,即为先兆中暑。出现先兆中暑后,继而产生面色潮红、皮肤灼热、发热(38℃以上)者为轻症中暑。先兆中暑和轻症中暑一经发现,应立即将患者撤离高温环境,移至阴凉处,给予刮痧处理,并给予含盐饮料。若除上述表现,伴昏厥、痉挛、高热等症状为重症中暑,病情危急,必须及时送医院进行中西医结合治疗,途中可先行刮痧以争取急救时间。

治疗以清泄暑热为主,轻症佐以肩胛下环、三脘刮、天元刮,足三里、三阴交穴,健脾和胃;重症辅以开窍固脱,如用三棱针于大椎、委中、十宣穴处放血,急灸百会穴。刮痧疗法对中暑治疗效果较好,以项三带、肩胛环、膻中刮、肘窝刮、委中三带疗效显著。

(一) 取穴

项三带、肩胛环、委中三带、膻中刮、肘窝刮,曲池、内关、合谷穴(图5-5)。

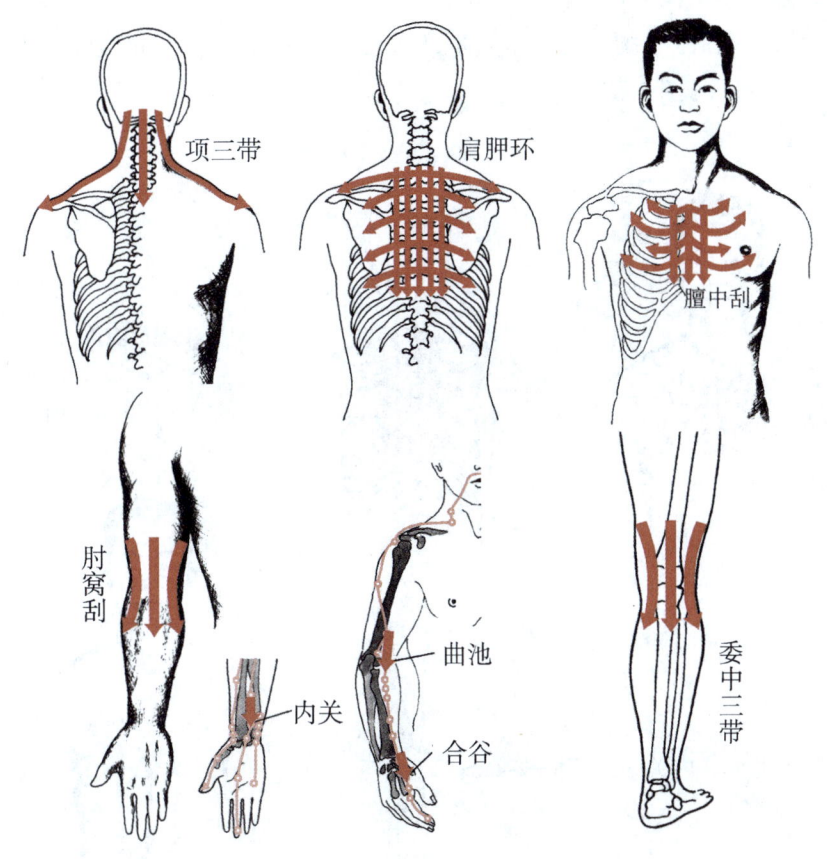

图5-5 中暑取穴

(二) 运板技巧

项三带、肩胛环、委中三带均以泻法刮之,令其出痧,次刮肘窝刮,曲池、内关、合谷穴。每天可刮2次。

(三) 随证加减

头昏恶心加项丛刮,内关、太阳、风池穴;腓肠肌痉挛加承山、承筋、阳陵泉穴;昏厥加劳宫、涌泉穴,点、按、挑均可;惊厥加灵神刮,印堂、后溪穴。

六、湿阻

湿阻是指湿邪阻滞于脾胃,并以全身困重乏力、胸闷腹胀、口淡、口苦、纳呆、舌苔腻为主症的常见病证,多发于夏令梅雨季节,与过食生冷瓜果、油腻、甘肥之品以致影响脾胃运化功能有密切关系。刮痧治疗本病疗效甚佳。

(一)取穴

项丛刮、肩胛环、膻中刮、三脘刮、天元刮,内关、足三里、阴陵泉、三阴交、太冲、内庭、公孙穴(图5-6)。

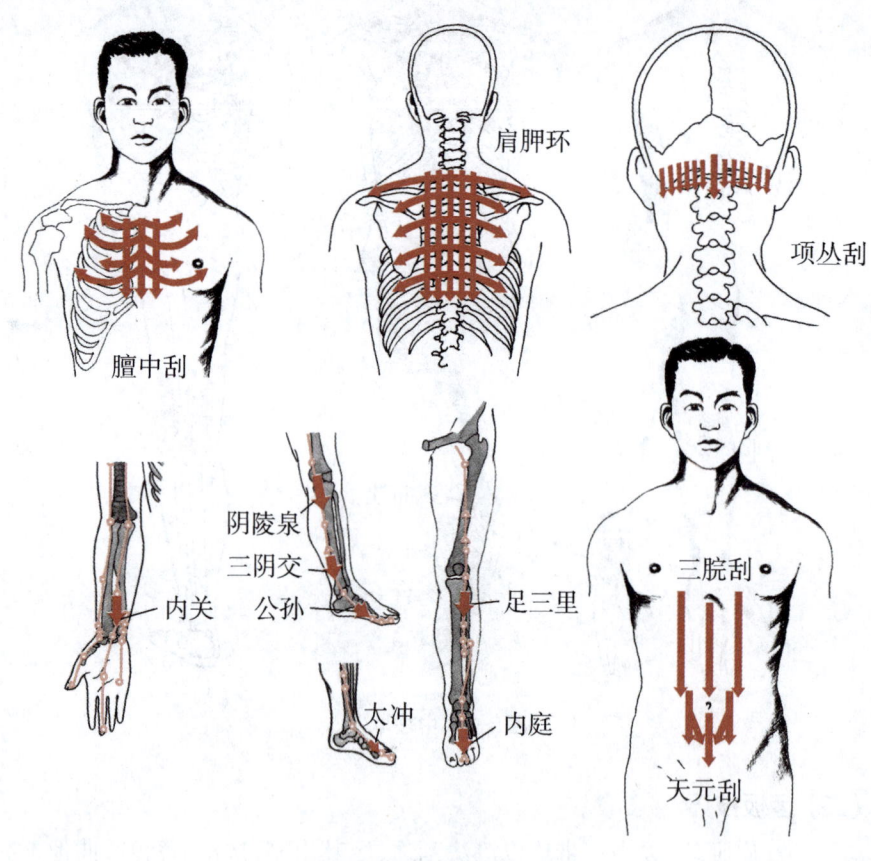

图5-6 湿阻取穴

(二)运板技巧

上述穴、区分两组进行刮治,手法采用平补平泻法或泻法。

七、呕吐

呕吐为临床常见症状,可见于多种疾病之中,如急性或慢性胃炎、神经性呕吐等。呕吐乃胃失和降,气逆于上,或饮食不洁、不节所致。胃主受纳和腐熟水谷等物,其气主降,以下行为顺,邪气一旦扰胃或胃虚失和,气逆于上,则发呕吐。现代医学认为,多种疾病均可发生呕吐,如神经性呕吐、胃炎、幽门痉挛或梗阻、胆囊炎、胰腺炎等。

呕吐一证有虚实之分,实证多由外邪、饮食所伤,且发病较急,病程较短;虚证多为脾胃运化功能减弱,发病缓慢,病程较长,刮痧术治疗呕吐有较好的临床效果。一般暴病呕吐多属邪实,治宜祛邪为主,邪祛则呕吐即止;久病呕吐当属正虚,治宜扶正为主,正复则呕吐自愈。呕吐时作时止,常因饮食稍有不慎或稍微劳倦即发,多起于病后。一旦呕吐不止,饮食难进,则需西医检查治疗。

(一) 取穴

项丛刮、三脘刮、天元刮,脾俞、内关、神门、足三里、太冲穴(图5-7)。

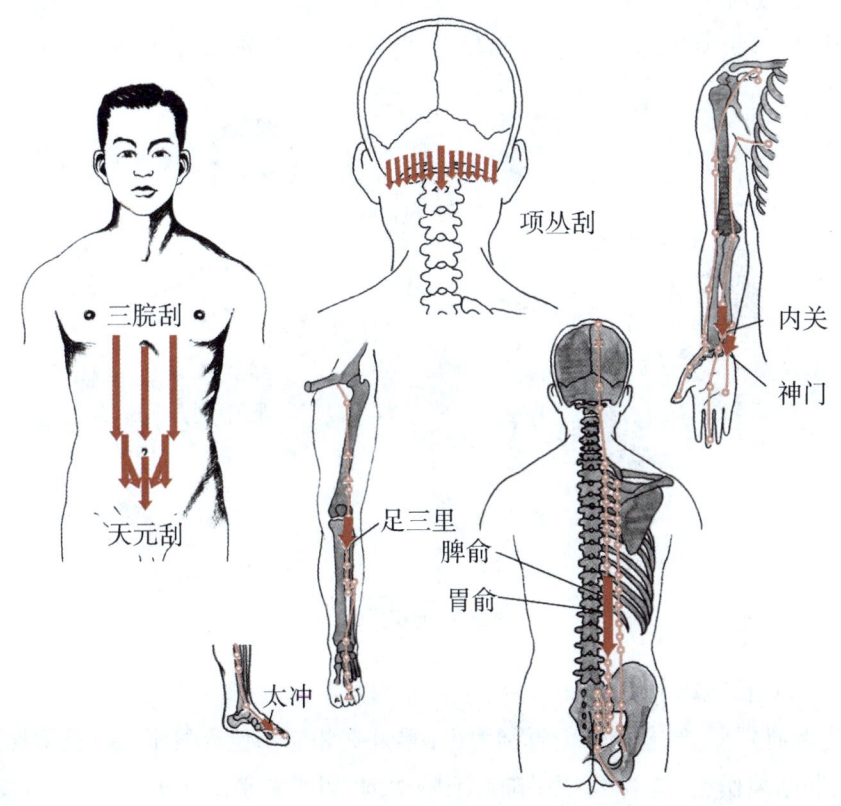

图5-7 呕吐取穴

（二）运板技巧

神经性呕吐以项丛刮，内关、神门、足三里、太冲穴为主刮治，采用平补平泻手法。急、慢性胃炎以天元刮、三脘刮、脾俞、胃俞、足三里穴为主，背俞穴以泻法刮之，使之出痧，余可施以平补平泻手法运板刮之。

八、胁痛

胁痛是以一侧或两侧胁肋疼痛为主要表现的病证，临床常见于肝、胆、胰脏疾患及肋间神经病等。《景岳全书·胁痛》记载："胁痛之病，本属肝胆二经，此二经之脉皆循胁肋故也。"肝主疏泄，其性喜条达，情志失调、阴血亏虚、久病而致肝络不和、疏泄不利或络脉失养，均可导致胁痛。症见胀痛不舒，疼痛游走不定，此乃气郁之证；其痛绵绵，疼痛隐隐，时而刺痛，痛有定处，多属血虚。治胁痛当以通调气血为主。胁痛症状单独出现较少，多见于某一病的伴发症。刮痧对肋间神经痛疗效佳。

（一）取穴

肩胛环、膻中刮、支沟、内关、阳陵泉、足三里、三阴交、太冲穴（图5-8）。

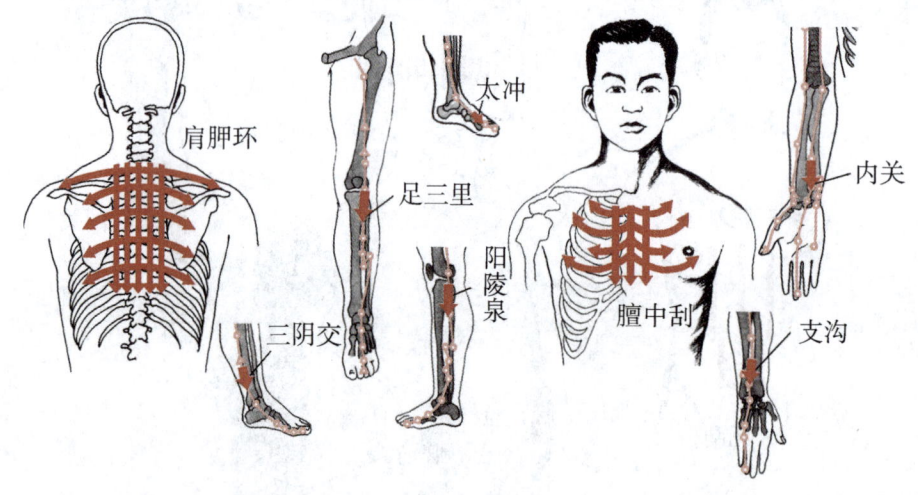

图5-8 胁痛取穴

（二）运板技巧

先取肩胛环，纵行带以佗脊刮为主，最好在相应部位寻找压痛点及阳性反应物，沿肋间隙作点、按、揉手法；随后取膻中刮，以平补平泻手法刮之，阳陵泉、足三里穴一带可行弹拨法刮之。

九、胃脘痛

胃脘痛的发生多因饮食不节、劳累、受寒、情志失调所致,表现为剑突下至脐以上部位疼痛,多见于消化性溃疡,急、慢性胃炎,胃神经症,胃下垂等病。胃脘痛病因常见于病邪犯胃、肝气郁结、脾胃虚寒等方面。胃脘痛多数在胃脘近心窝处,少数痛时牵连背部,伴恶心呕吐、吐酸、嘈杂、大便溏泄或秘结,甚则呕血、便血。对胃脘痛之治疗,一般以"理气止痛"为临床常用之法,源于"通则不痛"。临证时应遵守审证求因、辨证施治之法,不可局限于通法,若症见黑粪,则三脘刮禁刮,尚需进一步检查治疗;若经久不愈、形体消瘦者则更应密切随访,以防肿瘤发生。

(一) 取穴

三脘刮、天元刮,脾俞、胃俞、内关、足三里、三阴交、太冲、公孙、内庭穴(图5-9)。

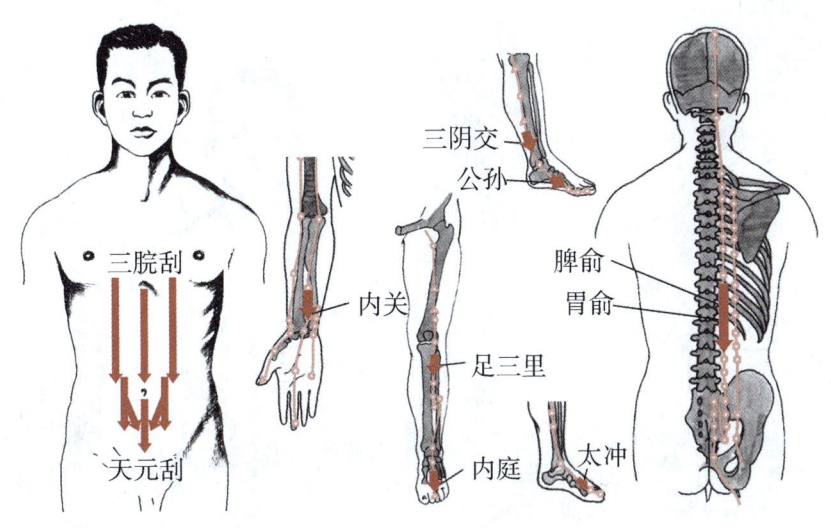

图5-9 胃脘痛取穴

(二) 运板技巧

三脘刮施以平补平泻手法,唯便血时禁刮。脾俞、胃俞穴可行弹拨法刮之,结合寻找压痛点、阳性反应物刮之效佳。

十、腹痛

腹痛指胃脘部以下至耻骨联合以上部位发生之疼痛。腹内有许多脏器,并为足三阴经、足阳明胃经及冲、任、带脉等经脉循行之处,因此有关脏腑、经脉受外邪侵袭或内有所伤,或气血运行受阻,均可导致腹痛。腹痛多发为急性。

腹痛病因复杂,可见于各种胃肠道疾患,肝、胆、胰及泌尿生殖系统疾病,审证求因,临证时需全面考虑。除上述病证外,尚可涉及妇科,必须根据病因、疼痛部位、疼痛性质作全面分析,以期明确诊断。如就疼痛部位而言,脐以上痛者,多见消化系统胃肠之疾;脐以下痛者,多属厥阴肝经之病;绕脐痛者则多为肠虫症;转移性右下腹痛者,阑尾炎居多。

腹痛之治疗,以"通"为用。所谓"通",并非单指攻下通利一法,如用调气活血法、寒者温之亦属通也,临证必须灵活掌握。治腹痛,不可一法而终,当以杂合以治为要。

(一) 取穴

三脘刮、天元刮,胆俞、脾俞、胃俞、大肠俞、内关、神门、足三里、三阴交、太冲、公孙穴(图5-10)。

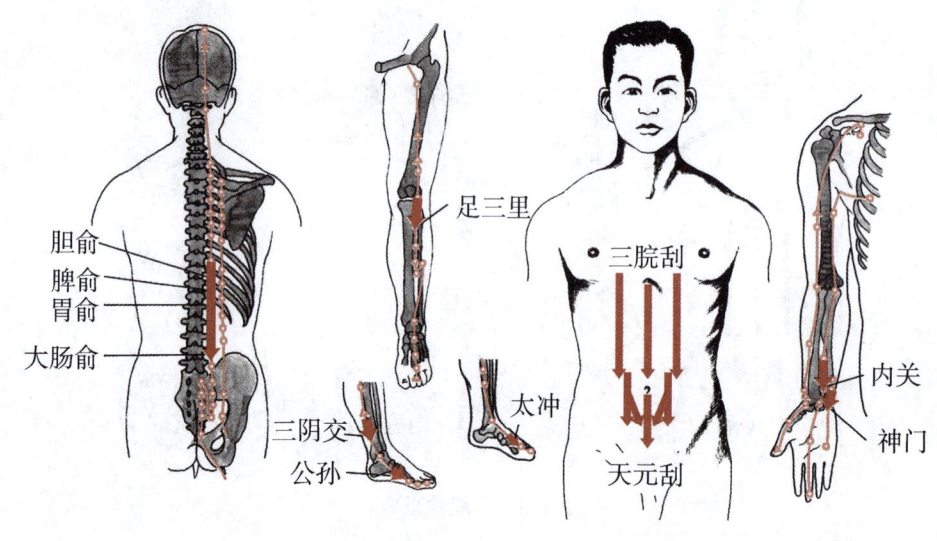

图5-10 腹痛取穴

(二) 运板技巧

首刮足三里、三阴交、公孙穴,一般采用泻法;次刮脾俞、胃俞、大肠俞、内关、太冲穴等。采用平补平泻手法刮之,三脘刮、天元刮采用补法刮之。

(三) 随证加减

上腹痛取三脘刮,以升清降浊;通调胃气取足三里、公孙穴,以健运脾胃。诸背俞穴是脏腑之气输注之所,刮之运中焦可通调脏腑之气也。若见脐中痛不可忍者,急取肾俞、命门穴,大壮灸可解之。腹中雷鸣疼痛则取天枢、期门、行间穴刮后灸之,天元刮调理胃肠之气机,以理气健脾。

十一、腹泻

腹泻是指以排便次数增多,粪便清稀至如水样便为主要表现的病证。多由于湿邪所胜和脾胃功能障碍而引起,四季皆可发生,但以夏秋季较多见。配合灸神阙、天枢、关元穴效佳。

(一) 取穴

三脘刮、天元刮、佗脊刮(第9至第11胸椎)、内关、足三里、上巨虚、三阴交、公孙穴(图5-11)。

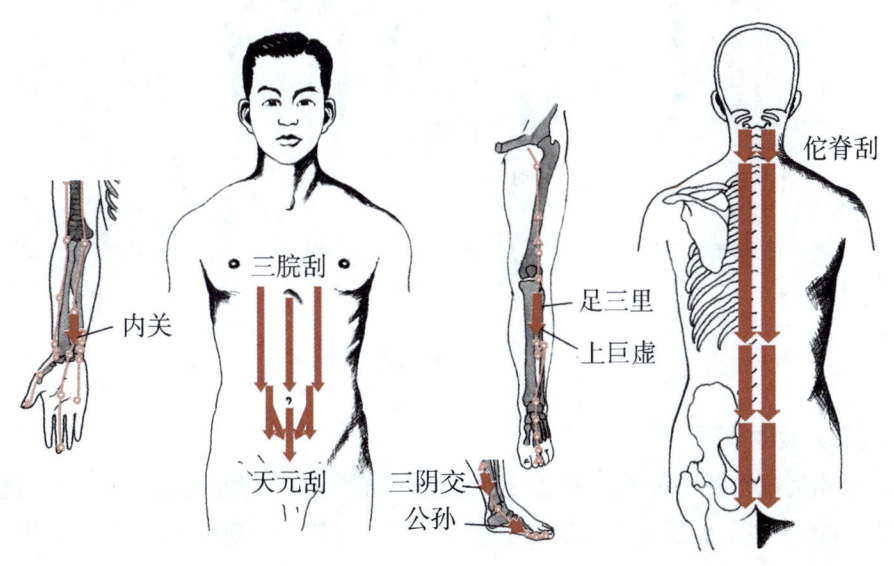

图5-11 腹泻取穴

(二) 运板技巧

按常规方法操作。

十二、便秘

便秘指大便秘结不通,排便间隔时间延长,或虽有便意但排便艰难。主要因为肠道传导功能异常,粪便在肠腔内停留时间过长,水分被吸收,造成粪便干燥、坚硬难下所致。

（一）取穴

三脘刮、天元刮、佗脊刮（第5胸椎至第4腰椎）、骶丛刮、足三里、上巨虚、阳陵泉、支沟穴（图5-12）。

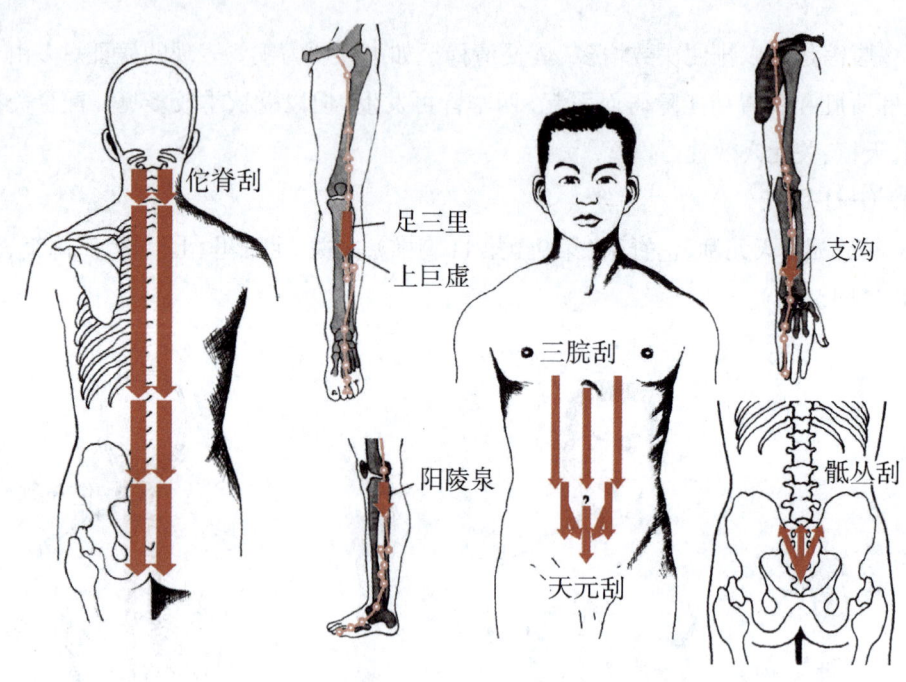

图5-12　便秘取穴

（二）运板技巧

天元刮以平补平泻手法刮之，按中有揉佗脊刮，足三里至上巨虚穴一带施弹拨法，如能寻找阳性反应物施刮则更好。平素以腹部五带刮行保健刮，其效佳。

十三、胸痹

胸痹是以胸痛、心前区痛为主要表现的病证，是患者的一种自觉症状。本证多因脏腑虚损、气机不畅、过食肥甘、劳累及精神紧张等所致。本病与现代医学之冠心病、心绞痛症状相似，是中老年人的常见病、多发病，治疗不及时或不当可引起较严重的后果。心、肺两脏居于上焦胸部，心主血脉，是血液运行之主导；肺主气，是一身气化之总司。任何原因引起心肺气虚、胸阳痹阻、心血不畅，均可导致疼痛。临证时，必须详细询问胸痛的起因、部位、性质、疼痛时间及伴发症状，以鉴别不同原因。先从祛邪入手,再予扶正,以恢复心肺功能。若症情严重者,非刮痧之可为,应急送医院救治。为争取时间可先行点按水沟、挑涌泉、点按太冲、角刮内关、刮足三里穴而辅之。

(一) 取穴

膻中刮、肩胛环、灵神刮、内关穴、足三里、丰隆、三阴交、太冲穴(图5-13)。

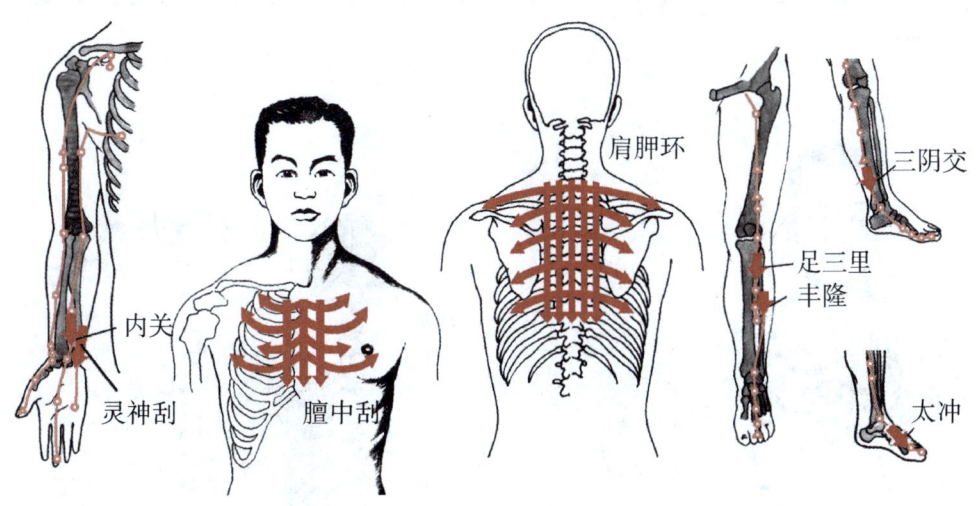

图5-13 胸痹取穴

(二) 运板技巧

肩胛环重点在佗脊刮(第1至第9胸椎)纵行带上以平补平泻法刮拭,亦可以弹拨法运板。此时应密切注意患者反应,于出痧明显处(常见于肺俞至膈俞穴一带)辅以拔罐。膻中刮以平补平泻法刮之,于膻中、中府穴处辅以拔罐或行艾条灸。内关穴以刮板厚角于两筋间由上而下刮之。灵神刮为重点刮拭部位之一,用刮板之凹槽沿灵道、通里、阴郄、神门穴刮至掌心。日常保健刮取项丛刮、膻中刮、三脘刮、肾俞、足三里、丰隆穴。

十四、心悸

心悸是指患者自觉心慌不安,甚则不能自主的一种症状。该证属现代医学心律失常范畴。患者自觉心悸、心慌,继则不能自主,统称为心律失常。心律失常可见于多种器质性疾病,也可见于单纯功能障碍。临床常表现为情绪激动或过度劳累而发作,一般多呈阵发性,发病多与精神因素有关,紧张、劳累、失眠等均可引起。一般常见于素体较虚之人,在治疗方面除镇心安神,还应着重于补法调治。刮痧对缓解胸闷、气短、呼吸急促、失眠、眩晕有良好效果。心悸症情复杂而多变,必须高度重视,应中西医结合治疗为好。治疗原则当以养心、安神、定悸为主,一般多用平补平泻运板法刮之,待症情稳定后以补法刮之而巩固疗效。

(一) 取穴

膻中刮、项丛刮、肩胛环、灵神刮,肾俞、内关、足三里、丰隆、三阴交、太溪穴(图5-14)。

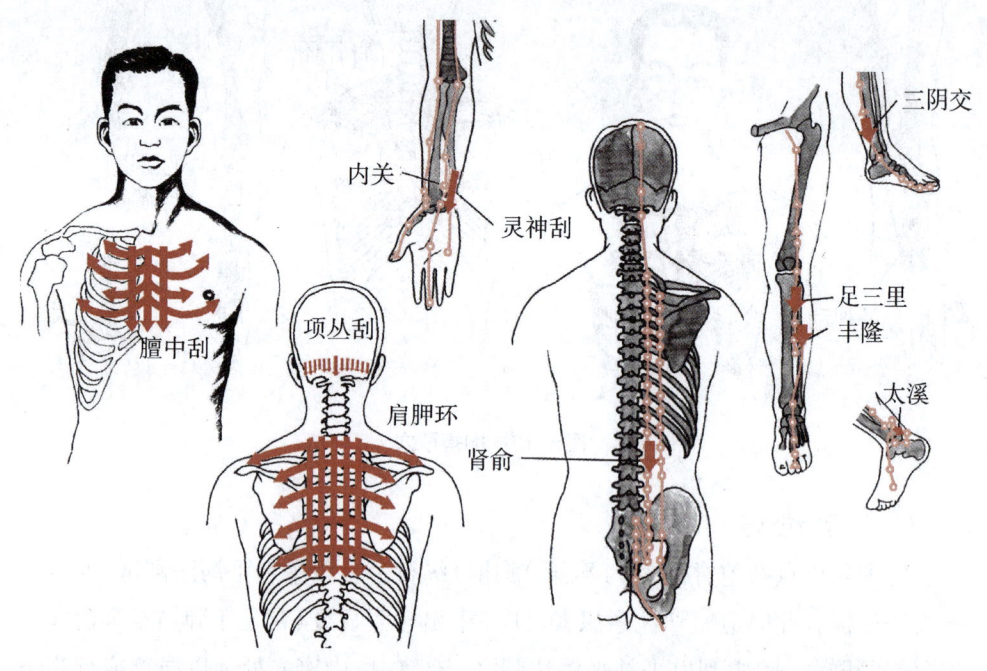

图5-14 心悸取穴

(二) 运板技巧

膻中刮、肩胛环以平补平泻手法刮治,内关穴以点、按法刮之;灵神刮则从灵道穴刮至少府穴,于神门穴处加强刺激。

(三) 随证加减

素体虚弱者,取心俞、厥阴俞、肾俞、足三里穴。采用灸法,其效颇佳。

十五、不寐

不寐即失眠,是以经常不能获得正常睡眠为主要表现的一种病证。其症情不一,有难以入睡,睡而易醒,醒后不能再睡,睡眠不深,或整夜不得眠者均谓之失眠。"胃不和则卧不安""虚劳虚烦不得眠",不寐的证型颇多,摘其要为虚、实两证。《景岳全书·不寐》载:"不寐证虽病有不一,然惟知邪正二字则尽之矣。盖寐本乎阴,神其主也,神安则寐,神不安则不寐。其所以不安者,一由邪气之扰,一由营气不足耳。"虚证多属阴血不足,尤与心、脾、肝、肾之阴血不足关系甚密,法当调理脾胃,补心、肝、肾之不足。盖血之来源,受之水谷精微所化生,脾胃健则生化不息。实证多因肝郁化火、食滞痰浊、胃腑不和而致,可疏肝泻热,使火气得除,则心神安宁而寐安;或消食滞,除痰浊,和胃安中,胃和湿除,夜寐则安矣。

本证可单独出现,亦常与心悸、眩晕、头痛、健忘等症状同时并存,患者颇为痛苦。刮痧治疗本病有较好疗效。

（一）取穴

项丛刮、肩胛环、骶丛刮、三脘刮,内关、神门、足三里、丰隆、三阴交、太冲、太溪穴(图5-15)。

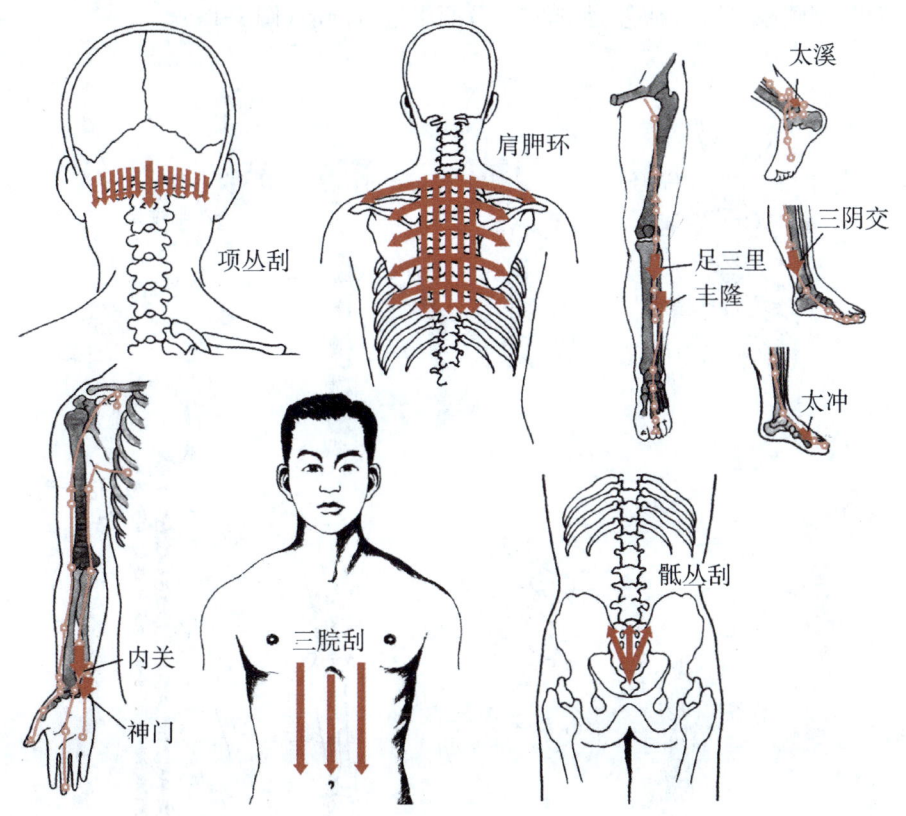

图5-15　不寐取穴

(二) 运板技巧

按常规操作刮治。

十六、痹证

本证最早见于《黄帝内经》，如《素问·痹论》载："所谓痹者，各以其时重感于风寒湿之气也。"痹者，闭阻不通之义也，凡气血流通不畅，经络阻滞，关节活动不灵活多为本病范畴。症见肢体疼痛、麻木、酸胀、屈伸不利及关节强直畸形。本证相当于现代医学之风湿性关节炎、类风湿关节炎、坐骨神经痛等病。肢体关节疼痛，屈伸不利，乃风寒湿邪致病之共同要点。此乃风寒湿三邪合而为痹，闭阻经络，致气血运行不畅，不通则痛；筋脉关节为邪气所扰，缺少气血之濡养，故屈伸不利。治拟祛风通络，散寒除湿，活血化瘀。痹证由经气闭阻而致，刮痧治疗本证见效较快。

(一) 取穴

项三带、肩胛环、佗脊刮、培元刮、骶丛刮、委中三带，肩髃、曲池、合谷、天井、足三里、阳陵泉、悬钟、昆仑、太溪穴。分两组进行刮治（图5-16）。

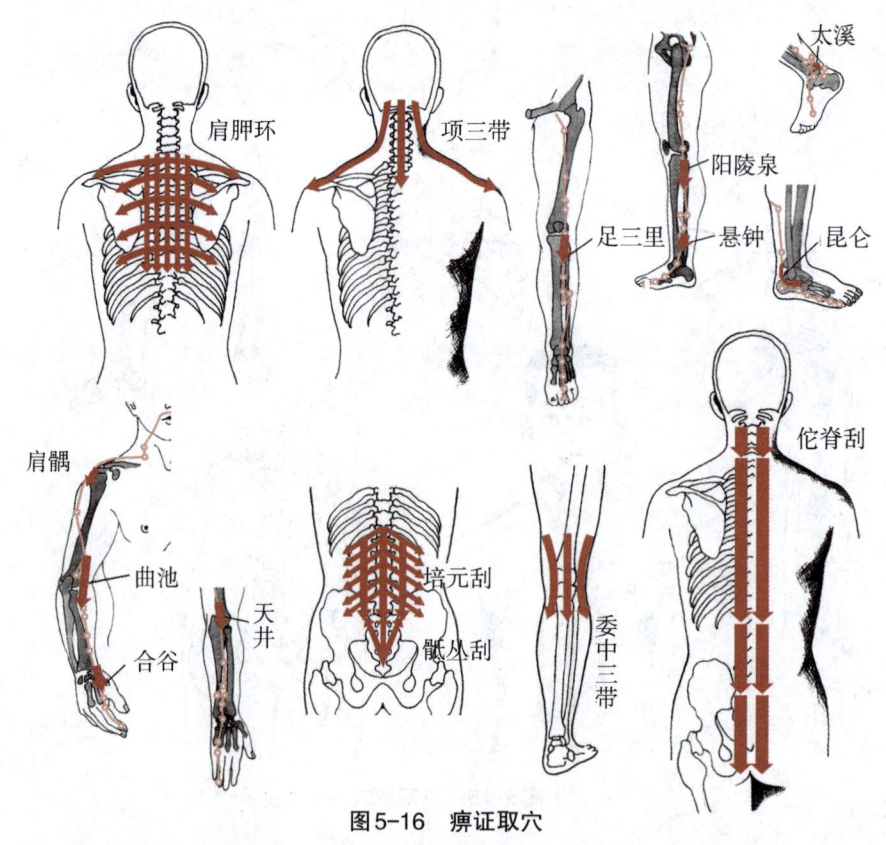

图5-16 痹证取穴

(二)运板技巧

痹证新病多实,以泻法刮之,且以佗脊刮为先导,配合寻找阳性物、压痛点施以弹拨法刮之;久病多虚,以补法刮之,配合灸治则效更佳,应扶正祛邪相结合。慢性经久不愈者以项丛刮、肩胛环、培元刮、骶丛刮、三脘刮、天元刮缓图之。下肢病变明显者以膝病八步赶蟾刮施治,踝关节及足趾疼痛者,以踝周刮治之。痹证顽固不愈者,风痹加灸膈俞穴,寒痹加灸肾俞穴,湿痹加灸脾俞穴,可提高临床治疗效果。

(三)随证加减

痹证新病多实,以泻法刮之,且以佗脊刮为先导,配合寻找阳性物、压痛点施以弹拨法刮之;久病多虚,以补法刮之,配合灸治则效更佳,应扶正祛邪相结合。慢性经久不愈者以项丛刮、肩胛环、培元刮、骶丛刮、三脘刮、天元刮缓图之。下肢病变明显者以膝病八步赶蟾刮施治。踝关节及足趾疼痛者,以踝周刮治之。痹证顽固不愈者,风痹加灸膈俞穴,寒痹加灸肾俞穴,湿痹加灸脾俞穴,可提高临床治疗效果。

十七、癃闭

癃闭是指以小便量少、排尿困难、点滴而出,甚则闭塞不通为主要表现的疾患。本证病位虽主要在膀胱,但正常人体之小便畅通与否,主要赖于三焦气化的正常。而三焦的气化主要依靠肺、脾、肾三脏来维持。此外,各种原因如瘀血、外伤、肿痛、结石等引起尿路阻塞,均能引起癃闭。故明确诊断、对因治疗为首务。

膀胱为水都之官,气化所出,故取培元刮、天元刮为俞募配穴法,以调节膀胱功能而通利小便。四肢为经脉之根,取足太阴脾经合阴陵泉穴,为本经脉气所入,有调节膀胱、促气化、通水道、利水消肿之效,辅三阴交穴疏通脾经的经气,共达健脾利水、清利湿热、通利小便之效。灸肾俞、阴谷穴以振奋肾阳之气机,达温阳益气之功效。

年老久病患者、元气虚者,加灸关元、命门、足三里诸穴其效颇佳。

(一)取穴

四神延、培元刮、骶丛刮、膻中刮、天元刮,阴陵泉、阴谷、三阴交、太溪穴。灸关元、中极穴(图5-17)。

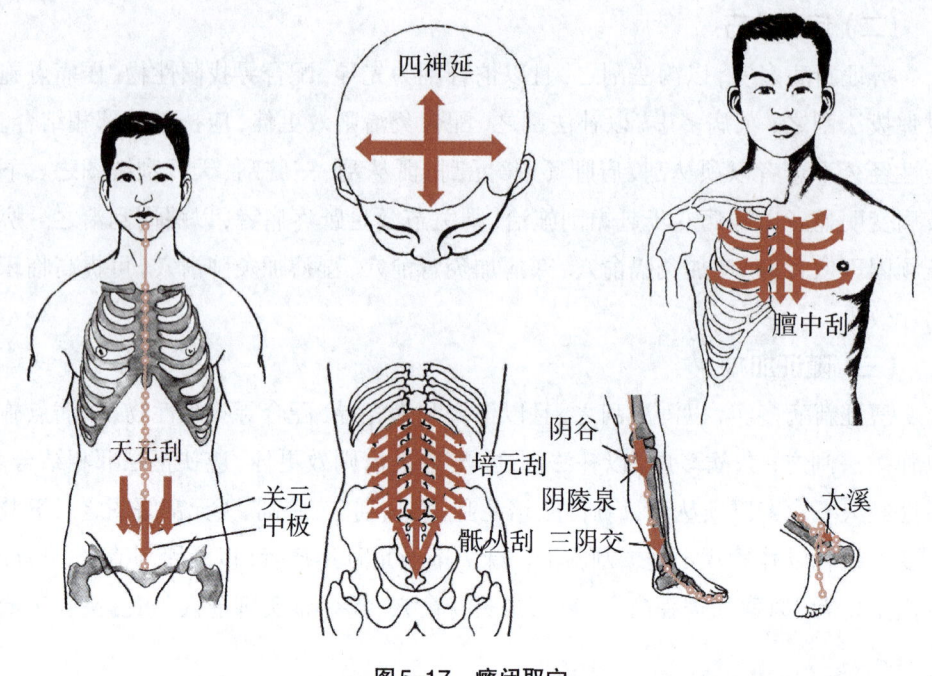

图 5-17 癃闭取穴

(二) 运板技巧

培元刮、骶丛刮以泻法为主,特别是骶丛刮,在熟练的运板技巧下,患者少腹、会阴部会有收缩感,有利于尿液排出。对虚证患者及腹部穴位宜用灸。若治疗1小时后仍不能排尿者,应予导尿处理后,取项丛刮、骶丛刮、天元刮、足三里、三阴交、太冲、太溪穴行保健刮。

十八、遗尿

遗尿一般指5岁以上小儿在睡眠中不自主地小便自遗,醒后方觉者。本病多见于儿童,亦可见于成人排尿前后部分小便失去控制能力、外溢于衣裤,由肾之气化和膀胱制约功能失调而致。

正常尿液排泄,主要与肾和膀胱的开阖功能有关。肾司固藏,主气化;膀胱有储藏和排泄小便的作用。若肾气不足,下元不能固摄,每致膀胱约束无权,则患遗尿。

本证主要原因是大脑排尿中枢发育不良,项丛刮能调节大脑皮质及皮质下中枢的功能;培元刮有充益肾气、固摄下元的作用,并能振奋阳气;骶丛刮对治疗遗尿有良好的效果;天元刮与膀胱相应,有固下元、缩小便、涩精止带之功。四者配合相得益彰。而关元为足三阴、任脉交会穴，乃精血之室，元气所得，是人生之关要，能补肾益气。三阴交穴统补足三阴经之经气，从而加强膀胱约束之功能，为治疗遗尿必不可少的经验要穴。肾俞、太溪穴伍用，补益肾气，肾气充实，则膀胱约束有权。足三里补中益气，有强健身体之功效。内关、神门穴配伍，可收宁心安神之功。

此外，应自幼培养儿童按时排尿的好习惯，生活须有规律，勿使其过度劳累，临睡前令患儿排空小便，少进汤水，培养每晚自行排尿的良好习惯，也可减少遗尿发生。

（一）取穴

项丛刮、培元刮、骶丛刮、天元刮，内关、神门、足三里、三阴交、太溪穴（图5-18）。

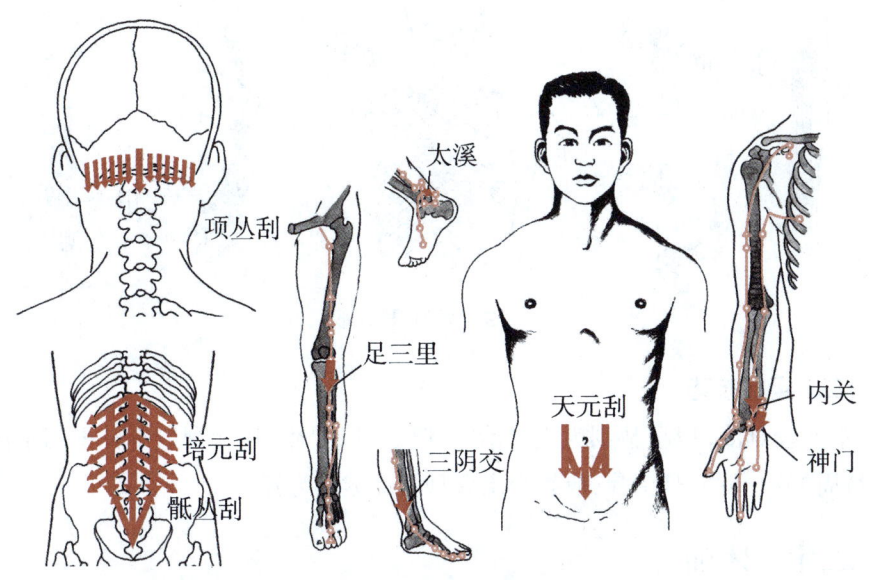

图5-18 遗尿取穴

（二）运板技巧

运板要求参照相关章节。若配合灸关元可提高疗效。

十九、耳鸣、耳聋

耳鸣指听觉器官没有受外界噪声影响，而自觉耳内鸣响时作，有蝉鸣、涛声等。耳聋是指不同程度的听觉减退，声音闭塞或不闻其声而全聋。

（一）取穴

维风双带、项丛刮、肩胛环、培元刮，外关、中渚、合谷、足三里、三阴交、太冲、太溪穴(图5-19)。

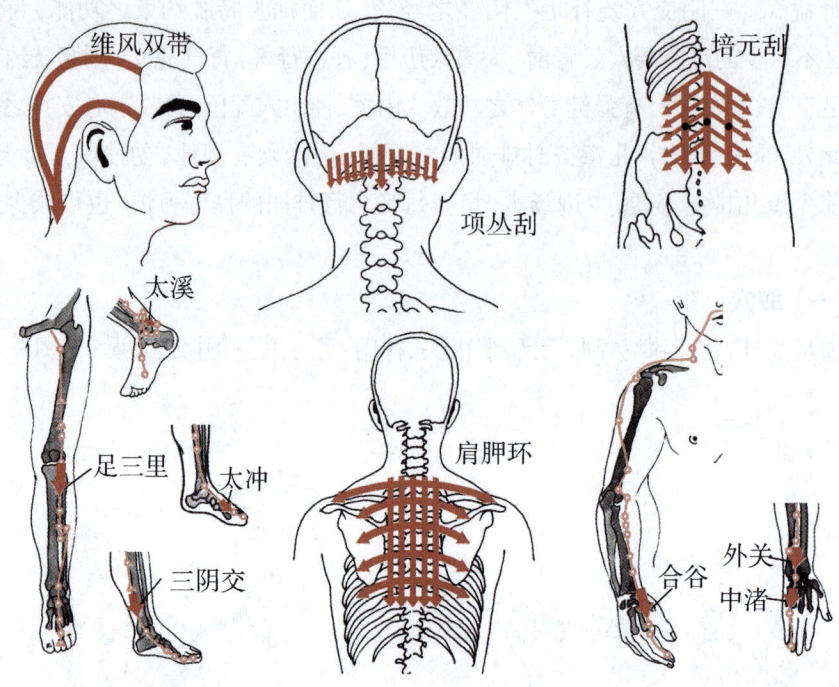

图5-19 耳鸣、耳聋取穴

(二) 运板技巧

本证较难治,以项丛刮为主要治疗部位。肩胛环、培元刮以平补平泻手法刮之,每周2次。除常规治疗,应教会患者日常保健刮为好。

二十、牙痛

牙痛为口腔疾病中的常见症状。现代医学之龋病、牙龈炎、牙周病等均可见牙痛症状。牙痛虽非大病,然而给患者带来很大痛苦。龋病及坏死性牙髓炎患者应至口腔科及时医治。

(一) 取穴

项丛刮、颌带刮、下关、颊车、合谷、太溪、内庭穴(图5-20)。

(二) 运板技巧

一般以泻法刮之,合谷穴应交叉取穴,即右侧牙痛取左手合谷,左侧牙痛取右手合谷,以点、按手法刮之。项丛刮以平补平泻法刮之。若症见面颊肿胀,肿胀部位及颌带刮禁刮。

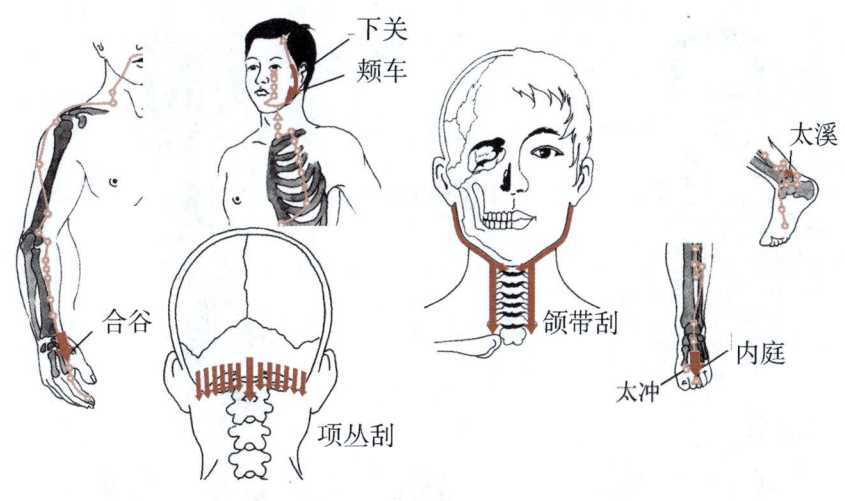

图 5-20　牙痛取穴

二十一、咽喉肿痛

咽喉肿痛是五官科常见症状,包括现代医学的急性扁桃体炎,急、慢性咽炎等。症见咽喉肿痛,吞咽不利,伴有恶寒、发热等。咽炎、喉炎、扁桃体炎均发生于咽腔,可单独发病,亦可两病同时发作,常因急性期治疗不当而转变为慢性病,临床常与感冒密切相关。据多年临床观察,单独采用项丛刮一法,作为保健刮,可少感冒、不感冒则咽病自安。

(一) 取穴

天突刮、项丛刮、项三带、曲池、外关、合谷、鱼际、少商、足三里、丰隆、太溪穴(图 5-21)。

(二) 运板技巧

先行天突刮,亦可于天突穴处行闪罐治疗;于合谷、少商穴行点、按手法刮治。急性者泻刮外关、鱼际穴;慢性者施项丛刮,应坚持治疗。

(三) 随证加减

风热证患者症见咽喉红肿疼痛,恶寒发热,咳嗽声嘶,吞咽不利,治宜疏风清肺利咽,取手太阴及手阳明经穴、天突刮、项三带为主,以平补平泻法运板刮之;实热证患者症见咽喉肿痛,高热,口渴,头痛,大便秘结,小便黄赤,口臭,全身疼痛,治宜清胃热,利咽喉,取手足阳明经穴、项三带、肩胛环、肘窝刮、委中三带为主,以泻法运板刮之,亦可于少商穴点刺放血;虚热证患者,症见咽喉稍有红肿,疼痛较

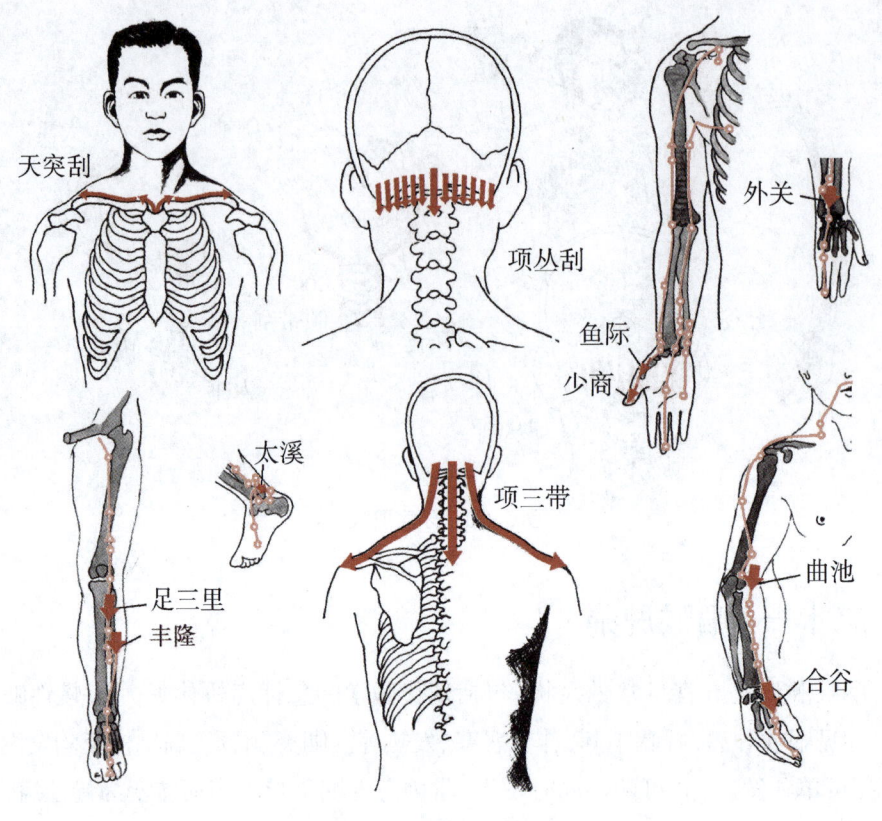

图5-21 咽喉肿痛取穴

轻,口干舌燥,五心烦热,治宜滋阴降火,取手太阴经及足少阴经穴、项丛刮、肩胛环、培元刮、膻中刮为主,以补法或平补平泻法运板刮之。

第二节 循环系统疾病

一、高血压

高血压是临床常见病,是指在安静情况下动脉压升高,超过正常值为主的综合征,继而产生复杂的心、脑、肾等内脏病变。临床常见症状有头痛、眩晕、耳鸣、心悸、失眠、胸闷等。

凡血压超过140/90 mmHg即可诊断为高血压。本病是一种严重危害健康的常见病。应去正规医院治疗,刮痧辅之。

全头刮,以项丛刮为重点。刮痧先刮头,头部既有经络相连,又有眼、耳、鼻、口等诸窍。因此,许多疾病的证候都会反应到头部。头为诸阳之会,脑为元神之府,百脉所通。大脑是保证人体统一协调和对外界环境进行适应的最高司令部;心脑同源,一切生命活动皆听命于脑。刮头对心血管系统有控制和调节作用,可以调节血液循环。心脑血管和神经系统方面的疾病应先刮拭头部,起到放松头部缓解不适症状的作用。脊髓连接大脑,再发出背、脊神经分布全身。督脉是脊髓相对应的体表部位,足太阳膀胱经是脊神经根和神经节相对应的体表区域。刮拭项部、颈部、督脉和足太阳膀胱经就能够对高血压起到调节作用,可缓解高血压病证。

(一) 取穴

四神延、项丛刮、项三带、肩胛环、膻中刮、曲池、合谷、内关、风市、足三里、三阴交、太冲、太溪穴(图5-22)。

(二) 运板技巧

先以平补平泻手法刮四神延、项丛刮,继以泻法刮拭肩胛环、纵五带加强刮拭

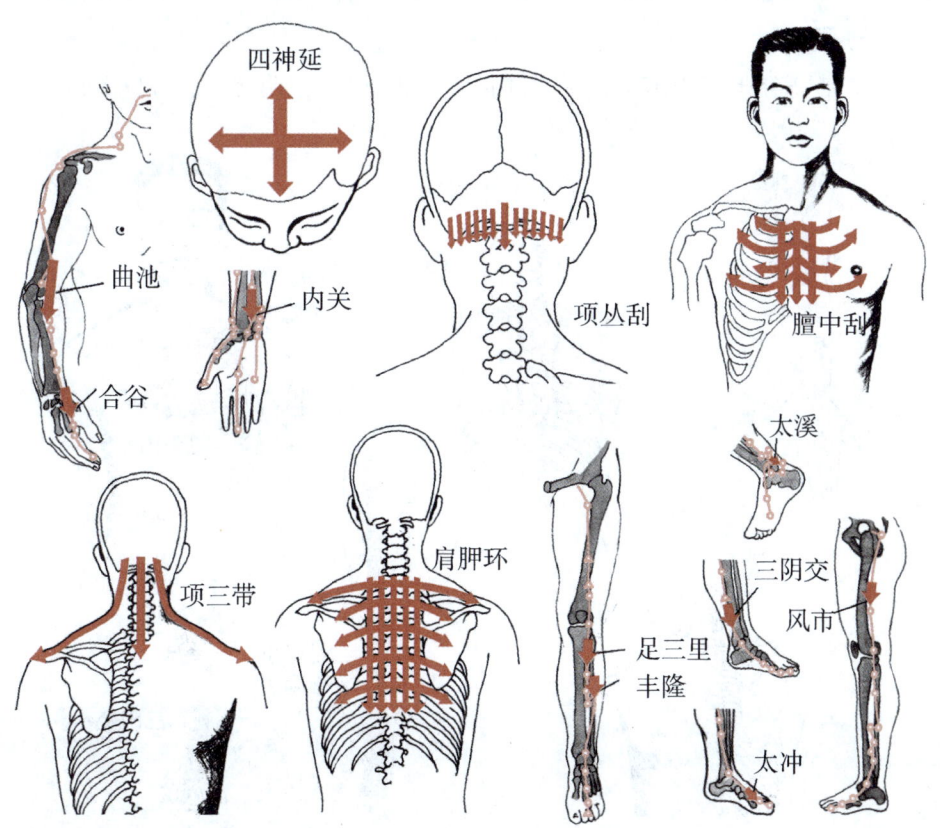

图5-22 高血压取穴

(督脉一行应以轻手法刮之),有较好的降压效果;项三带以泻法刮拭,要求沿途用力一致,不可有"空板",肩井穴处尤为重要,可配合拔罐;刮四肢部时要求刮拭面尽量拉长,于曲池、合谷、风市、足三里、三阴交穴处重点加强刮拭。

(三)随证加减

头痛、耳鸣、烦躁、口苦者多刮风池、头维、侠溪、行间、太冲穴;头昏、头重、胸闷恶心、乏力、食欲不振者多刮三脘刮、内关、丰隆、梁丘穴;耳鸣、腰膝酸软、尿频者多刮培元刮、骶丛刮、天元刮、委中三带、太溪、足三里穴。

二、冠状动脉粥样硬化性心脏病

冠状动脉粥样硬化性心脏病(简称冠心病),是指冠状动脉发生粥样硬化所致心肌缺血、缺氧而引起的一系列症状,属于中医学"胸痹""胸痛"范畴。临床主要表现为胸闷、心悸、心前区刺痛,可向左肩臂或小指、环指方向放射,伴心烦易怒、头晕耳鸣等。本病男性多于女性,多发生于40岁以上者。刮痧可作为本病的辅助治疗。

(一)取穴

项三带、肩胛环、膻中刮,内关、神门、足三里、丰隆、三阴交、太冲穴(图5-23)。

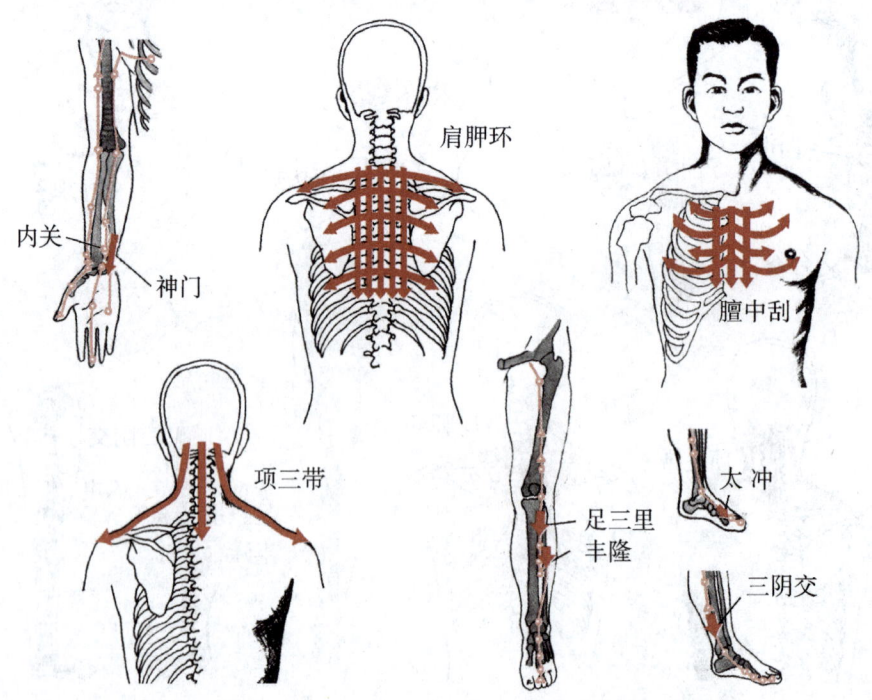

图5-23 冠状动脉粥样硬化性心脏病

（二）运板技巧

发作时首取内关穴,用刮板厚角行点、按手法刮治,要求有酸、麻、胀或走窜感;次取肩胛环,以纵五带为重点刮拭(督脉一行轻刮之),要求出痧。膻中刮则宜轻手法刮之,四肢部刮拭面尽量拉长,手少阴心经从灵道穴起刮,沿通里、阴郄、神门刮至少府穴。日常保健刮取项丛刮、肩胛环、膻中刮、天元刮、足三里穴为主。重症者点、按水沟,灸关元、气海穴。

（三）随证加减

心慌、多梦、怕声响,易惊多刮膻中刮、三脘刮、肩胛环、灵神刮,胆俞、心俞、太溪穴;心烦失眠,睡时出汗,手脚心热多刮培元刮、骶丛刮、膻中刮、三脘刮、灵神刮,三阴交、太溪穴;胸闷,心前隐隐作痛,唇暗多刮项三带、肩胛环、膻中刮、三脘刮,孔最、血海、内关、合谷、膈俞穴。

三、高脂血症

高脂血症系多种原因引起的人体脂类代谢异常,造成血浆中胆固醇或三酰甘油等高于正常值。

（一）取穴

四神延、项三带、肩胛环、膻中刮、三脘刮,曲池、内关、足三里、丰隆、三阴交、太冲穴(图5-24)。

（二）运板技巧

肩胛环为首选刮拭部位,然后于背部寻找阳性反应物并行弹拨运板手法,再配以拔罐,有助于提高疗效。亦可配合灸法治疗。

第三节　代谢性疾病

一、糖尿病

糖尿病是一种以糖代谢紊乱为主的慢性内分泌疾病。临床以烦渴、多饮、多食、多尿、消瘦、高血糖和尿糖阳性为主要表现,属中医学"消渴""消瘅"范畴。本病的发生与素体阴虚、嗜食肥甘、情志失调有关,病机为阴虚燥热、消损津液。刮痧为本病较好的辅助疗法,值得重视的是糖尿病患者抗病能力差,刮痧禁用重手法刮拭,不强求出痧,一般以平补平泻手法为要,尤以双下肢更应注意保护。重症

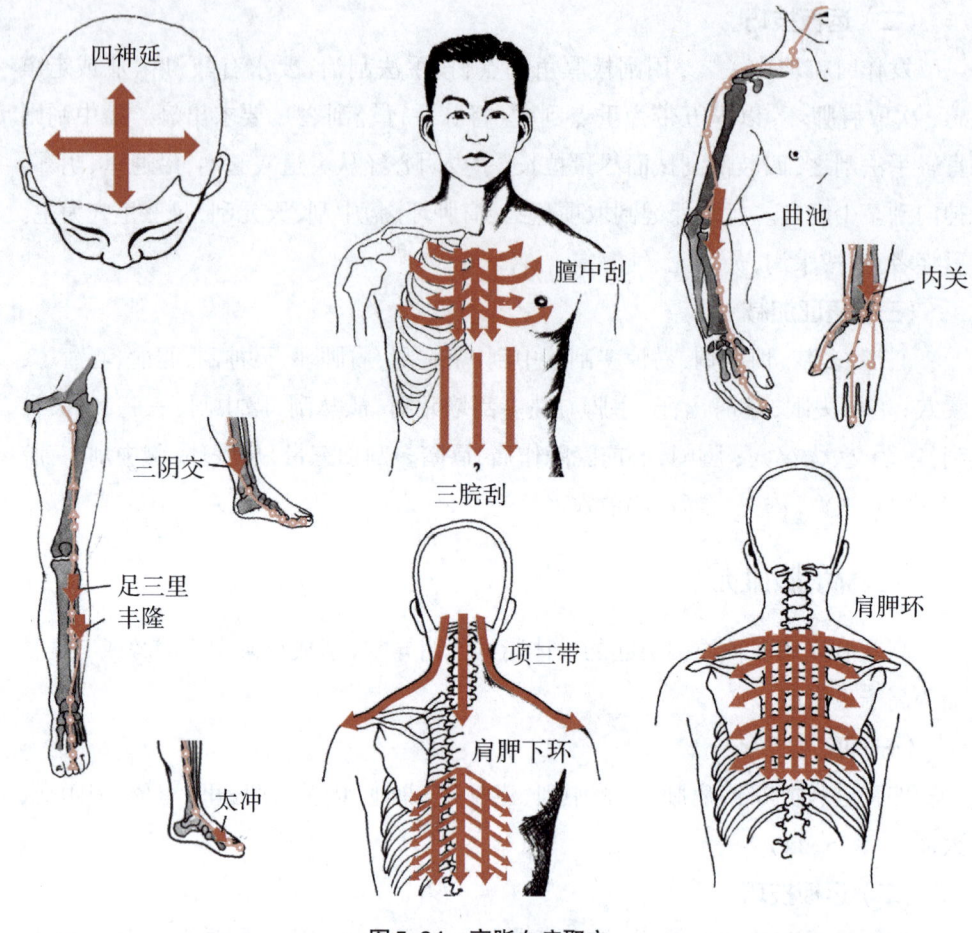

图 5-24 高脂血症取穴

患者禁刮。

（一）取穴

项丛刮、肩胛环、培元刮、骶丛刮、三脘刮、天元刮、委中三带，曲池、合谷、鱼际、内关、足三里、复溜、三阴交、太溪、太冲、内庭穴，胃脘下俞穴为重点刮治穴位（图5-25）。

（二）运板技巧

按常规操作刮治。若配合灸气海、关元、命门、肾俞穴，可提高疗效。

（三）随证加减

口干、口渴多加刮承浆、巨阙、三阴交、太溪、鱼际穴；善饥者多刮肩胛环、三脘刮、内庭、三阴交穴；多尿者多刮培元刮、天元刮、石门、命门、肾俞、三阴交、复

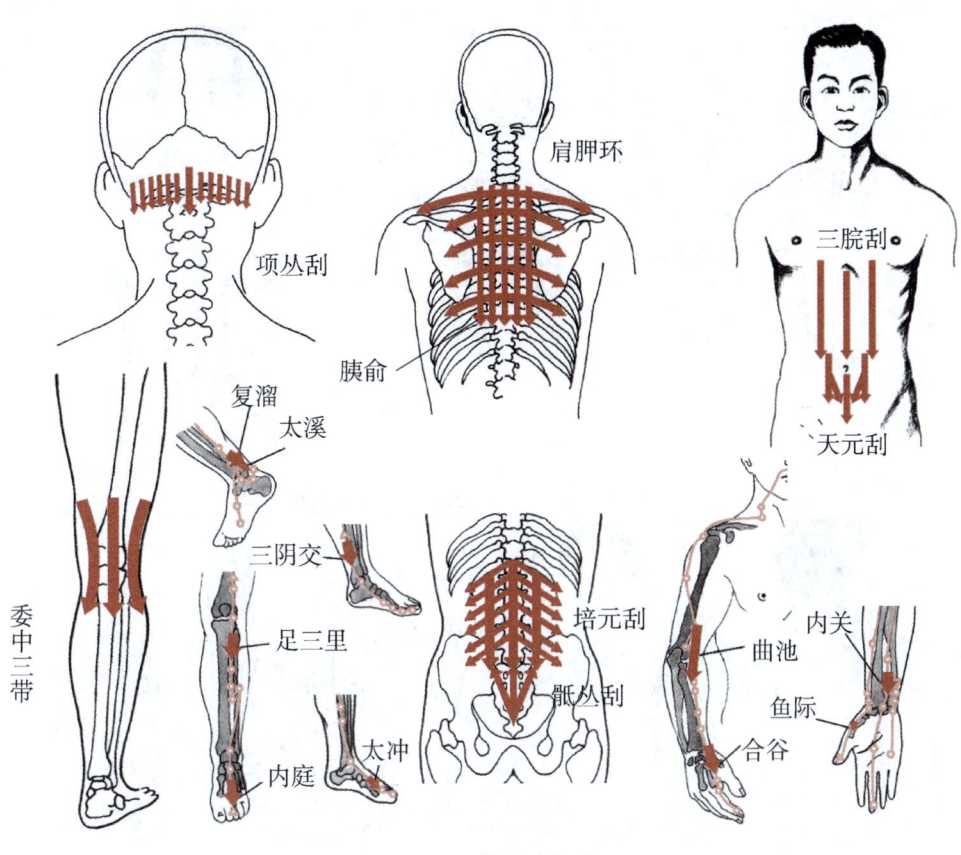

图 5-25 糖尿病取穴

溜、水泉穴;便秘者多刮腹部五带刮、丰隆、阳陵泉、支沟、二间穴。

二、痛风

痛风是长期嘌呤代谢障碍引起血尿酸浓度过高,并沉积于关节、软组织、软骨、骨骺、肾脏等组织而形成的一种疾病。多见于中年以上男性,可有家族史。临床表现为反复发作的急性或慢性痛风性关节炎,病久出现痛风石,甚至关节畸形,受累关节以第一跖趾关节为多见,伴有肾尿酸结石或痛风性肾实质病变、尿路结石的发生。本病属于中医学"痹证""历节风"范畴。

(一)取穴

项丛刮、肩胛环、培元刮、骶丛刮、三脘刮、肩前带、肩后带、膝病八步赶蟾刮、踝周刮,曲池、外关、阳池、大陵、合谷穴(图 5-26)。

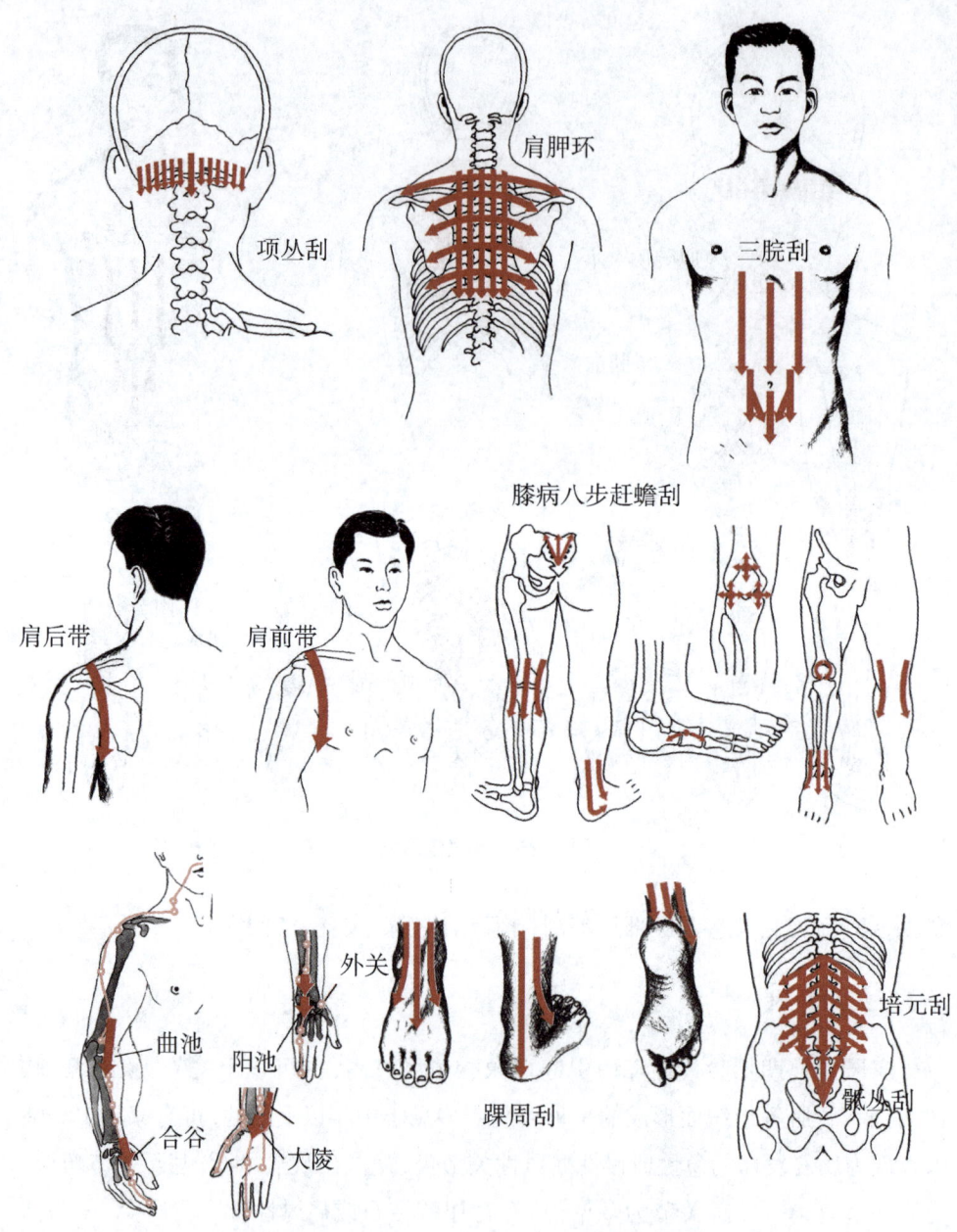

图 5-26 痛风取穴

(二) 运板技巧

掌指关节结合处行点、按、揉运板法刮治。跖趾关节处为常见多发部位,取骶丛刮、委中三带、踝周刮。足大趾重点刮拭,先以补法倒刮,继则稍增板压,以患者能耐受为度。应特别注意以不刮破皮肤为准则,亦可配合局部隔姜灸。

第四节 呼吸系统疾病

一、上呼吸道感染

上呼吸道感染为鼻、咽喉部急性炎症的总称,由病毒或细菌感染引起。临床表现为鼻塞、流涕、咽痛、咳嗽、头痛等全身不适为主要症状。常年可以多次发生,尤以冬季、春季多见。

(一) 取穴

颞三片、项丛刮、项三带、肩胛环,曲池、尺泽、合谷穴(图5-27)。

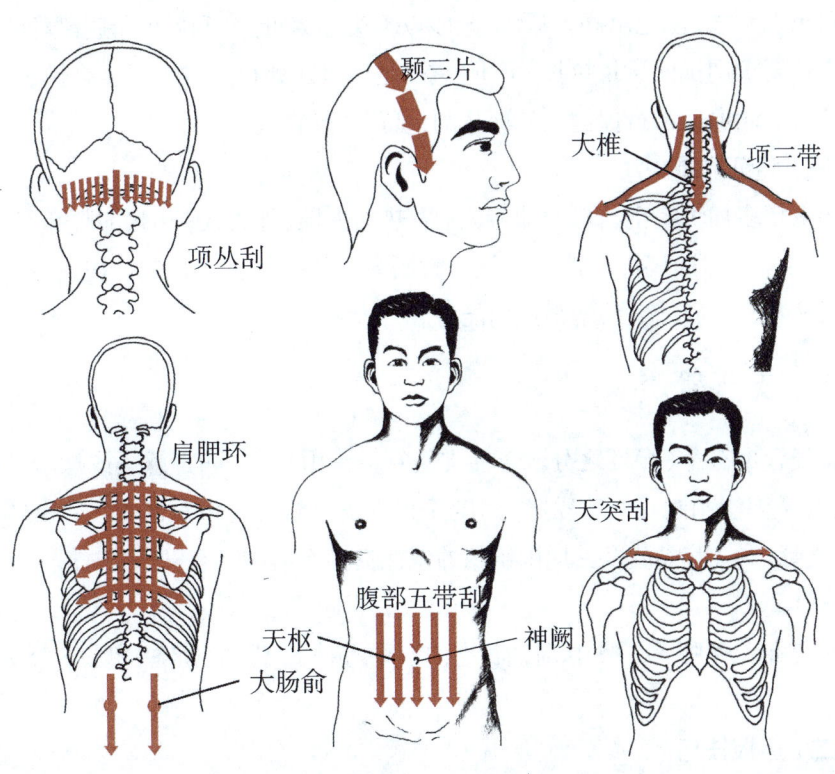

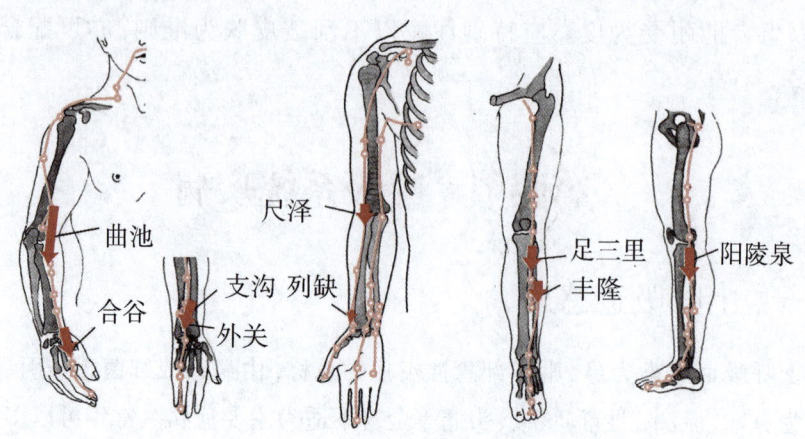

图 5-27 上呼吸道感染取穴

(二)运板技巧

首刮项三带,以泻法刮之,肩井处可加拔罐。项丛刮以平补平泻手法刮拭,肩胛环可重点刮拭,使之出痧。咽痒、呛咳以天突刮为重点,刮后可行闪罐配合。四肢部穴位要求刮拭面尽量拉长,可于合谷、足三里穴处行点、按、揉复合性手法,以加强疗效。病愈后常行保健刮如项丛刮,可预防感冒。

(三)随证加减

咳嗽痰多加天突刮,列缺、丰隆穴;发热加大椎、外关穴;便秘加腹部五带刮,阳陵泉、支沟穴;腹泻加灵神刮,天枢、大肠俞、足三里、上巨虚穴。病愈后常行保健刮项丛刮,可预防感冒,增强抗病能力。

二、支气管炎

支气管炎有急、慢性之分。急性支气管炎是由细菌、病毒感染或烟尘微粒等物理、化学因素刺激支气管黏膜而引起;慢性支气管炎可由急性支气管炎转化而来,因气管、支气管黏膜及其周围组织的慢性炎症而形成。

(一)取穴

项三带、肩胛环、膻中刮,曲池、尺泽、鱼际、合谷、足三里、丰隆穴(图5-28)。

(二)运板技巧

刮项三带、肩胛环,对上背部畏寒、背肌冷痛一刮而解。恶寒发热多膻中刮,化痰多刮曲池、尺泽、丰隆穴。

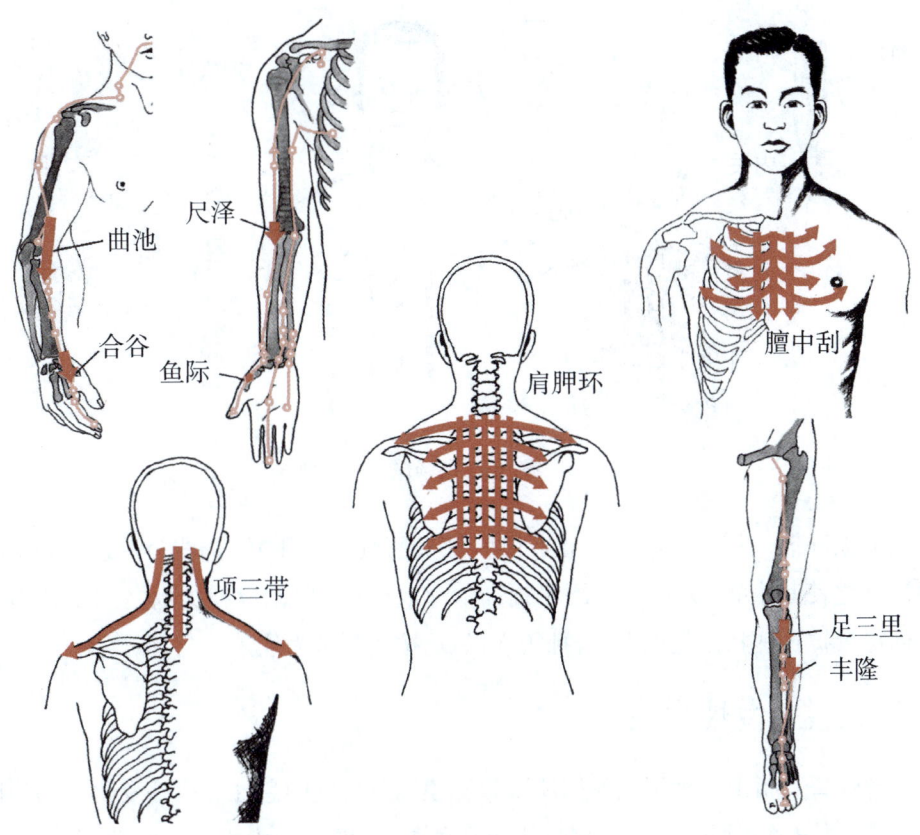

图 5-28 支气管炎取穴

第五节 消化系统疾病

一、胃、十二指肠球部溃疡

本病为消化道常见病,以反复发作性上腹部疼痛为特点。胃溃疡多在饭后痛,十二指肠球部溃疡多在空腹时疼痛。空腹疼痛为隐痛、烧灼痛、锐痛、饥饿痛或剧痛伴有嗳气、反酸、恶心、呕吐等状况。

平时注意大便情况,一旦发现黑便,及时赴院医治,禁刮痧治疗。

(一)取穴

肩胛环、三脘刮、曲池、内关、足三里、三阴交、公孙、太冲穴(图5-29)。

(二)运板技巧

本病刮痧治疗以三脘刮、肩胛环为主要部位,以脾、胃经穴位相辅之。肩胛环

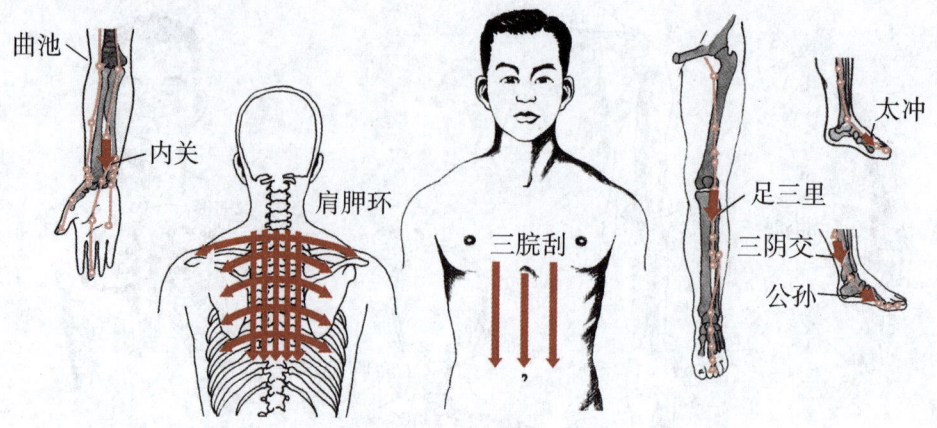

图5-29 胃、十二指肠球部溃疡取穴

一般取纵五带,以佗脊刮(第7至第12胸椎)、膀胱经背部第1侧线为首选,以稍重手法刮之使其出痧,并配以拔罐可提高治疗效果;三脘刮以补法刮之;四肢部刮拭面尽量拉长,内关、足三里、公孙等穴以点、按法刮拭为佳。

二、急、慢性胃炎

急性胃炎指由各种不同原因所致胃黏膜以及胃壁的急性炎症性变化,因常伴有肠炎,故又称胃肠炎。本病多发生于夏秋季节,常因饮食不当而引起,起病急,临床表现为恶心、呕吐、上腹部不适,甚至绞痛、食欲减退,可伴急性水样腹泻,严重者可出现发热、脱水、休克等症状,属于中医学"呕吐""胃脘痛"范畴。

(一)急性胃炎取穴

轻手法刮三脘刮、天元刮;肩胛二环(肩胛环、肩胛下环)、佗脊刮、培元刮、骶丛刮,内关、足三里、三阴交、公孙穴(图5-30)。

运板技巧

三脘刮以轻柔手法刮拭;天元刮以平补平泻手法刮拭,于两侧天枢穴及关元穴处拔罐;肩胛环可以重手法刮拭,且以佗脊刮(第7至第12胸椎)为重点刮拭,症状严重者可于天宗穴处泻刮至出痧,并加以拔罐;内关、公孙穴以点、按、揉复合性手法为主。

慢性胃炎是由不同病因引起的胃黏膜慢性炎症或萎缩性病变,属于中医学"胃脘痛"范畴。临床常见症状有进食后饱胀、嗳气,可有食欲减退、恶心、呕吐等症状,常反复发作。

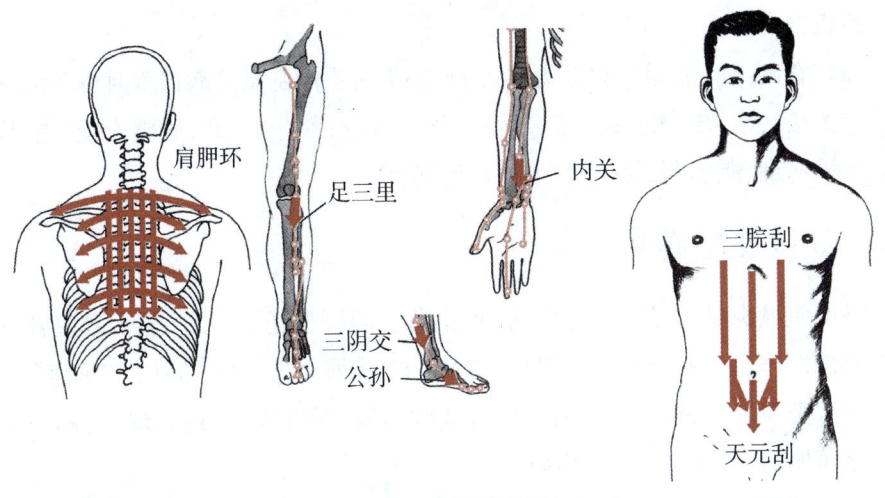

图 5-30　急性胃炎取穴

(二) 慢性胃炎取穴

肩胛环、佗脊刮、三脘刮、天元刮，内关、足三里、三阴交、公孙、太冲穴（图5-31）。

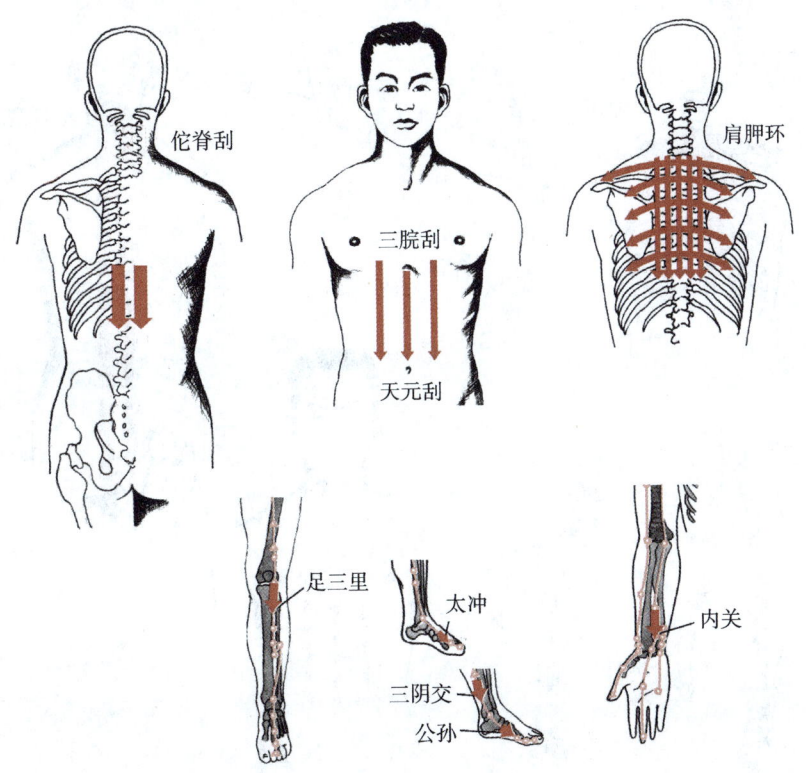

图 5-31　慢性胃炎取穴

运板技巧

以佗脊刮、内关、足三里穴为主,用平补平泻手法刮拭。病情重时可于佗脊刮处行弹拨法,点、按、揉内关、足三里、公孙穴,以患者有酸、麻、胀感为佳。症状稳定后以项丛刮、骶丛刮,足三里、天枢穴善其后。

三、慢性胆囊炎

慢性胆囊炎是常见的胆道疾病,可由急性胆囊炎迁延而致,但多数患者以往并无急性发作史,就诊时即为慢性胆囊炎。本病属于中医学"胁痛""黄疸"等范畴。临床表现为腹胀,上腹或右上腹持续性钝痛、嗳气等,当进食油煎、脂肪类食物后疼痛加剧,可伴右肩胛区疼痛。

(一) 取穴

肩胛环、佗脊刮、三脘刮,曲池、内关、合谷、足三里、阳陵泉、三阴交、太冲穴(图5-32)。

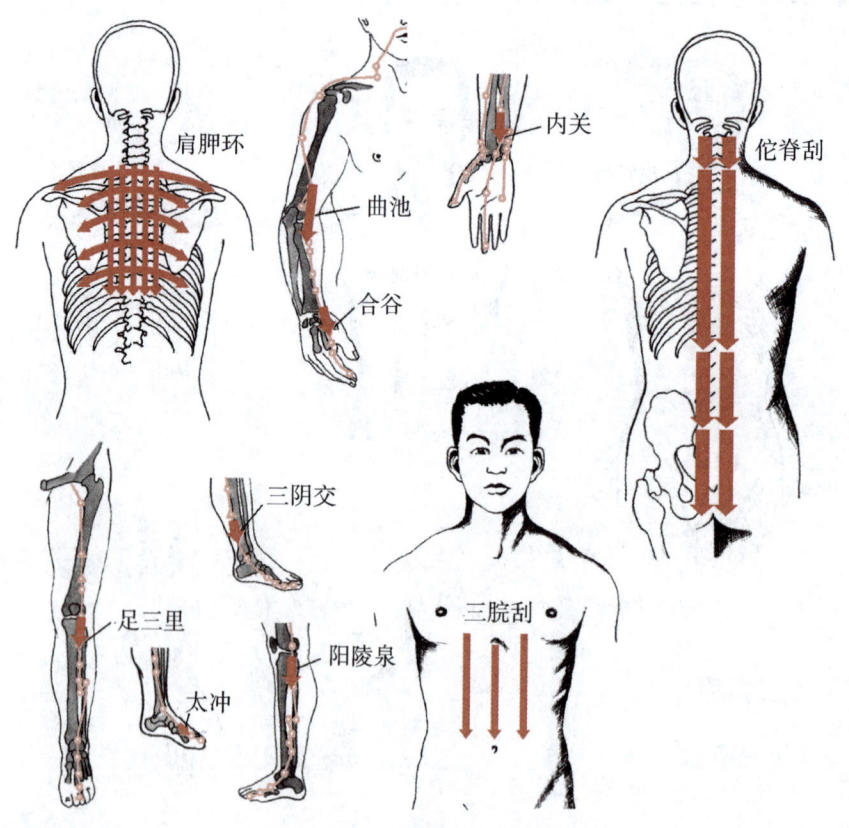

图5-32 慢性胆囊炎取穴

(二)运板技巧

首刮肩胛环,以纵五带为主,加强佗脊刮部位的刮治,可于背部找压痛点,行重手法(先轻后重)刮至出痧,配以拔罐;三脘刮以平补平泻手法刮拭;内关、合谷、太冲穴,以点、按、揉手法刮治。急性发作期以重手法为主;慢性期可取项三带、肩胛环、骶丛刮,足三里、胆囊穴行保健刮,可减少发作。

第六节 泌尿生殖系统疾病

一、尿路感染

尿路感染是由各种原因引起的输尿管炎及膀胱炎症,属于中医学"淋证"范畴。临床常见症状有尿频、尿急、尿痛、尿道分泌物较多,可有血尿、脓尿或伴有发热,周身不适,下腹坠胀感等。

(一)取穴

培元刮、骶丛刮、天元刮,曲泉、三阴交、太溪穴(图5-33)。

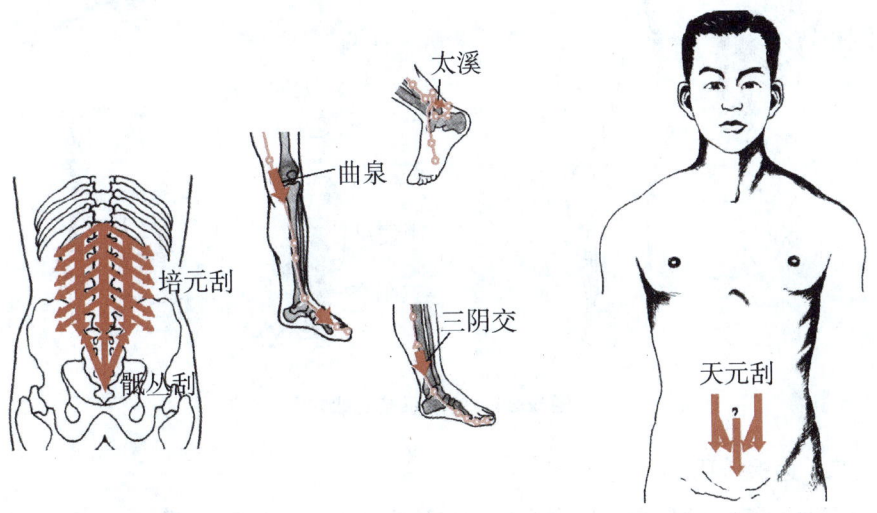

图5-33 尿路感染取穴

(二)运板技巧

按常规操作刮治(此略)。

二、泌尿系结石

泌尿系结石系肾结石、输尿管结石、膀胱结石、尿道结石的总称。多反复发作,缠绵难治。其病变为结石形成后在泌尿系统造成局部创伤、梗阻或并发感染。表现为腰腹绞痛,甚则剧痛难忍,或隐痛不止和血尿,或伴有尿频、尿急、尿痛等症状。

(一) 取穴

首刮培元刮、骶丛刮、佗脊刮(第9胸椎至第2腰椎)、天元刮,曲池、足三里、三阴交、阴陵泉、太冲穴(图5-34)。

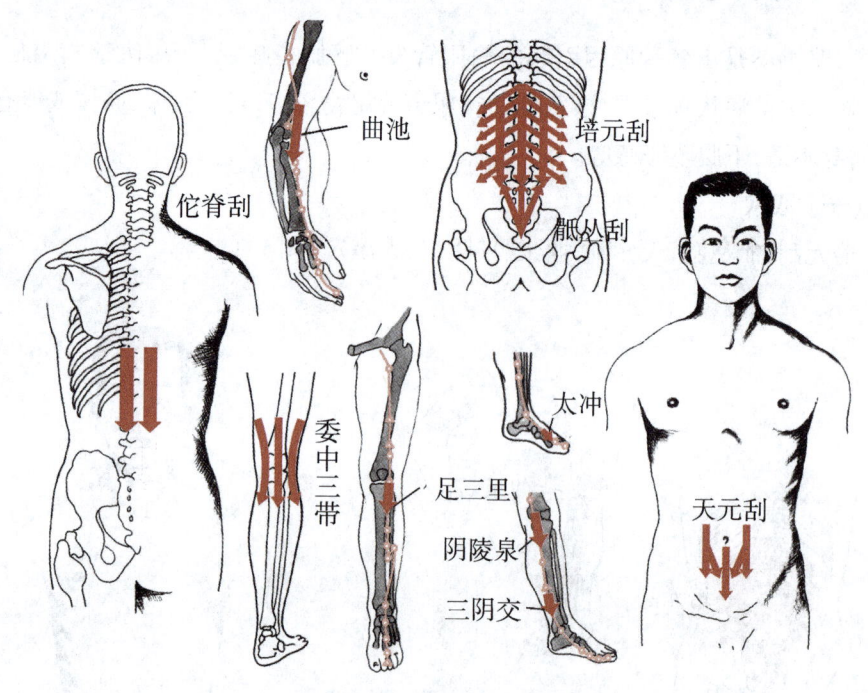

图5-34 泌尿系结石取穴

(二) 运板技巧

首刮培元刮、骶丛刮。佗脊刮以弹拨法刮之,并于腰骶部寻找压痛点、阳性反应物进行刮治,再配以拔罐。

三、慢性前列腺炎

慢性前列腺炎是成年男性常见病,临床表现为尿频、轻度尿急、排尿时有尿痛或尿道灼热感、排尿困难,甚至可有尿潴留,会阴部及肛门部有钝痛、坠胀感,可伴有头晕眼花、腰膝酸软、乏力等症状。

(一) 取穴

培元刮、骶丛刮、天元刮、委中三带、阴陵泉、三阴交、太冲、太溪穴(图5-35)。

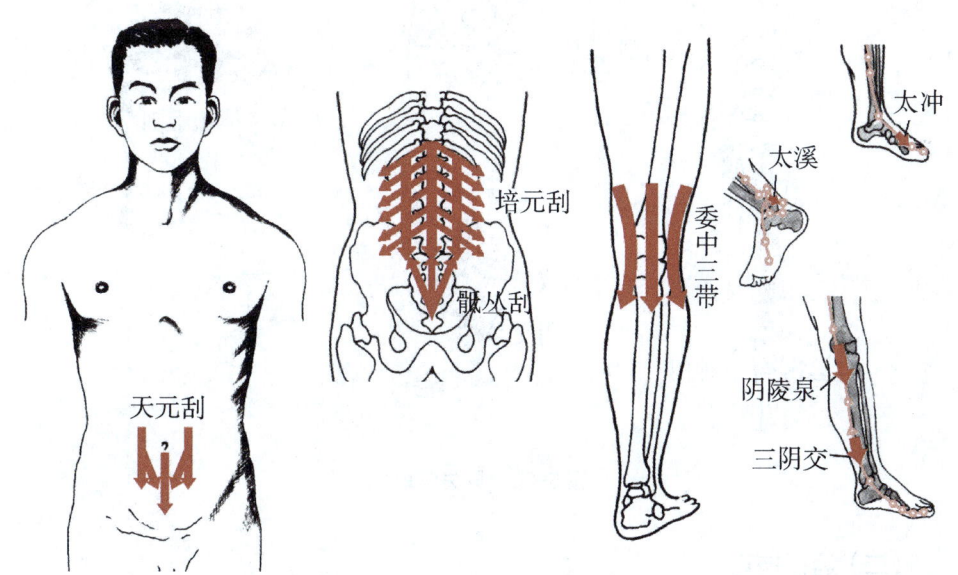

图5-35　慢性前列腺炎取穴

(二) 运板技巧

培元刮、骶丛刮,阴陵泉、三阴交、太溪穴为首选刮治部位。培元刮以平补平泻手法刮拭,于双侧肾俞处配以拔罐。骶丛刮运板要求先摸清八髎穴(骶后孔)的确切位置。起板于长强穴之稍上方,尾骨略下方,落板稍轻,呈45°斜向两侧倒刮,用刮板厚角侧于骶孔处逐渐加压且短暂停留,可配合点、按手法。要求患者有骶部肌群收缩感,伴酸、胀、痛、痒感,若有收小腹、提肛、缩阴感更佳。

四、尿失禁

尿失禁指尿液不自主地排出,或尿液失控而滴沥,可因咳嗽、喷嚏、用力等因素造成尿液外溢。

(一) 取穴

项丛刮、培元刮、骶丛刮、膻中刮,内关、神门、阴陵泉、三阴交、太溪穴(图5-36)。

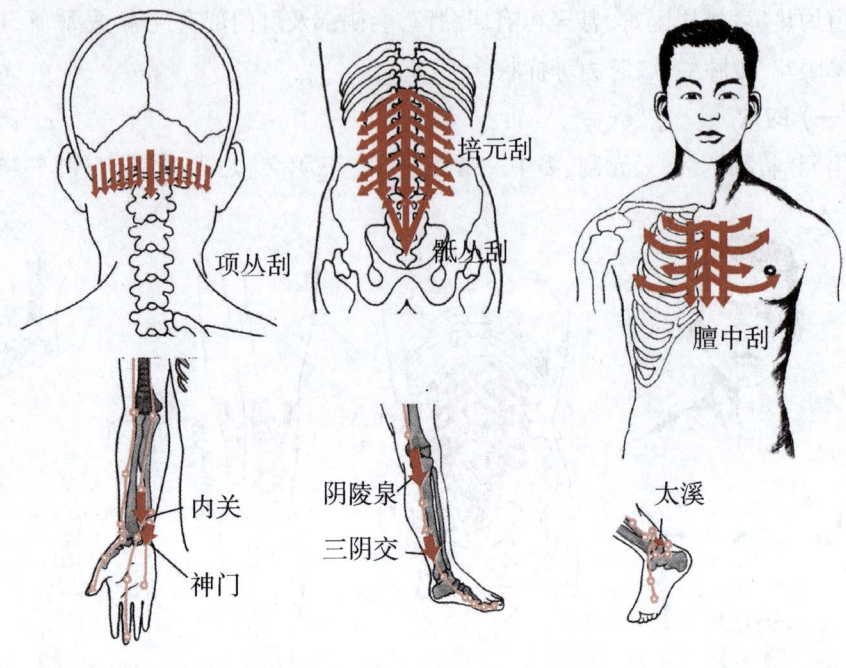

图 5-36 尿失禁取穴

(二) 运板技巧

按常规操作刮治(此略)。

第七节 妇科疾病

一、月经不调

月经不调指其周期、经量、经色、经质任何一方面发生异常改变的妇科常见病。常见有月经先期、月经后期、先后不定期以及月经量过多或过少等。可伴有心烦易怒、食欲不振、失眠、少腹胀痛不舒、头晕眼花等。

(一) 取穴

天元刮、培元刮、佗脊刮、骶丛刮,足三里、三阴交穴。月经先期取骶丛刮、腹部五带刮,行间、中封穴;月经后期取天元刮,气海、足三里穴;月经先后不定期取项丛刮、肩胛环,血海穴(图5-37)。

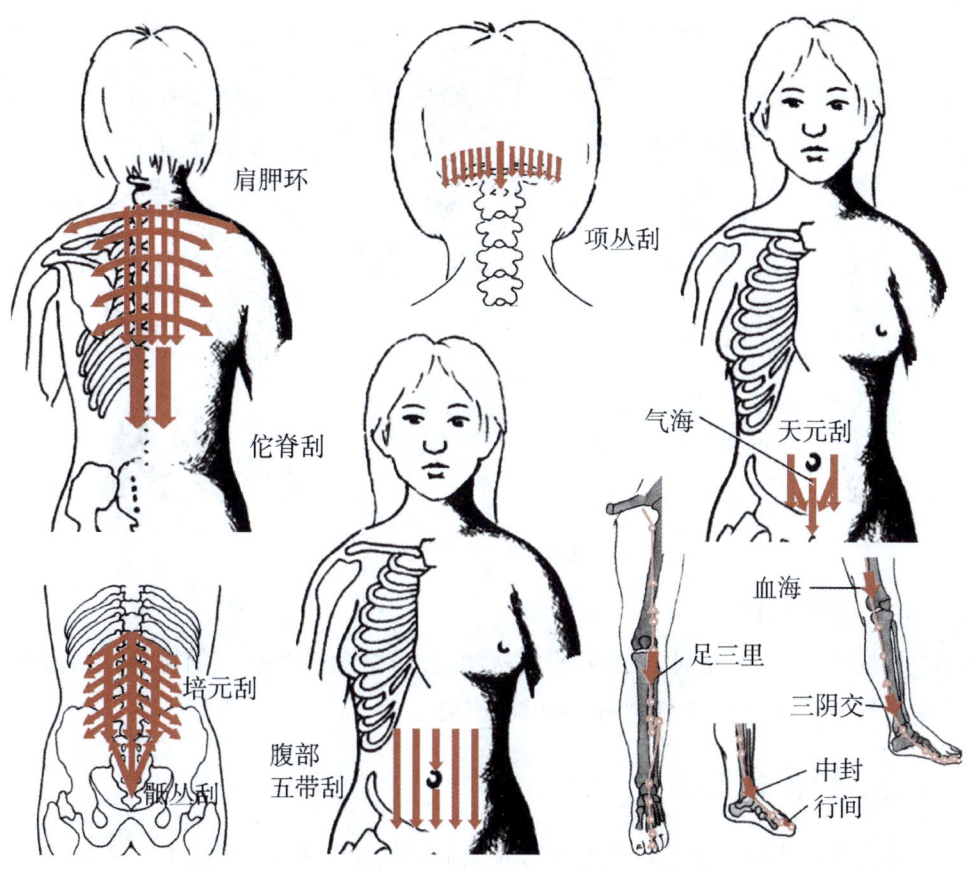

图 5-37 月经不调取穴

(二) 运板技巧

首刮佗脊刮,以点、按、弹拨法刮之,若能先找压痛点及阳性反应物则效更佳;次刮骶丛刮,以平补平泻法刮之。天元刮以补法刮之。

二、带下

带下系指妇女阴道分泌物增多的一种病症,是临床常见病、多发病。症见面色萎黄,精神疲倦,腰膝酸软乏力,小腹坠胀等。带下病属于现代医学的阴道炎、宫颈炎、盆腔炎及妇科肿瘤引起的带下异常。

(一) 取穴

项丛刮、培元刮、骶丛刮、天元刮,血海、足三里、三阴交、太冲、照海、隐白穴(图5-38)。

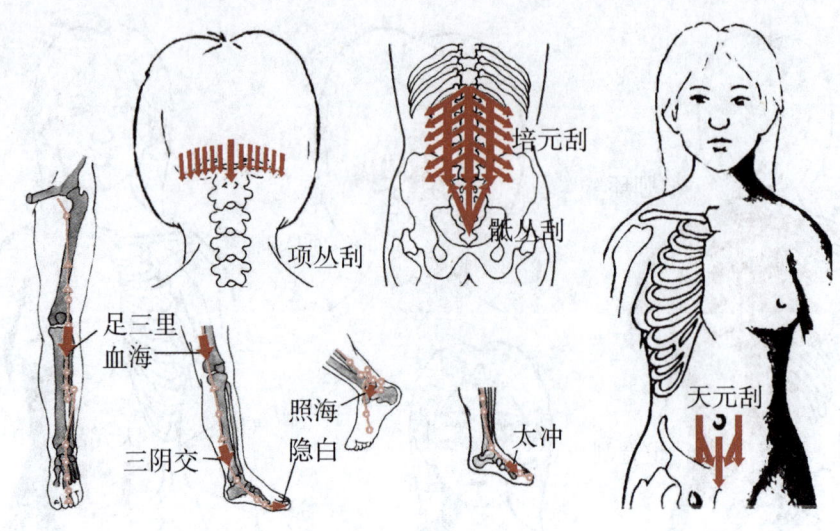

图 5-38 带下取穴

（二）运板技巧

首选骶丛刮、天元刮，行平补平泻法刮之，隐白穴用灸法。若伴腰痛甚者，加委中三带、足弓刮。老年性阴道炎同本法治之。

三、慢性盆腔炎

盆腔炎是指妇女盆腔内生殖器官及其周围结缔组织的慢性炎症。本病病程长，有下腹部隐痛或下坠感，腰骶部酸痛，性生活后腹痛加剧，伴月经紊乱，白带增多。

（一）取穴

肩胛环、培元刮、骶丛刮、腹部五带刮、足三里、丰隆、地机、三阴交、蠡沟、公孙、太冲穴（图5-39）。

（二）运板技巧

本病首选培元刮、骶丛刮、腹部五带刮（先排空小便），丰隆、太冲等穴，特别是骶丛刮需按上述运板法进行操作，配穴为足三里、丰隆、地机、三阴交、蠡沟、公孙穴等。若能配合隔姜灸胃俞、脾俞、肾俞、关元穴，则疗效更佳。

四、围绝经期综合征

围绝经期综合征是指围绝经期妇女因卵巢功能衰退而引起内分泌失调和自主神经功能紊乱综合征。初起表现为月经不规则，以后绝经，伴头晕目眩、耳鸣、

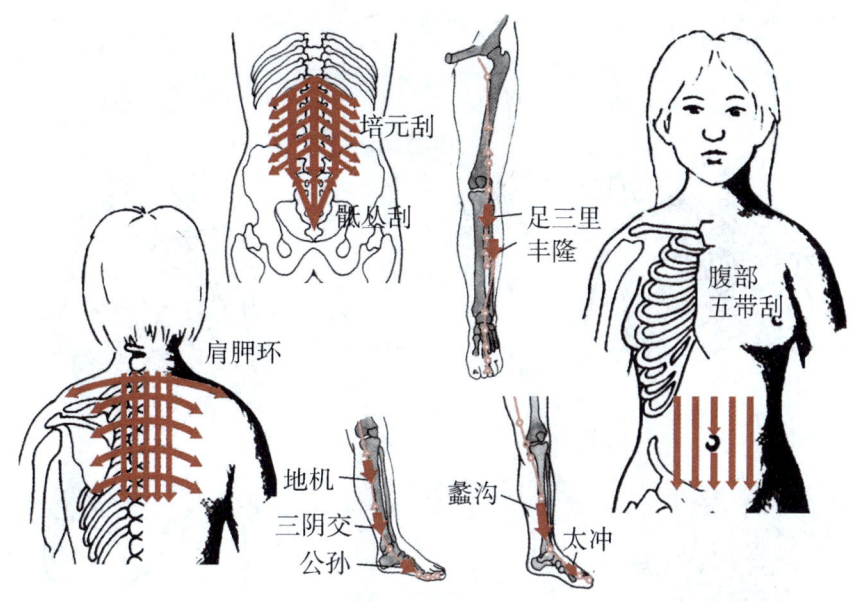

图 5-39 慢性盆腔炎取穴

腰膝酸软、潮热汗出、心悸不宁、抑郁、易激动、失眠多梦、食欲不振、精神倦怠、皮肤感觉异常等。本病属于中医学"脏躁"范畴。

（一）取穴

四神延、维风双带、项丛刮、肩胛环、培元刮、骶丛刮、膻中刮、灵神刮、三脘刮，内关、丰隆、足三里、三阴交、太冲、太溪穴（图5-40）。

（二）运板技巧

首刮培元刮、骶丛刮，以平补平泻法运板。肩胛环可用稍重手法刮之，膻中刮以补法运板。丰隆穴可首以平补平泻法运板，再以点、按或弹拨法刮之。太溪穴最好从三阴交穴起板，向下沿内踝刮至照海穴前方。

第八节　运动系统疾病

一、颈椎病

刮痧是缓解颈部疼痛、治疗颈椎病的好方法。颈椎病和颈部疼痛主要是因为气血不畅、气滞血瘀而引起。不通则痛，而刮痧恰恰是疏通气血的好方法，刮拭项丛刮、项三带、肩胛环是最佳的选择。"肾主骨、生髓"，颈椎病是骨骼病，与肾关系

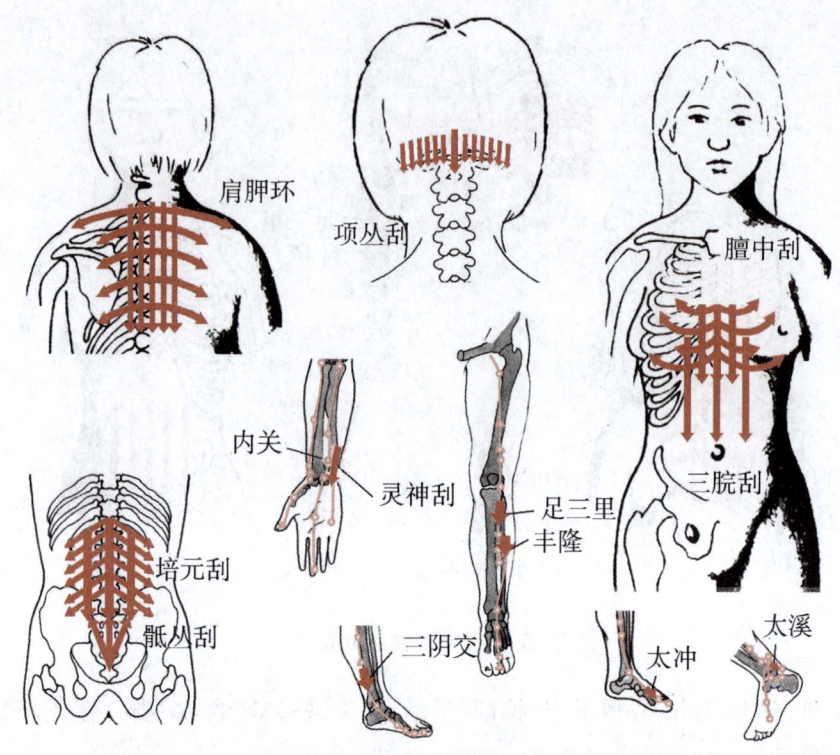

图 5-40 围绝经期综合征取穴

密切,所以更应取培元刮、骶丛刮,刮痧可以直接行气活血。

(一) 取穴

项五带、肩胛环、肩前带、肩后带、肘窝刮、外关、落枕、养老、三阴交、阳陵泉、条口、悬钟、足三里穴,分组刮拭(图5-41)。

(二) 运板技巧

本病以项五带、肩胛环为重点刮拭部位,辅以肘、膝关节以下诸要穴为远端循经取穴。

1. 项五带　辅手固定颈部一侧,以保证颈部安全,术手握板。第一带(督脉)特别是第7颈椎棘突处宜轻刮,以免伤及脊椎,特别是老年人、过瘦者更应十分注意;第二、第三带必须加强肩井处刮拭,以出痧为度;第四、第五带则需行点、按、揉或弹拨等复合性运板手法刮拭,必要时加拔罐(风门、肩井、肩髃穴)。

2. 肩胛环　重点是佗脊两侧及足太阳膀胱经第1侧线两侧,于出痧多处及天宗穴处留罐5～10分钟,亦可用手指先于肘窝处拍打或以平补平泻法运板刮拭,不可太重,出痧即止;次按揉阳池、大陵穴;再从手指向腕部倒刮。

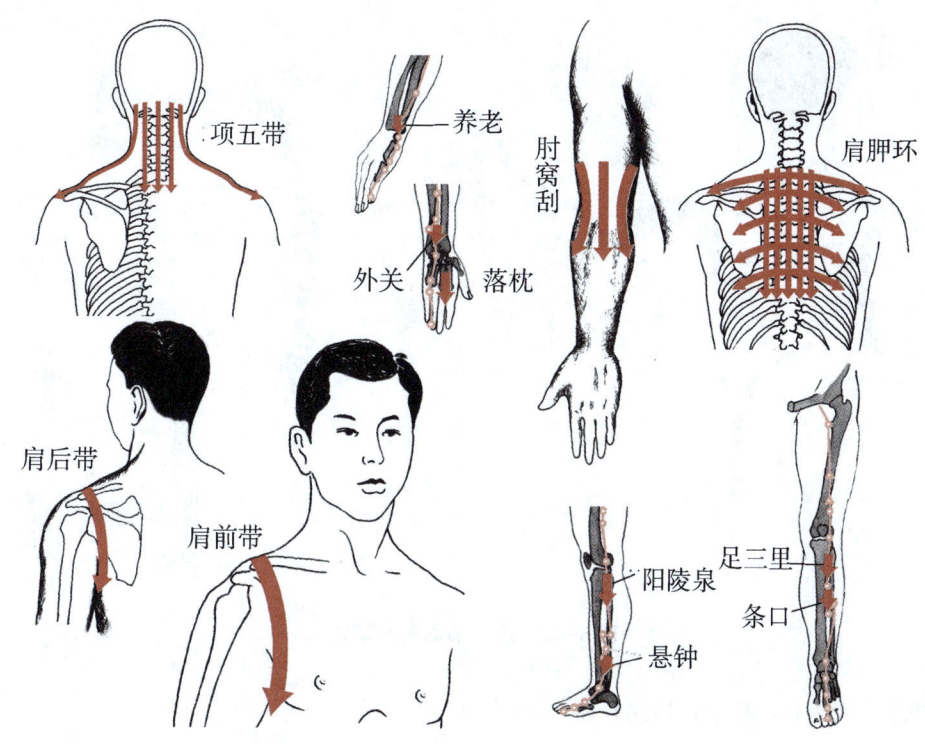

图5-41 颈椎病取穴

二、肩关节周围炎

肩关节周围炎系由于肩关节囊和关节周围软组织的损伤、退变而引起的一种慢性无菌性炎症,属中医学"漏肩风""五十肩"范畴。本病多发于中老年人,女性患者居多。临床主要表现为肩部疼痛、夜间加剧,疼痛可牵及颈部、肩胛部、上臂和前臂,提物无力,穿衣困难,关节活动受限,甚至局部肌肉萎缩等。

(一) 取穴

项三带、肩前带、肩后带,肩髃、天宗、曲池、外关、中渚、合谷、阳陵泉、条口、悬钟穴(图5-42)。

(二) 运板技巧

本病可用泻法刮治,尤其在压痛明显处。对肩前带、肩后带、肩髃运板要求特殊。

肩前带由肩峰处起板,沿肩前向下刮至腋前纹头,沿途着力点在肩关节内缘,向肩外着力作点、按、弹拨法刮之。

肩后带起板于锁骨肩峰端(巨骨穴),直下刮至腋后纹头,板的着力面系于肩

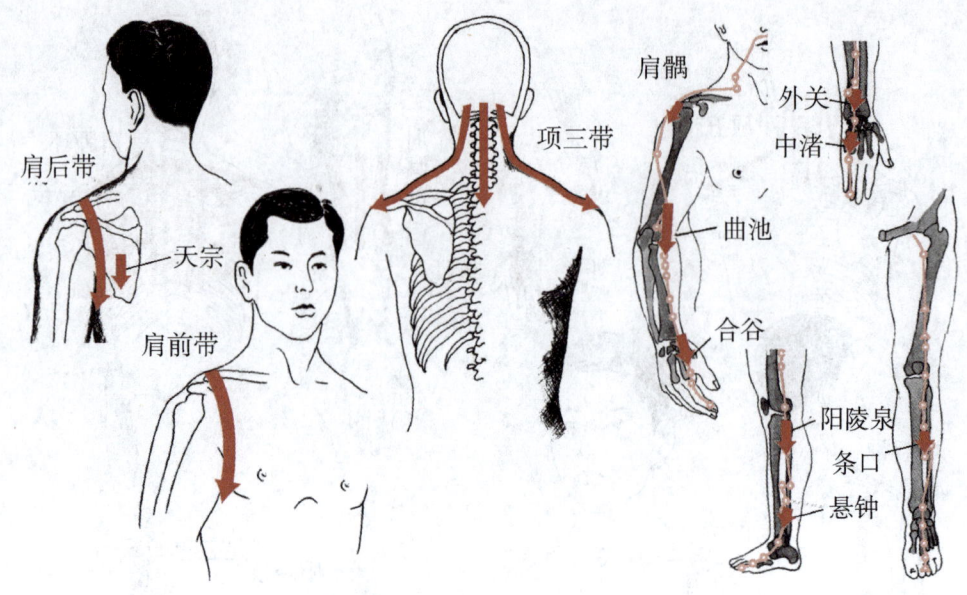

图 5-42　肩关节周围炎取穴

胛骨外侧面(运板方向是向脊椎方向着力)。

刮肩髃穴,应先摸清肩髃穴位置(凹陷处),用刮板厚角作一点四向挑,每个方向各挑30次,视出痧情况决定刮拭次数。

阳陵泉穴取对侧,摸准压痛点,用刮板厚角作点按、按揉或弹拨法运板,边施术边令患者活动患肢。

全部刮治完毕,令其活动患肢,上举、搭肩、后展。询问患者有无最痛处,如有,此处必定未出痧;再以泻法运板刮拭,令其出痧,并辅以拔罐,10分钟后起罐,症情可减。

三、落枕

落枕多因睡眠时风寒袭于颈部,或因体位不适,筋脉不和而致。症见晨起觉颈部强直、酸痛,颈部活动受限,或兼见头痛等症状。

(一) 取穴

项丛刮、项三带,天井、列缺、后溪、条口、悬钟穴(图5-43)。

(二) 运板技巧

落枕以项三带为必刮之部位,督脉一带以轻手法运板刮拭,皮肤潮红即可。于脊柱两侧(颈夹脊至胸夹脊)以平补平泻法刮至轻微出痧,于膀胱经第1侧线用

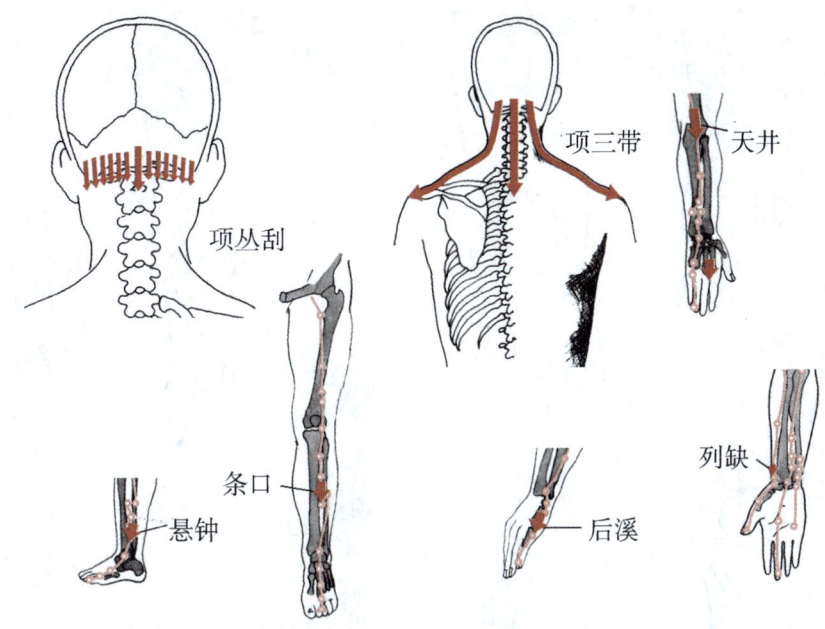

图 5-43 落枕取穴

泻法运板刮拭至出痧即止,不可长时间以重手法刮拭。

颈项局部刮拭后,在刮拭、点按四肢穴位的同时,嘱患者活动颈部。

四、膝关节炎

膝关节炎是指各种原因引起的膝关节及其周围软组织炎性疾患。常发生在 45 岁以上或体重过重者。临床表现为膝关节周围疼痛酸胀,上下楼梯困难,严重者可见跛行、膝关节变形。本病属中医学"痹证""膝痛"范畴。膝关节构造复杂,应在明确诊断后再行刮痧治疗。急性期应到医院治疗,稳定后辅以刮痧,可巩固疗效,促进早愈。平时注意保暖,防止过劳。

(一)取穴

骶丛刮、犊鼻穴一点四向挑、髌周刮、挑鹤顶、委中三带、阴陵泉、阳陵泉、悬钟穴(图 5-44)。

(二)运板技巧

膝关节炎较为复杂,在明确诊断后,可行刮痧治疗。在刮拭过程中,应注意压痛点,应先轻后重进行刮拭,视出痧情况再加拔罐,效果佳。

上述穴、区、带均应贴骨刮(并注意痛点,亦可配以艾灸),刮拭面尽量拉长。

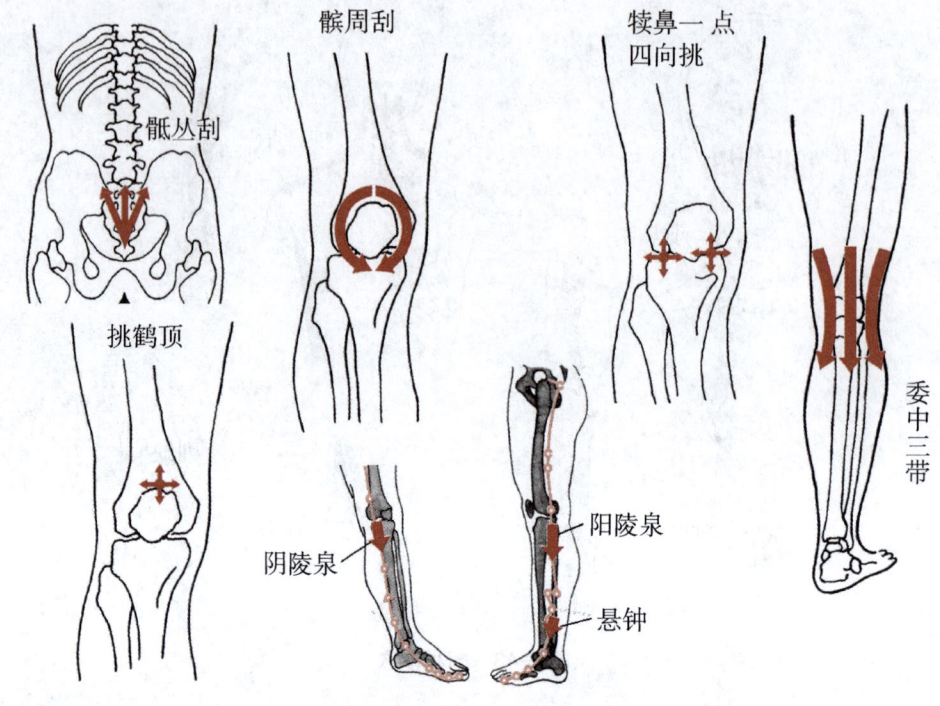

图 5-44 膝关节炎取穴

配合提髌法可增效。挑刮、弹拨等手法宜轻柔,不强求出痧。

重点以骶丛刮、委中三带局部压痛点之刮拭为主。骶丛刮位于骶部,内应盆腔,可强腰补肾,调理下焦气机,通行盆腔之气,活血化瘀,行气止痛,是治疗下肢病必刮之处。

治疗后症情缓解,嘱患者注意功能锻炼。

五、腰椎间盘突出症

腰椎间盘突出症是在椎间盘退行性变的基础上,某种可诱发椎间隙压力突然升高的因素,如剧烈咳嗽、喷嚏、屏气、腰部姿势不正、突然负重、腰部外伤等,破坏了椎节与椎管之间的平衡状态,使呈游离状态的髓核穿过已变性、薄化的纤维环突向后方、侧方或椎板内致使相邻组织遭受刺激或压迫而出现的一系列症状和体征。本病多见于青壮年,临床表现为腰痛及下肢放射痛、咳嗽、喷嚏、排便时疼痛加剧,腰部活动受限,步履艰难,可伴脊柱侧弯。本病属中医学"腰痛""痹证"范畴。

(一)取穴

佗脊刮、培元刮、骶丛刮、骶髂刮、足弓刮、委中三带,足三里、阳陵泉、悬钟、昆仑、解溪、太溪穴（图5-45）。

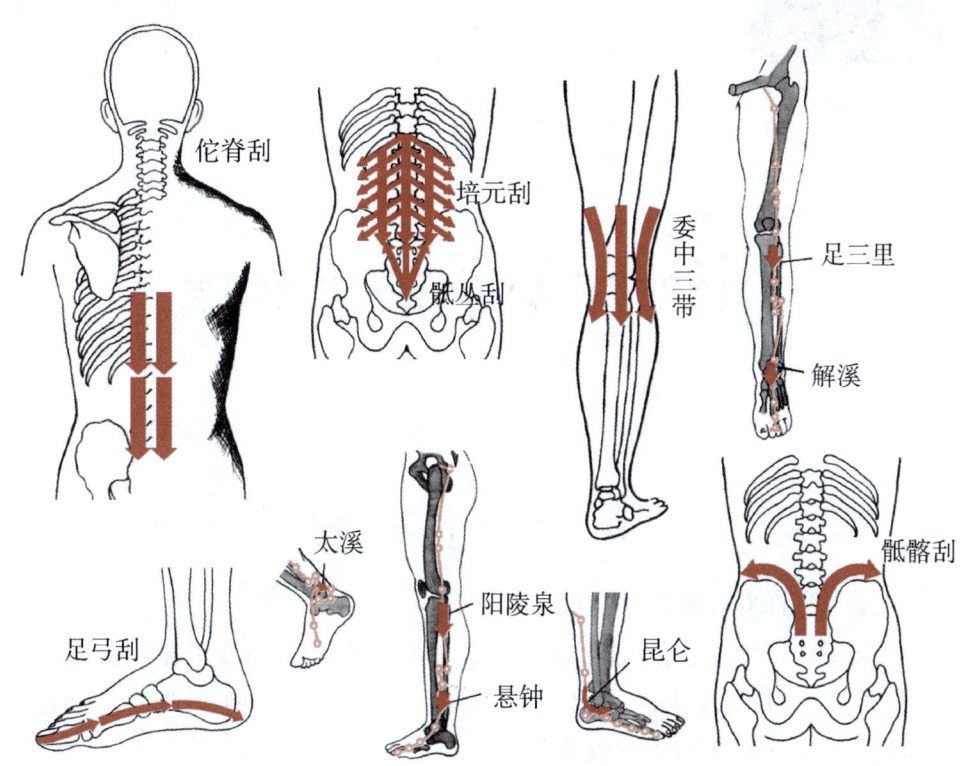

图5-45 腰椎间盘突出症取穴

（二）运板技巧

1. 患者取俯卧位，术者立其侧，先以补法运板于培元刮，要求纵五带刮拭面尽量拉长，且于外侧带向脊椎方向依次运板刮拭至皮肤潮红即可。骶丛刮以平补平泻法运板刮拭。次以按揉运板法于膀胱经第1侧线由上而下刮拭。

2. 于病变节段棘间旁（压痛点处）先以轻揉运板法揉30次，再将刮板竖置患侧脊柱旁，板距脊柱约0.8寸，术者掌心复于板上，与刮板呈"十"字形，掌跟发力，轻向健侧挤压15次。

3. 用刮板厚角端点按居髎、环跳穴30次，按揉承扶、阳陵泉、承山、昆仑穴20次。

4. 委中三带以平补平泻运板法刮之，并于出痧多处拔罐，留罐3～5分钟，点按足三里、解溪、昆仑穴30次。

5. 在双下肢由股至膝以轻手法行推按法运板，前后左右刮之。

第六章 临床杂症治验举隅

第一节 哮 喘

患者,男,11岁,1994年11月2日就诊。

反复发作阵发性哮喘史9年余,发作时呼吸困难明显,好发于春秋季节,影响学习,平素易感冒。其母陪同。来诊诉:昨夜哮喘发作,感胸闷、呼吸困难,不能平卧而赴某医院急诊,对症处理效微来诊。

体格检查:体温38℃,气急状;叩诊,两肺高清音;心率118次/分,律齐,呼气延长,两肺哮喘音,少许湿罗音。

取四神延、项丛刮、肩胛环(大杼、风门、肺俞穴)、膻中刮、骶丛刮、天突、中府、尺泽、肾俞、内关、鱼际、足三里、太冲、太溪穴。分两组交替施刮,每周2次。

手法:补骶丛刮,肾俞、足三里、太溪穴;泻大椎、大杼、风门、尺泽穴。余穴平补平泻手法。

刮后患儿第一句话:"妈妈,我胸口一块大石头被医生搬掉了。"一跃而起。三诊后,诸症安,改为平补平泻手法巩固疗效。20诊后,体质明显改善,偶有感冒亦不会发作喘症。随访3年,很少感冒。

第二节 癫 痫

患者,男,23岁,工人,1994年8月8日就诊。

症起于1978年,因受惊吓而致病,经沪上七家医院检查诊断为癫痫,虽经多种药物治疗仍常中小型发作,发作时左上肢、左下肢抽搐,偶有凌晨4时大发作史。1994年7月8日突然病情加重,日发10余次,发作时突然晕倒,时间3～10分钟。去医院治疗,刮痧辅之。

取项丛刮、肩胛环、骶丛刮、陶道、心俞、肝俞穴、膻中刮、鸠尾、关元、内关、后溪、足三里、丰隆、太冲穴。分两组交替施刮,每周2次,治疗后嘱饮温开水1杯。

手法:平补平泻法。

首诊刮半小时,头痛缓解,当晚安然入睡。四诊后全身觉轻松舒适,头脑清醒,心境佳,发作减少,纳佳。七诊后日发2～3次,每次历时1～2秒,且能防止摔倒发生。10～15诊后偶有短暂发作,呈头晕状,心境佳,体重增,并上夜大。随访3个月,情况良好。后教其父,每周1次保健刮。

第三节　腰椎间盘突出症

患者,女,61岁,职员,1994年8月21日就诊。

卧床5日,整天只能走、站、卧,不能坐,但又不能久站,走不了几分钟便疼痛难忍。近3日夜不能寐、腰痛若折,腿痛如割,纳呆消瘦,病情逐渐加重,左下肢肌肉萎缩,伴尿失禁。外院诊断为腰椎间盘突出症。经针灸、理疗、牵引、中西药治疗少效。

体格检查:痛苦面容,曲卧于床,不能转侧。腰部生理弧度消失,疼痛沿臀部向下经大腿后侧面、小腿后外侧至足背、足跟呈放射性灼痛,患肢肌张力降低,肌肉萎缩。

取颞三片、项丛刮、佗脊刮、培元刮、骶丛刮、委中三带、阳陵泉、足三里、解溪、昆仑、内关、合谷穴,分两组。每周2次,刮后嘱饮温开水一大杯。

手法:泻骶丛刮,委中、阳陵泉、解溪、昆仑穴;补佗脊刮,足三里、内关、太溪穴。

首诊半小时后,疼痛缓解,当夜入睡。四诊后全身感觉轻松舒适,当夜患肢汗出,凌晨4时许由老伴扶下床先走后坐,一直可以坐到天明。治疗月余,患者能正常行走,跳老年迪斯科。随访半年,一切如常。

第四节　足　跟　痛

患者,女,56岁,教师,2000年5月18日初诊。

足跟痛1年余,自觉逐渐加重,伴腓侧胀痛,久站、远行则疼痛加剧。
体格检查:双足跟无红肿,左足跟压痛明显。
外院X线摄片显示左跟骨结节前缘小面积唇样增生。
取培元刮、骶丛刮、委中三带、足跟周刮(重点在跟腱部)、承筋、承山、昆仑、太溪穴。

5月22日二诊,诉略感轻松,仍有痛感。按原法刮治。艾灸太溪、太冲穴及压痛处。5月27日三诊,痛大减,守原法。6月1日四诊,站立行走压痛好转,精神明显增强。3个疗程后一切如常,随访半年多未见发作,教其保健刮以巩固之。

第五节　踝关节扭伤

患者,男,20岁,大学生,2012年5月5日上午初诊。

主诉昨日打球不慎扭伤右踝,疼痛剧烈。来诊时见右踝关节肿胀明显,踝关节活动受限,足背踝周皮肤紫青,局部拒按。建议患者去医院拍摄X线片排除骨折后再行刮痧治疗。下午患者由母亲陪同前来,X线摄片显示未见骨折。

取培元刮、骶丛刮、踝周刮、委中三带、阳陵泉、左外关、内关、阳池、阳溪穴。

手法:除培元刮、委中三带、内关、外关、阳池(患侧)、阳溪穴外,余则倒刮运板。

刮后疼痛遂减。嘱患足抬高,少活动,冷敷。5月8日二诊,诉疼痛减轻,胀如初,见患处紫青色更显。如原法刮治。嘱其母行保健刮(其为刮痧课学员)。5月14日三诊,患者自行拄拐跛行来诊,痛大减,不动不痛,紫青色消大半。守原法(左腕周穴位),仍以倒刮为主。随访半年,活动如常,又投篮无碍。

第六节　带　　下

患者,女,40岁,1993年5月9日初诊。

主诉近几月来,阴道内不适,流出黏稠物,有异味,小腹坠胀感,阴痒难受。

医院妇科检查诊断为阴道炎。

取项丛刮、培元刮、骶丛刮、天元刮、蠡沟、地机、三阴交、复溜、太溪、照海、太冲穴。分两组交替刮治。

1993年5月13日二诊,经刮痧治疗后,小腹坠胀感减轻,纳寐可。5月20日三诊，流出物减少。5月25日守原方刮治，灸关元、肾俞穴。嘱保健刮以巩固疗效。诸症解。

第七节 便 秘

患者，女，48岁，2008年2月5日初诊。

主诉常年外地出差，饮食失调，纳寐均差，排便不畅，靠开塞露及服药而解1年余，腹胀不适，饮食无味，神疲气怯，腹部肛门坠迫感，虽有便意却一时难出。此由肠道功能失调所致。

取三脘刮、天元刮（腹部一带）、培元刮、骶丛刮，血海、阴陵泉、阳陵泉、支沟穴。

2月10日二诊，上症略减，腹部不适改善，精神改善，排便稍有改善。守原方刮拭。4月5日诊后上症渐解，每日排便1次。

第八节 类风湿关节炎

患者，女，1998年10月22日初诊。

症起7年前，先觉颈部不适，关节疼痛，手足麻感，伴低热。今年觉颈部、腰部痛，活动受限。

检查：X线摄片显示类风湿关节炎，脊柱呈竹节样改变。

治疗原则：扶正祛邪，理气活血，活络止痛，标本兼治。

取项丛刮、项五带、肩胛环、培元刮、骶丛刮、骶髂刮、膻中刮、曲池、阳池、内关、血海穴，委中三带、足三里、太溪、阳陵泉穴，分两组刮。

首诊1～3次，上穴全用，休息3天分两组交替刮。每周2次。

刮后一身轻松。三诊项部疼痛有缓解，腰腿部疼痛减轻。五诊低热解，诸症轻。十诊，诸症渐轻，腰腿疼痛大减，活动略有改善。嘱继续中西药治疗；刮痧以整体疗法，保健刮善后。

第九节 脑 梗 死

患者，印度尼西亚籍，男，58岁，2002年9月初诊。

患者体胖，3月某日睡前觉右肢麻木，晨醒觉左右上肢无力，进餐中叉落，嘴向右侧㖞斜，语謇，急送医院。

经查，确诊为脑血栓形成，入院治疗。出院后呈右侧瘫痪，由家人抬来，于会场进行特刮治疗。

取四神延（全头刮）、项丛刮、项三带、肩胛刮、培元刮、骶丛刮、膻中刮、三脘刮、天元刮、曲池、手三里、外关、合谷、内关穴，委中三带、丰隆、足三里、阳陵泉、三阴交、悬钟、太冲、太溪穴等。

刮后半小时，在翻译和家人的帮助下下床，能与翻译沟通，并按我口令动作。我双手扶其双手倒退行步，患者跟着向前起步，在"一、二、一"的口令中，走了半圈，之后我先撤一手，中途再撤一手，并扶其后背，其继续后退走了半圈，会场掌声大作，赞誉不已。嘱家属以保健刮善其后。

第十节　月经不调

患者，女，38岁，干部，2005年4月5日初诊。

主诉经前2～3日始，少腹坠胀疼痛，日甚一日，第4日经行疼痛减。期间伴腹痛、恶心、腰尻下垂感、心烦、全身乏力等症状。

取项丛刮、培元刮、骶丛刮、膻中刮、三脘刮、足三里、内关、神门穴。辅艾条灸关元、肾俞、天枢、神阙穴。于经行前后刮痧治疗，经期艾条灸。

4月8日二诊，诉痛减，腰尻部舒适，悬钟上方刮治。4月12日三诊，经行畅，腹痛轻微，纳可，神清。嘱每于经行前3～4日刮痧，经期艾灸，随访半年余，工作、生活如常人。

第十一节　咳　　喘

患者，女，65岁，2000年4月19日初诊。

哮喘史近5年，曾在医院做X线胸片检查，诊为轻度肺气肿，近一年来或轻体力劳动后咳喘加剧。现症见咳喘时作，呼吸困难，胸闷气短，动则尤甚，咳白黏稠痰，见面色苍白，双眼睑轻度水肿。

取项丛刮、肩胛环、培元刮、天突刮、膻中刮、短刮肋隙，刮内关、神门、曲池、尺泽、列缺、足三里、丰隆、太冲、太溪穴，分组交替刮拭。嘱患者按常规服药，并随访。

4月24日二诊,诉咳喘稍减,自觉痰浓,肿胀改善。继续上法刮拭,艾灸气海、关元、肾俞穴。4月28日三诊,咳喘减,纳寐佳,可在室内行走。取项丛刮、肩胛环、培元刮、膻中刮、三脘刮,曲池、尺泽、内关、足三里、丰隆、太冲、太溪穴,艾灸同上。5月27日七诊,诸症安,且能轻微劳动,为巩固疗效,教其子为之保健刮痧。随访年余,偶有感冒时咳喘,经治好转。

尚有强直性脊柱炎典型病例及乳房癌术后右上肢淋巴水肿病例,因运板要求严格、部位选择严谨、体位要求复杂,受篇幅所限,暂不介绍。

第七章

弟子临床案例

第一节　特种刮痧传承学习感知

李湘授特种刮痧弟子传承者——张晨光

时光荏苒，自2017年拜入李湘授老师的特种刮痧师门，已经是八个年头了。八年的风风雨雨，老师的谆谆教诲，体贴关心和不断鞭策，是我中医路上不断前行的动力。

医为仁术，以德为本。老师一直教导我们，作为医者要有一颗心，即"医者父母心"，用这颗父母对待孩子般的心去对待每一位患者。在临床刮痧运板的操作上，老师总是指导我们手法要轻一些、柔一些，法之所施，令患者不知其苦，方称为手法。同时，作为医者，还要有同理心，要能真切体会和共情患者的身心痛苦，站在患者的感觉和角度去考虑问题，如何做才能让患者在尽可能少受痛苦的前提下，尽快解除患者的病痛和不适。老师的这些教导，成为深深记在心底的准则，贯穿在每天的诊疗活动中，因此获得了患者的广泛认可。

中医五术，砭为首。特种刮痧作为砭法领域一颗璀璨的明珠和珍贵的法脉，以其无痛、舒适、安全且立竿见影的疗效，常令医患双方惊叹！老师曾谦虚地说：临床上的常见病，只要特种刮痧介入，一定会康复得更快。而我在临床中的体会是，很多常见病，如头痛、失眠、颈肩问题，以及腰痛、膝关节炎等，特种刮痧的疗效好到让人怀疑。一些在别的地方久治不愈的疾病，往往通过二十几分钟的刮痧，就能有非常明显的疗效，甚至痊愈。正如老师说，刮痧的未知数还很大，要等着我们去实践,去探索。因为特别好的疗效,门诊量也越来越多,受到所供职机构的好评。特别在上海市奉贤区,更是受到医疗主管机构主要领导的当众肯定和表扬,并在全区进行直播和推广。

孙思邈在《备急千金翼方》中说:"余缅寻圣人设教,欲使家家自学,人人自晓,君亲有疾而不能疗之者,非忠孝也。"中医是通业,特别是特种刮痧,操作简便、易学难忘、疗效卓著、无不良反应,保健与治疗均可,为天然绿色疗法,为未来中医外治法领域的发展趋势。

在自己受益的同时,让更多的人了解、学习并实践特种刮痧,拿起刮痧板,按图索骥,让自己和家庭成员的身体更加健康,把一些常见病控制在萌芽阶段,不至发展成为大病或重病,就是为我们健康中国作一份自己的贡献,也让自己的人生更有意义!

一套书,一块板,帮人助己乐康安!

再次感谢老师,感谢特种刮痧!

2025年4月23日

第二节　特种刮痧临床案例一

李湘授特种刮痧弟子传承者——骆文香

病案1. 陈某某,女,67岁,主诉颈部不适、双肩沉重多年,腰部酸痛半月余。睡眠欠佳,经常于凌晨3～5时醒来,难再入睡。曾有颈后富贵包切除术病史,否认其他手术史,否认高血压、糖尿病等慢病史。3-0-0-3,绝经10余年。查体:双肩不等高,左低右高,大椎穴附近见一横行陈旧性瘢痕,瘢痕上方仍有局部增厚、隆起。背部至阳穴上下明显隆起。

辨证:后背上焦与中焦交界处突起,考虑该处下方督脉及膀胱经郁堵,导致经气难以下达腰部,从而出现腰酸;大椎处手术史以及查体发现局部隆起,考虑六条阳经交会处郁堵,从而引起头部不适、睡眠欠佳、颈部酸胀不适。凌晨3～5时为肺经当令之时,常于此时间段醒来难再入睡,提示肺可能有问题,需从调肺功能和疏通肺经入手。

刮痧方案如下。

(1)搭积木:培元刮(腰为肾之府,培补肾气)、肩胛下环、肩胛环(督脉和膀胱经郁堵处,调理肺功能)、项三(颈肩不适)、头部刮痧(刮痧必刮头)。

(2)重点刺激经络和穴位:刮双侧肺经、大肠经(肺经的表里经),重点刺激大椎(六条阳经交会处)、肩井(胆经的重要穴位,俗称解千斤)、天宗(肩部小肠经重要穴位)、后溪(通督脉)、太溪穴(补肾气)。

刮后主诉腰部酸痛消失,双肩明显轻松,左肩更明显。当晚睡眠质量好,凌晨3～5时短暂醒来,能很快入睡。

病案2. 李某某,女,36岁,发现左乳包块2个月余,伴胀痛和灼热感。发现乳腺包块前有情绪不佳史,否认乳腺外伤史。顺产2次,2-0-0-2。平素月经规则,有卵巢囊肿病史多年,动态观察,增长缓慢,未治疗。否认高血压、糖尿病等特殊病史或手术史。查体:左乳房皮肤无明显红肿或橘皮样改变,内触及不规则质硬包块,最大径线约8 cm,有一定活动度,压痛不明显,后背至阳穴上下隆起明显,腹围相对体形偏大。2020-4-16 B超检查提示左乳低回声实质占位,4a级。后行磁共振检查,提示左乳非肿块样强化,非哺乳期乳腺炎可能,内伴多发小脓肿。包块穿刺病理提示:小叶及间质内大量中性粒细胞及淋巴细胞浸润,伴脓肿形成、肉芽肿性炎。乳腺科专家考虑为浆乳炎,建议口服激素治疗。患者拒绝,要求尝试中医方法调理。

辨证:脉象、舌象均提示肝气郁结,有积压的不良情绪和对包块的过度担忧。督脉和膀胱经在上焦与中焦交界处郁堵,经过乳房的经络有瘀堵。

主方:后背肩胛环及其上下版块的疏通(包括头、项三、肩胛环、肩胛下环、肩后带、肩前带、肘窝刮),肝胆经全部循行路线的疏通和心理疏导。

经络及重点穴位的加强:经过乳腺的胃经、脾经及重点穴位:内关、内庭、大包、屋翳、膻中穴。

调理效果:间断调理过程中,曾参加过特种刮痧培训班,经常自我刮痧、指导家人辅助后背刮痧,配合生活方式的调整,未服用任可激素类药物,包块一度出现范围变小,质地变软。因工作原因未能坚持调理,半年后出现从皮肤破溃处流出淡黄色液体,经扩大伤口、塞入纱条引流等,配合继续自行刮痧处理,包块渐消退。

病案3. 骆某某,男,74岁,农民,就诊时间:2022-8-10. 主诉:经常性膝关节疼痛多年。近20年经常于劳累或受凉后出现膝关节疼痛,有时伴肿胀,经常服用止痛药缓解,也曾经抽出关节液,注射透明质酸钠,或局部封闭治疗,效果不持久。查体,膝关节无明显肿胀,但双小腿皮肤较暗沉,下肢静脉曲张明显。否认高血压、糖尿病史,否认其他慢病史。

辨证：根据脉诊舌诊以及下肢问题找下焦，且患者气血不足，需调理其气血生化之源——脾胃。

主方：膝病八步赶蟾刮+双腿向心性刮痧交替，配合腹部五带刮和揉腹。

经络穴位加强：肺经、大肠经、胃经、脾经手法疏通，其重要穴位或易淤渚穴位加强按揉，如尺泽、太渊、合谷、曲池、足三里、内庭、太白、阴陵泉等穴。

效果：坚持调理3周后膝关节疼痛渐减轻，下肢肤色红润有光泽，静脉曲张明显改善，可以较长时间走路（6 000步以上），且不觉得疲劳和关节不适。

第三节　特种刮痧临床案例二

李湘授特种刮痧弟子传承者——干政

病案1. 顽固性面瘫（风寒瘀阻型）

张某，男，52岁，2024年3月15日初诊。患者于2个月前因左侧面部麻木、口角㖞斜在外院诊断为"周围性面瘫"，经西医抗病毒、营养神经及针灸治疗后，症状改善不明显。刻下症见：左侧额纹消失，眼睑闭合不全（露白3 mm），口角向右侧㖞斜，鼓腮漏气，漱口漏水，左侧面部板滞，舌淡紫、苔薄白，脉弦涩。

辨证：风寒之邪侵袭面部经络，气血运行不畅，加之久病入络，致气滞血瘀，经络痹阻，筋脉失养而发为本病。

刮痧治疗方案如下：

（1）取穴：双侧印太三步刮、目周刮、鼻旁刮，点揉患侧太阳、阳白、地仓、颊车、翳风、风池、双侧合谷、太冲穴。

（2）运板技巧：印太三步刮、目周刮、鼻旁刮为重点刮拭部位，面部刮痧不求出痧，局部潮红即刻。

疗效：治疗3次后，患者自觉面部稍有轻松感；治疗6次后，眼睑闭合较前改善（露白1.5 mm），口角㖞斜减轻；治疗20次后，面部表情基本恢复正常，鼓腮、漱口无异常，仅大笑时口角略向右侧㖞斜，舌淡红、苔薄白，脉弦。继以面部穴位轻刮巩固治疗5次，症状消失大半。

病案2. 慢性顽固性头痛（肝阳上亢兼痰瘀阻络型）

李某，女，48岁，2024年4月8日初诊。患者头痛反复发作10余年，近3个月加重，呈持续性胀痛，以巅顶及两侧为甚，伴头晕目眩，心烦易怒，失眠多梦，胸脘痞闷，舌暗红、苔黄腻，脉弦滑数。曾多次行头颅CT、MRI检查均无异常，诊断为

"紧张性头痛",服用多种止痛药物及中药平肝潜阳、化痰祛瘀之剂,疗效不佳。

辨证:肝郁化火,肝阳上亢,上扰清窍,故头痛、头晕目眩、心烦易怒;肝郁脾虚,痰湿内生,痰瘀互结,阻滞经络,故胸脘痞闷、舌暗红、苔黄腻。

制定刮痧治疗方案如下。

(1)取穴:四神延、颞三片、维风双带,头部百会、太阳、风池、率谷穴,颈部大椎、天柱,上肢曲池、内关,下肢足三里、太冲穴。

(2)运板技巧:四神延尽量拉长;头部、四肢部穴位可延其经络刮拭,并采取局部穴位点揉法。

疗效:治疗3次后,头痛程度明显减轻,发作频率减少;治疗6次后,头痛基本消失,头晕目眩、心烦易怒等症状显著改善,睡眠转佳,胸脘痞闷消失,舌淡红、苔薄黄,脉弦细。改为每周治疗1次,巩固治疗4次。随访3个月未复发。

病案3.强直性脊柱炎(肾虚督寒瘀阻型)

陈某,男,32岁,2024年6月10日初诊。患者腰背痛伴僵硬感反复发作4年,加重1个月。曾在外院诊断为"强直性脊柱炎",服用非甾体抗炎药及生物制剂治疗,症状缓解不明显。刻下症见:腰背部及颈部僵硬疼痛,活动受限,晨起及夜间痛甚,得温稍减,伴畏寒肢冷,腰膝酸软,舌淡紫、苔白腻,脉沉细涩。查体:腰椎前屈、后伸、侧弯活动度均<20°,"4"字试验阳性,血沉65 mm/h,HLA-B27(+)。

辨证:肾主骨生髓,肾虚则督脉失养,风寒湿邪乘虚侵袭,阻滞经络,气血运行不畅,致瘀血内停,督脉瘀阻,故见腰背痛、僵硬、活动受限;肾阳不足,温煦失职,故畏寒肢冷、腰膝酸软。

制定刮痧治疗方案如下。

(1)取穴:培元刮、骶髂刮、骶丛刮,督脉大椎至长强穴,膀胱经双侧大杼至白环俞,双侧阳陵泉、悬钟、太溪穴。

(2)运板技巧:骶髂刮是重点,首先摸准髂后上棘内侧边缘至骶骨上缘骨缝,以刮板厚角从下至上沿骨缝先轻后重刮之。督脉重点刮拭陶道、身柱、命门、腰阳关穴。膀胱经重点刮拭肺俞、肾俞、大肠俞、关元俞穴。

疗效:治疗4次后,晨起僵硬感减轻,夜间疼痛发作频率减少;治疗8次后,腰背部活动度改善(前屈达35°,后伸15°),畏寒肢冷缓解,舌淡红、苔薄白,脉沉细。复查血沉降至42 mm/h,调整治疗为每周1次,加刮秩边、承扶穴以疏通膀胱经气血。治疗12次后,腰背痛基本消失,可完成日常弯腰、转身动作,"4"字试验弱阳性。随访半年病情稳定。

第四节　特种刮痧临床案例三

李湘授特种刮痧弟子传承者——柯洁鸥

病案 1. 湿热腰痛

陈先生,56岁;就诊时间:2024年6月18日。

主诉:腰部热痛,暑湿阴雨天加重,已1个月余。

现病史:左右两侧腰部,膀胱经处腰肌困重疼痛,推拿治疗效果不明显。心烦、小便黄、苔黄腻、脉濡数。

既往史:既往体健。

诊断:触诊腰部皮肤偏热,胀痛。

刮痧诊断:中、下焦痧粒饱满、色红绛。

辨证:湿热腰痛。

治法:清热利湿,舒筋止痛。

刮痧组方:肩胛下环、培元刮、骶丛刮、委中三带;配穴:大椎、带脉。

治疗频次:每周1次。

2024年6月25日复诊:病史同前,腰痛症状减轻,理法刮方继用上次处置方法。7日后复诊。

2024年6月30日复诊:患者完全康复。

医嘱:忌食生冷,作息规律,适当锻炼。

运板手法与技巧:初诊以培元刮为主要板块,寻找压痛点施以刮、揉、弹、推等技法组合刮之。初诊偏泻法,后续以平补平泻手法为主,阳性反应物及痛点用刮痧板厚角做点、按、揉等复合性手法施治。

效果评价:康复。

病案 2. 寒湿腰痛

患者杨先生,48岁;就诊时间:2024年5月10日。

主诉:腰部冷痛重着,痛处喜温、喜按,加重1周。

现病史:1个月前因外出受寒导致腰部疼痛。舌质淡,苔白腻。

既往史:既往体健。

诊断(触诊):双侧腰肌发凉、胀硬。

辨证:寒湿腰痛。

治法：散寒行湿、温经通络。

刮痧组方：培元刮、委中三带、腹部五带刮、压痛点。

配穴：命门、腰阳关、大肠俞、关元。

诊疗频次：每周1次。

2024年5月17日复诊：病史同前,腰痛症状减轻,刮痧组方继用上次处方。

2024年6月25日复诊：患者基本康复。

2024年6月30日复诊：患者完全康复。

运板手法与技巧：运板技法使用刮法、推法、按揉法。以温通为主要刮拭要求。腰部痛点处摩揉结合。初诊以培元刮为重点板块,施以刮、揉复合技法,刮至发热。以梳理法收尾。

效果评价：完全康复。

病案3. 肾阴虚腰痛案例

患者黄女士,48岁；就诊时间：2024年6月18日。

主诉：腰部隐痛,酸软无力,2年余,近1周劳累后加重。

现病史：睡眠不佳,心烦。口燥咽干。舌红少苔。脉弦细数。

既往史：多年前因车祸后引发腰痛。

刮痧诊断：腰部酸痛明显,痧粒红散。

辨证：肾阴虚腰痛。

治法：滋补肾阴,濡养筋脉。

刮痧组方：培元刮、委中三带、踝周刮；配穴：内关、神门、太溪、复溜、三阴交。

治疗频次：每周1次。

2024年6月25日复诊：病史同前,腰痛症状减轻,理法刮方继用上次处置方法。

7日后复诊。

2024年6月30日复诊：患者腰疼好转70%,睡眠基本恢复正常。

调方：原方减去内关、神门。巩固治疗2个疗程,4次为1个疗程。

运板手法与技巧：培元刮板块用刮法、推法刮至透痧后改为摩刮揉刮补法为宜,培元刮板块中的命门穴施以点按揉复合手法。委中三带平补平泻。踝周刮板块遇骨节处要加上扬动作勿击打骨骼,重点穴位肾经上复溜、太溪；脾经上三阴交施点按揉复合手法。

效果评价：2个疗程后患者表示基本好转。后未复诊疑未复发。

第五节　特种刮痧临床案例四

李湘授特种刮痧弟子传承者——周爱仙

病案1. 流泪、失眠

患者：周某某，男，59岁。就诊时间：2021年5月19日。

主诉：眼睛不由自主流眼泪，晚上很早就睡，睡3～4小时就睡不着。既往有高血压病史但未吃降压药；血脂高；血糖临界；便秘；爱喝酒。

查诊：体型胖，特别是肚子大；眼角有眼分泌物，眼珠较黄浑浊，视物无力；血压162/91 mmHg。诊断及辨证：患者高血压，爱喝酒，易醒，肝失条达，气郁化火上炎扰心神则目赤流泪、不寐，体型胖，爱吃油腻食物，宿食停滞，积湿成痰，痰热上扰心神致夜不寐。阳盛不入阴，以补虚泻实，调整阴阳为调理原则。

治疗：特种刮痧主方——项丛刮、肩胛环、膻中刮、培元刮、灵神刮、面部美容刮（着重目周刮）。配穴：上肢：青灵、曲池、内关、合谷。

下肢：足三里、三阴交、太溪、太冲、光明穴。

治疗频次：连续3天。

疗效：第二天反馈症状缓解，调理3次后眼角分泌物没有了，流眼泪缓解，睡眠质量也改善了。

病案2. 脑梗后遗症

患者：胡某某，女，86岁。就诊时间：2022年4月1日。

主诉：外院诊断为右侧脑梗死，左手手脚行动不便，高血压没吃药，大便3～4天1次，小便24小时内有10多次，平均2～3小时1次，胃纳差，睡眠白天好睡，晚上不寐，精神萎靡，说话无力，不爱喝水。

诊断及辨证：脑梗死属于"中风"范畴，患者平时脾气大，易怒，肝风内动，风火上扰，脾失运化风痰瘀血，痹阻脉络，加之年事已高体衰肝肾阴虚，肾水不能滋木肝阳上亢，痰浊热盛灼液，大肠失润便干。以镇肝熄风，化痰通络。

治疗：特种刮痧+艾灸+食疗。

刮痧主方——第一天：头部刮（着重项三带）、肩胛环、膻中刮、灵神刮；配穴曲池、外关、合谷、内关、风市、足三里、丰隆、阴陵泉、三阴交、太溪、太冲。

第二天：头部刮（着重项三带）、灵神刮；配穴曲池、外关、合谷、内关、风市、足三里、丰隆、阴陵泉、三阴交、太溪、太冲。

艾灸配方：关元、气海、曲池、合谷、风市、足三里、三阴交、太溪穴。

第三天：头部刮（着重项丛刮）、灵神刮；配穴曲池、合谷、风市、足三里、丰隆、三阴交、太溪、太冲穴。

艾灸配方辅助气海、关元、曲池、合谷、风市、足三里、三阴交穴。

食疗：猪肉炖黄花菜。

治疗频次：连续3天，后续因有事嘱其家属每天头部刮，艾灸3天息1天灸气海、关元、曲池、风市、足三里、三阴交穴。

疗效：第一天刮后嘱咐其多喝水，刮后家属反应晚餐吃了一大碗粥，精神状态好转。第三天中午吃了一大碗饭，嘱咐便秘可以用开塞露、排毒养颜胶囊，过1个月后反馈症状都有明显改善，行动自如，唯左手功能恢复较缓慢。

病案3. 抑郁致失眠症

患者：方某某，女，74岁。就诊时间：2022年5月25日。

主诉：血压高，血脂高，多年失眠吃安眠药，胃纳欠佳。

查诊：见其形态消瘦，精神萎靡，说话有气无力；丈夫比较强势以致情志郁闷，肩背僵硬。

诊断及辨证：情志抑郁，失眠调理为先。

治疗：特种刮痧

刮痧主方——第一天：头部刮（项丛刮重点）、项三带、肩胛环、骶丛刮、灵神刮；配穴曲池、内关、阳池、足三里、三阴交、公孙、申脉、太溪、太冲穴。

第二天：头部刮（项丛刮重点）、膻中刮、三脘刮、灵神刮；配穴曲池、内关、阳池、足三里、三阴交、公孙、太溪、太冲穴。

第三天：头部刮（项丛刮重点）、灵神刮；配穴心俞、肝俞、脾俞、孔最、内关、足三里、丰隆、三阴交、申脉、公孙、太溪、太冲。

治疗频次：连续3天。

第二天刮后反馈睡眠改善，安眠药减半。嘱其平时自己刮头，少生气，多运动，保持心情愉悦。

第六节　特种刮痧临床案例五

李湘授特种刮痧弟子传承者——胡　倩

病案 1. 慢性肾小球肾炎

俞某，女，55 岁，就诊时间：2023 年 8 月 3 日。主诉：项背疼痛，腰酸伴颜面水肿 16 年，加重 1 个月。现病史：项背部疼痛畏寒、腰部酸沉 16 年，遇冷劳累加重。间断行中药及针灸治疗，效果不佳。纳寐可、二便调。舌淡胖、有齿痕，苔滑，脉滑。既往史：慢性肾小球肾炎。检查：B 超示慢性肾小球肾炎。

诊断及辨证：慢性肾小球肾炎；风水，证属：脾肾阳虚型。

治疗：主方及板块：骶丛刮、培元刮、天元刮、项三带、肩胛环；取配穴：足三里、太溪、阴陵泉、三阴交、太冲。治疗频次：每周 1 次，间隔处理肩部与腰部问题。

突出运板手法技巧：补法刮拭，刮拭力度由轻渐重，力度以患者舒适为宜，行摩、按、揉手法，以皮肤温度升高为宜。

效果评价：经过 3 个月治疗，患者症状缓解。

病案 2. 慢性荨麻疹

蔡某，男，27 岁，就诊时间：2024 年 4 月 30 日。主诉：反复荨麻疹 8 年，近期加重。现病史：3 年前进食鱼虾后周身出现"风疹"，间断发作，无定所，游走状，发痒时心烦。局部皮肤红肿、发热、无破损，皮肤干燥，纳寐可、二便调。舌红，苔薄，有裂纹，脉弦。既往史及家族史：有"荨麻疹病"史，其母有"荨麻疹病"史。

诊断及辨证：慢性荨麻疹；瘾疹，证属：血热兼风型。

治疗：主方：项三带、肩胛环、膻中刮、骶丛刮；手部肺经、大肠经；腹部任脉；腿部脾经、胃经。配穴：大椎穴、列缺、肩髃、曲池、合谷、肺俞、膈俞、心俞、百会、风池、风府、天枢、中脘、血海、足三里、三阴交。治疗频次：每周 1 次。

突出运板手法技巧：项三带以风府、风池、风门、肩井为主，第一带以补法运板刮拭；第二、第三带以平补平泻法刮拭，风门、肩井出痧，配以刺络拔罐。肩胛环以泻法刮拭。配穴：大椎穴、列缺、肩髃、曲池、合谷、肺俞、膈俞、心俞、百会、风池、风府、天枢，以上为泻法；中脘、血海、足三里、三阴交，补法刮拭。

调理过程：5 月 7 日二诊：自诉初次治疗后，效果明显，感觉好多了，偶尔会痒。刮痧处方：原穴基础上，减去列缺、天枢、中脘，手法均平补平泻法。

疗效：好转（风疹团减少，痒感和全身症状减轻）。5 月 14 日三诊：平素几乎不痒,偶尔夜间散在瘙痒伴皮疹,瘙痒感时间较前短暂。刮痧处方:血海、足三里、中脘、命门穴补法刮拭,肩髃、膈俞、大椎穴、曲池、大肠俞穴用泻法。同时刮痧前督脉灸1小时。5月21日四诊:皮肤划痕消失,几乎无痒感。督脉灸1小时,平补平泻刮督脉、华佗夹脊、膀胱经。

效果评价:4次治疗后,痊愈,至今未发。

病案3. 强直性脊柱炎

丁某,男,49岁,就诊时间:2024年5月20日。主诉:背部僵硬及髋关节疼痛10年。现病史:10年前起背部僵硬及髋关节疼痛,晨起及负重加重。既往史:无。

诊断及辨证:强直性脊柱炎;痹症,风寒湿热型。

治疗:项丛刮、骶髂刮、骶丛刮、培元刮、佗脊刮、委中三带、背部膀胱经;取配穴:风池、风市、丰隆穴、血海穴、阳陵泉、三阴交;配合平衡火罐。治疗频次:每周1次。

突出运板手法技巧:项丛、佗脊刮为先导,采先用泻法,再挑、弹拨法,一点一点疏理筋膜。背部膀胱经平补平泻法刮拭,肤温增高后闪罐3分钟,皮肤增厚。其他部位治疗以肤温增高,毛孔张开为度。

效果评价:目前病程进展缓慢,症状没有明显加重。

病案4. 脏燥、抑郁症

李某,女,61岁,就诊时间:2024年4月20日。主诉:失眠伴胸口及后背不适1周,加重1天。现病史:胸口不适,后背沉重酸胀,精神可,生活、工作兴趣下降,食欲一般,寐差易早醒,小便调,大便溏。舌胖有齿痕、淡,苔薄,脉沉、细。既往史:有"抑郁症"史1年。家族史:父母有"高血压"病史。检查资料:汉密尔顿抑郁分级量表(HAMD)评分40分。

诊断及辨证:抑郁症;脏燥,心脾两虚型。

治疗:四神延、项丛刮、肩胛环、膻中刮、三脘刮、灵神刮、肋隙刮;取配穴:内关、外关、三阴交、足三里、期门、日月、膻中、章门穴。治疗频次:每周1次。

突出运板手法技巧:总体采用补法刮拭,期门、日月穴采用泻法,膻中刮、灵神刮采用从上向下梳理刮法。

效果评价:干预四周后躯体化症状消失,情志、饮食、睡眠情况均治愈。

第七节　揭开特种刮痧头部刮的面纱

李湘授特种刮痧弟子传承者——张竞予

学习特种刮痧后，一直在医馆上班，刮的最多的就是头部。

我发现很多人，不管什么年龄，都有不同程度上的头部问题。如：头疼、头晕、头油、脱发、记忆力下降、视力不佳、失眠等，去医院看，也没有好的治疗方法，只能靠吃药以缓解症状。

只有全面的认识头部才能更好的体会头部刮痧的神奇。头脑是人体的司令部，主导身体的一切生命活动、也是阳经所过的地方，其中厥阴肝经、少阴肾经、督脉，奇经八脉在头部也有绕行。中医讲：经络所过，主治所及。经络是人体气血的输送管道，内连脏腑，外络肢节。刮好头部，不仅可以调节脏腑，平衡阴阳，沟通表里，调节身体的温度。还能转变气机的运行。阳降阴升，一气周流，故主明则下安，有效的达到治病防病的效果。

从全息看头部，前额代表脾胃两侧是肝胆，刮头前先探查一下头皮的松紧度，使用触诊法：双手含住头皮轻轻往上推，全程收力不发力，探查头皮的松紧度。头皮过紧者，大多是因为外寒内热。解决方法是刮头部的4个板块，应用适当的板压，提壶揭盖。目的就是松头皮，解决头部表实，打开毛孔。同时，患者头部或身体的其他部位会有酸胀、发热的感觉。头皮很松者，是因为内热重，火在上，常伴有脾气暴躁、脸上长痘、脸红等症状，刮头时板压要轻而缓，以疏通散热为主。有人会前额区域紧，头皮其他地方松紧正常，整体刮完头部后，再刮一下足三里和三阴交等穴位加强。有人单侧紧，刮完头部后再找双侧的风市、太冲穴加强效果。头部哪一块有异常，所对应的区域就有问题。刮头时，要重点处理，遇条索结节时，板压要稍微的重一点，短板加强患处，长板梳理头皮，直到板感变化为止。

板压决定板感，板感决定疗效。板压太轻，只能达到疏皮的效果，疾病有深浅，力量有轻重；板压太重、太疼，伤肌肤，伤正气。只有导出良性板感，刮头才有效。特种刮痧以穴、区、带为基本要求：以穴为根，以区为助，以带为统。刮头部板块时，讲究力、协、柔、透。手板合一，眼到、手到、心到。

运板要领要求：沉肩，垂肘，运腕，路线不要走偏，不能遗漏穴位，力量均匀，渗透有知为根本，速度不宜太快，只有导出酸、胀、麻、小疼的板感，才是合格的板压。

项丛刮是李湘授老师从针灸项丛刺里面演变过来的，项丛刺要用火针在风府、风池穴处扎18针,所以项从刮取穴要准确,要有深度,刺激量要够!这个板块是特刮的灵魂,治疗难治性疾病,是全身疗法必刮板块。

头部刮痧治疗卒中后遗症效果特别好,我母亲已经87岁,脑梗死,刚得病时流涎、手抖,双腿走路不协调,一条腿没有力气,时常感觉头晕,人也容易摔倒。每隔2个月都要去医院冲1次血管,服用很多药物维持生命。自从坚持头部刮痧后,她的精气神特别好,人也没有呆像了,耳聪目明,还能做些简单的家务。现在已经2年没有去过医院了,走路也不用拐杖了,并停掉了所有的药物,意外的收获是白头发也变黑了。

头部刮痧还会改善后项部横竖纹,这条看似简单的褶皱,实则是人体自带的"危险信号灯"它会引起督脉塌方、膀胱经瘀堵、血压变化、神经卡压、颈椎代偿、毒素堆积、富贵包等,一般长期低头的人,肥胖得过脑梗死的人,容易出现后项部横竖纹。因为清阳之气无法上达脑髓,气血流通受到阻碍,脑部供血不畅,人容易出现头重脚轻,像头晕、头疼、心脑血管疾病的发病率要比正常人高。如何针对性刮拭后项部横竖纹来缓解症状。一般先局部处理疏通浅层筋膜,改善局部微循环。用刮板的后角松解横竖纹周围的组织,重点刺激风府、风池穴,然后短板加强,板压会稍重一些,长板梳理,刮通气血的来路和去路。刮拭过程中,患者有头皮、后背发热的经络传导感,刮一次就有明显效果,经常刮拭会改善后项部横竖纹。

头部刮痧的心得体会:头部刮痧的每个板块都有独特的治疗作用,要认真对待,板和头是面的接触,每一板,平心静气!用心体会板感,凸起,凹陷,条索结节,找到手下的感觉,再施以不同的板压,直到运板的过程流畅,才能真正的疏通经络达到治病防病的效果。有效的疏通头部后,还要刮项三带加强,颈肩是气血上注头部的重要通道,被称为人体的五层四车道,有皮肤、经络、肌肉、神经和空间。是气血运行的关键通道,很多人肩颈不舒服有严重的富贵包,头部刮痧后再刮一下项三带加强效果,人会感觉像卸下了一个大包袱,神清气爽,眼明心亮,还能达到治未病的预防效果。

特种刮痧是一项非常实用的养生方式,不受时间和地点的约束,能有效的调节身体的亚健康。查看头部是圆形的,操作起来不是特别简单,需多刮多练。李湘授老师教导我们:先学其形,再学神似。只有把基本功练好了,才能以术论道。

第八章

特种刮痧基本运板法

刮、揉、点、按、挑、敲、拍、摩、弹拨，风格各异，板压为基石。

徐、疾、轻、重，刮痧运板之灵魂。

板压为准绳，运板手法技巧应规范之。

单一式运板为母法，可派生出多种复合性运板法，复合式运板法增疗效。

先学形似，再重神似。持之以恒，滴水穿石；一分功夫，一分疗效。

运板手法是"修"出来的，技巧是"练"出来的！"熟读王叔和，不如临证多。"以往诸家，关于运板手法少有提及，关于技巧鲜为人知，其实刮痧之要，尽在运板，精于此，则刮痧之道尽矣。

刮痧治病、保健，随刮拭部位不同、运板方法不同而疗效各异。正确的运板方法决定刺激强度（板感），患者觉酸、麻、胀、重、痛，配合选取相应的穴、区、带是取得临床疗效关键之所在。

刮痧基本运板法分单一式运板法（8种）和复合性运板法（3种）两大类。刮痧基本运板法中，单一式运板法是刮痧临证时最基本、最常用、最主要的刮痧运板手法，可单独应用于临床施刮中，亦可与其他运板方法结合运用，如点揉法、弹拨法等手法。复合性手法是以两种或两种以上不同类型的单一式运板法复合而成的刮痧运板手法。复合性手法较单一式手法为好，可弥补单一式手法之不足。本章的目的是让初学者有章可循，逐步锻炼每个运板手法的操作技巧和功力、耐力、渗透力。临证时根据病情选择相应的运板方式和手法，才能充分发挥刮痧治病保健的最佳治疗作用。特种刮痧运板法，作为刮痧临床必备之防病、治病、保健、康复的主要工具和手段，更需要初学刮痧者下苦功练习。

刮痧基本运板法作为刮痧术中一种特定的运板技巧动作，要能熟练地掌握其技巧与功能，绝非易事，初学者必须进行认真的、严格的、刻苦的练习和一定时间的临证锻炼，同时需要注重实践。尤其是复合性运板手法，其临床疗效较单一式运板手法为好，能增强和提高刮痧临床疗效，故对复合性运板手法必须长期、反复、刻苦地练习，才能做到手随心转，法从手出，运用自如，并取得良好的治疗效果。

滴水穿石，一分功夫，一分疗效，来不得半点虚假，无巧可讨。唯有学、练、用、悟、记。多看老师演习带教，多看运板手法要领和要求及运板动作技巧，多练臂力、腕力、指力、渗透力，多在自己身上找板感，多参加临床实践，实践才能出真知。

第一节　刮　　法

刮法为本疗法最常用的基本运板法，广泛地运用于临床各科及人体各部位。刮法临床分直接刮（治疗刮）、间接刮（治疗保健两用）、保健刮三种。直接刮为临床最常用的一种刮拭方法，直接刮拭在患者皮肤之上。以肩胛环为例：患者取俯坐位或俯卧位均可，在刮拭前做好皮肤清洁工作，充分暴露背部被刮拭部位的皮肤，术者按操作规程、运板方式进行刮治。间接刮即隔衣刮（用于成人保健刮），或隔着事先准备好的清洁手帕等薄型棉制品布料刮拭。该法一般应用于婴幼儿为多。

一、定义

以刮板的薄边、厚边或棱角在人体表面皮肤上进行直行或横行的由上而下、由内向外、朝一个方向反复进行刮拭的刮痧手法称为刮法。

二、刮拭角度

刮板与所刮部位的皮肤呈45°～90°。

三、临床应用

刮法为临床最常用的运板法之一，是指在体表特定部位，规范运板进行刮拭，使局部皮肤潮红至渐现"痧痕"的刮痧运板方法。

刮法具疏经通络、调和气血、解表透肌、改善微循环、调节脏腑功能、平衡阴阳、放松肌肉、滑利关节、镇静止痛、养颜美容、消除疲劳等作用。

四、注意事项

纵观非药物疗法，作用力是其关键。针灸以针为工具，刮痧则以板为工具。如何运好这块板，是取得刮痧临床疗效的重要一环。刮痧运板强调"渗透有知"，临刮时就必须对所刮穴、区、带之皮肤有一定的"按压力"（板压），这是因为经络和穴位在人体有一定之深度，因此，"板压"是重中之重，必须使刮拭的作用力渗透到深层组织，才能更好地发挥其疏通经络之作用。"板压"之应用是灵活的、相对的、辨证的，是灵活的不是固定的。兹提出下列6点供参考。

（1）一把抓式握板，拇指置于刮板角侧是关键，这样便于发力又可减轻术者疲劳。板压是刮痧诸因素之最，但绝不是按压力越大越好，应视病情、患者体质、耐受程度而各异，操作时，刮板要紧贴肌肤，动作轻巧，轻灵勿滞，均匀柔和，沿途用力一致。做到落板不要敲，起板不忘点、按、上扬功。在骨骼凸起部位，阴经循行部位，皮下脂肪较薄的部位及敏感性穴位（如合谷、血海、太冲穴等处），板压就需相对减轻。

（2）由于刮板直接接触皮肤进行刮拭，因而更应注意保护皮肤。施刮时应首先涂以介质（刮痧活血剂），避免皮肤破损。

（3）一般刮拭至皮肤呈现紫红色痧痕或有瘀血红斑即可，以自然出痧为好，而不强求出痧。

（4）刮痧运板两要素——运腕与板压。

运腕：为刮痧运板之关键，较难掌握，无巧可取，唯不断练习，首先在自己身上找板感，在亲友身上练习，日积月累，滴水穿石。运腕的关键在"悬""松""发"三字。①"悬"：即悬腕，运板时腕部切勿绷紧，自然放松，要求用自然压力，切不可施暴力。②"松"：即腕关节自然放松，腕部略悬屈，同时保持术者正确姿势，沉肩、垂肘、运腕、用指一气呵成。③"发"：在以上正确运板技巧的基础上，腕部要有一个明显的向下"按压"之势：这个按压力通过大鱼际根部、大拇指掌指关节处发出，作用于被刮拭部位，持续通过腕、肘关节的有节奏屈伸，带动腕部自然而有节奏地呈单方向、直线、快速刮拭。

板压：滴水穿石，熟能生巧。先要在自己身上找板感，在亲友身上练习，腕部有一个明显而又恰当的下压之势。总之，要正确掌握好沉肩、垂肘、运腕、用指。同时，要不断虚心听取患者感受，更正不足之处。

（5）治疗刮时必须在所刮部位先涂刮痧活血剂，以防干刮伤及肌肤。

（6）正确的运板方法是单方向、直线式、快速刮拭，沿途不可有空板、跳板，刮拭距离面应尽量拉长，沿途用力一致。若术者感知板下有结节、气泡感时需在该处作按、揉、推等手法刮拭，以增强治疗效果。

刮法是刮痧运板入门之法，必须常习之，运用好。

第二节 揉 法

揉以和之，刮板吸定穴周宜轻宜缓，轻柔和缓地环旋运板，整个动作要求协调而有节律性。常和按法、点法结合运用，揉法是由摩法演变而来。

一、定义

用刮板厚角侧面朝下贴附所需运板部位的皮肤之上（穴、区、压痛点、特殊部位），不离其处，轻柔地行螺旋式按揉，环形转动式运板。要求运板时能带动板周皮下组织一起揉动的运板法，称为揉法。

二、运板角度

揉法为一把抓式握板，用刮板厚角侧面呈35°～45°，对准所需运板施治的穴、区、压痛点及特殊部位上，刮板不可摩擦移动。

三、运板要领

揉以和之，揉法以手腕功最著。

（1）运板者要求沉肩、垂肘、运腕（悬腕，腕关节一定要放松，切勿绷紧），肘关节自然屈伸，从大鱼际根部及拇指指腹部稍用力下按而发力。

（2）刮板必须吸附于施术部位之上，前臂发力，通过大鱼际根部及拇指指腹力达患处，作手腕旋转回环之运板技巧手法，带动吸附部位组织一起呈"回旋状"运动，宜轻宜缓，延绵不断。其窍门是：吸得牢，不滑动，不摩擦，板压不宜太大，揉动幅度由小渐大，大再复小，渗透力由小渐大，由深复浅。

（3）揉动速度一般掌握在100～130次/分。

四、临床应用

（1）具有疏通经络、行气活血、宽中理气、健脾和胃、消积导滞之功，其治疗作用多取决于所取穴、区的特性。

（2）揉法常用于天枢、中脘、内关、足三里、三阴交、阿是穴。多用于夹脊部位以及四肢关节凹陷部位和全身要穴；与点法、按法结合运用，可增强刮痧疗效。

五、注意事项

（1）临证运板时腕关节的应用是关键，一定要放松，动作要轻、灵、柔和。

（2）运板时前臂作主动摆动，带动腕关节旋转运动。此时，腕关节放松是关键。

（3）整个动作要求协调有序，有节律性，一气呵成。

（4）揉法虽属轻手法范畴，但也要求"渗透有知"，必须带动周围肌肉、筋腱活动。患者同样要有酸胀、微痛感，术者用力宜均匀、柔和而持久，不可施以蛮力。

（5）揉法运板时，要有吸附感，揉法较摩法着力（板压）不同，揉法着力稍重，要吸定于一定的治疗部位和穴位之上，并强调要带动板下皮肤筋膜等一起揉动；而摩法着力较轻，运板时只是板在体表作环旋摩动，不带动板下皮肤组织。揉、摩两法临床常互相转化应用，即摩中有揉，揉中有摩。

（6）着力点要吸定，不可来回往返地摩擦移动；用力持续而均匀，做到旋而不滞，转而不乱；环旋幅度宜小不宜大，大则乱，会无法吸定一点（即穴位）而影响疗效。

第三节　点　　法

点法似按法，唯在板与肌肤接触面、力度、时间上稍有差异。

一、定义

接触面积小、点而定之、由轻渐重贯之以力、按压力强的手法称为点法。

二、运板要领

以刮板厚角端直立式呈90°，垂直于施术部位固定不移（板之接触面积较按法为小）而着力，对准施术部位或穴位之上，按而压之，戳而点之，持续3～5秒（较按法长些），反复进行。

（1）要求取穴准，用力稳，板端与肌肤接触点固定不移。

（2）施术时垂直用力，力从前臂发出，掌心推板，拇指加压，用力由轻渐重，平稳而持续，点穴结束时，宜缓慢起板，动作灵活不呆板，禁施蛮力。

（3）根据病情所需，视患者体质强弱、耐受程度决定点穴强度，一般分轻、中、重三种。

三、临床应用

由于本法刺激强，着力点小，用力集中，疗效明显，其适用范围较为广泛，在刮痧术中一般常用于不易出痧的要穴或某些部位，如头部百会、水沟、风府、风池、角孙等要穴处，以及胸腹部如中府、中脘、天枢、关元等要穴处，尚有骨骼凹陷部位如膝跟、悬钟等穴处。又如：点肾俞穴而补肾气、利筋骨，治腰背疼痛、腰膝酸软诸症。点合谷、内庭穴则可治疗头痛、牙痛等。手、足、耳部穴位亦常用点法。

本法具有通经活络、消积破结、开通闭塞、解除痉挛、消肿止痛、调节脏腑功能等功效。

四、注意事项

（1）点压的方向（着力点）要求垂直用力，向下按压，按而压之，戳而点之。同一穴位或压痛点临床观察会有最痛的一个方向，运板点时，应向该方向点之，效更佳。

（2）板压（发力）由轻渐重，平稳而持续，力量逐渐增加，禁用蛮力而伤及肌肤、筋膜。

（3）操作结束时忌突然起板，应缓慢起板，辅以轻揉片刻，以缓和点法之刺激。

第四节　按　　法

按法的运板技巧，要从施术部位的皮肤表面向深层垂直用力，按而留之，运板刺激可浅至皮肤，深达筋骨。稳而持续，刺激量充分达到深部。

一、定义

用刮板厚面棱角侧端按压而着力于体表的特定部位和穴位上，采用逐渐用力加压下按的手法,按而留之,称为按法。

二、刮拭角度

按法为一把抓式握板,用刮板厚角一侧(板与肌肤接触面积较点法为大),呈 60°～70°对准所需运板施治的穴、区部位之上。

三、运板要领

(1)沉肩、垂肘、运腕,用拇指指腹部紧贴刮板厚角一侧,施刮时以拇指指腹及大鱼际根部紧贴刮板发力而作用于治疗部位之上。

(2)垂直用力,向下按压,按而留之,要有一定的节律性,使刺激量(板压)充分渗透到肌肤,直达组织深层,此时患者有酸、麻、胀、重和痛感,持续二三秒,如此反复进行。

(3)用力要求平稳而持续,亦可呈有节奏性按压,必须逐渐起板,减少板压,在转换压力时不宜突然起板而减轻压力。切忌迅猛地施"暴发力"动作,迅猛施力会造成组织损伤,给患者造成不必要的痛楚。每个部位按压7～9次即可。

四、临床应用

按法在刮痧运板技巧中仅次于刮法,为临床常用运板手法之一。在某种意义上,按法适用于全身各部位,尤以要穴、阿是穴更为常用。在复合性手法中按法更占主导地位。

按法具有行气活血、开通闭塞、放松肌肉、镇静安神、缓急止痛之功效。常用于治疗各种急性疼痛病证。

(1)头痛　除刮拭四神延、颞三片、维风双带、项丛刮外,可用刮板厚角侧端按揉合谷、太阳、头维、风池等穴。

(2)牙痛　除刮拭项丛刮、颌带刮,可按揉颊车、下关、合谷、内庭、阿是穴。

(3)胃痛　除刮三脘刮、肩胛下环,可按揉足三里、三阴交、公孙穴。

(4)胆石症疼痛　除刮拭肩胛下环,按揉阳陵泉、胆囊穴、背部右侧第8至第9胸椎旁之压痛点,重点施以点、按、揉,一般采用较重手法按揉之。

(5)痛经　除刮三脘刮、天元刮、骶丛刮,重点按揉双侧足三里、三阴交、公孙、内关穴,可获佳效。

五、注意事项

（1）取穴要准确。

（2）临证运板时务必注意按压的方向，一定要垂直用力，向下按压。

（3）按压的力量，必须由轻渐重，平稳而持续并逐渐增加。

（4）按而留之，切不可突然起板，应逐渐减轻板压而轻轻起板。结束时，辅以轻揉片刻。

第五节 挑 法

挑法为主治膝关节疾病的常用运板法，是改善膝关节活动度的重要方法之一。今以犊鼻一点四向挑为例，略述之。

一、定义

以刮板厚角，于体表的特定部位和穴位上逐渐用力，加压下按，随后向上挑之，谓之挑法。

二、运板要领

（1）患者取坐靠位或仰卧位，屈膝取之。术者辅手扶持膝侧，术手一把抓式握板，拇指、示指分别捏于刮板厚角两侧端，板尾置于术手手心处，便于发力。

（2）吃准一点（穴位、压痛点）以刮板厚角对准犊鼻穴行点、按、挑式运板，由内向外，朝4个方向进行挑刮，谓之"一点四向挑"。

（3）运板时以腕部发力，用点、按运板法，使局部组织下陷，随之翻腕，再用拇指、示指导向，由内向外挑刮，于每个方向各挑25～30次，或根据出痧情况调整挑刮次数，以出痧为佳，见痧即止。

（4）挑是方法之一，重点在点、按、转，而后才是挑。一点四向挑的另一关键所在是在四个方向中会有最痛的一面，要求由轻渐重进行挑刮。

（5）膝关节构造复杂，病情轻重不一。运板时应先轻后重，术手要求稳、准而又轻灵，辅手要做好膝部固定，以利施治，不至伤及关节而又保证刮治质量。

三、临床应用

本法具有舒筋通络、解痉止痛、滑利关节的作用,是改善膝关节活动度的主要方法之一。此外,挑涌泉穴可用于急救。

四、注意事项

（1）膝关节构造复杂,病变较多,临床症状大多以疼痛及功能障碍为其共同点,很难一时明确诊断,故应慎重,切勿误诊。还应排除类风湿关节炎及骨肿瘤等疾患。

（2）挑法属于重手法之一,刮板直接接触患部,故施术时必须先在运板部位涂上少许刮痧活血剂,既可保护皮肤,防止破皮,又可使药力渗透其间,尚可提高刮痧治疗效果。

（3）运板手法先轻后重,根据出痧情况而决定刮拭方向和次数。切不可施以蛮力,以防伤及关节。

（4）对年老体弱、关节畸形、肌肉萎缩者宜采用补法或平补平泻运板手法,或辅以温灸治疗。

（5）膝关节积液者,不可用本法施治。

第六节 敲　　法

敲法又称啄法,是指利用反射原理,于手指、足趾尖处,距指、趾甲角0.1寸（指寸）处,或敏感点处击打之,予以适当的刺激量,以调整其生理功能之异常。

一、定义

以刮板厚角背侧端为着力点,运用腕力轻捷而准确地敲击在治疗部位上的运板法称为敲法。

二、运板要领

（1）握板：术手拇指、示指、中指三指捏板,环指、小指托附于板下。

（2）运板：上式握板,要求腕关节放松,作腕关节上扬、下敲状屈伸运动而运板,使刮板厚角背端垂直敲击在治疗部位。以手指、足趾为例,腕部发力,指部着力,呈敲击状,反复敲打手指、足趾尖部距指、趾甲0.1寸处,切不可敲击在指、趾甲上。

三、临床应用

本法为治疗脑部疾患常用的运板法之一,有安神醒脑、活血止痛、通经活络、解痉止痛、调和气血的作用,属于反射疗法之一。

(1) 可用于治疗脑梗死、卒中后遗症、阿尔茨海默病、神经衰弱、脑震荡后遗症、足部冻疮、足背肿痛等症。

(2) 常和项丛刮密切配合,用于治疗头痛、头晕、失眠、神经衰弱。

(3) 常和项三带、肩胛环密切配合,亦可选肩井、大椎、背俞穴等用于治疗颈项部肌肉酸痛、板滞等症。

四、注意事项

(1) 本运板法要求悬腕,腕关节必须放松,动作轻巧、灵活,状若敲磬,用力轻快,着力均匀。

(2) 该运板法刺激敏锐,常用于手指、足趾尖部。术者必须全神贯注,动作由轻渐重,再由重复轻,或轻重不一,频率快慢不一,这样对脑部疾病有一个调节作用。

第七节 拍 法

拍法是用刮板平面前1/2处或虚掌平稳、轻柔、有节奏地拍打治疗部位的一种手法,多用于肘窝、腘窝处。

一、定义

以刮板平面,在人体特定皮肤表面进行平稳而有节奏的连续拍打,使皮肤呈现充血至紫红斑点为度的刮痧方法,称为拍法。

二、运板要领

(1) 拇指、示指握于刮板厚角根部,中指第1节和第2节处置于板之凹槽中以作固定刮板之用。

(2) 运板时上肢放松,注意沉肩、垂肘、运腕、用指,肘关节微展,腕关节放松(悬腕),以腕部发力,有节奏地屈伸呈上扬下拍之势,带动刮板,拍而打之。

（3）运板时注意先轻后重，要求有节奏感，力量适中，视病情和患者耐受程度随时调整所拍力度。

三、临床应用

拍法具有促进气血运行、消除肌肉疲劳、解痉止痛、缓解麻木和退热之功效。

（1）退热除刮项三带、肩胛环外，拍肘窝、腘窝为民间常用的退热良方。

（2）拍法运板时，板之平面朝下接触肌肤，其接触面积相对较大，亦可用于拍手心、足心、肩、背、腰、臀部、腓肠肌等处。

（3）拍肘窝部除退热迅捷，尚可辅助治疗心胸部疾患。

（4）与其他刮痧手法配合，可治疗腰扭伤、肌肉痉挛、慢性劳损、风湿痹痛、局部感觉迟钝、麻木不仁等。

（5）四指轻轻拍打患者前额还可治疗鼻衄。患者取仰靠坐位，头微向后仰，术者以示指、中指、环指、小指前两节蘸冷水于前额之印堂穴上轻轻拍打之。

四、注意事项

（1）运板时，要求对准施术部位，动作平稳而有节奏，以板之前1/2处接触治疗部位。

（2）落板、起板要迅捷，不可在被拍部位停滞。

（3）腕关节自然放松（悬腕），运用前臂的力量，平稳而有节奏地拍打，要求用力均匀、动作协调、先轻后重，忌施暴力，特别是对老年人、儿童、女性皮肤娇嫩者，尤应慎之。

（4）肘窝、腘窝处皮肤娇嫩，出痧迅速，痧现紫色或疱块状时应立即停止拍打。

（5）运板前，治疗部位先涂以刮痧活血剂，防止局部皮肤受损，尤以肘窝、腘窝部为最。

（6）运板时上下幅度要小，频率可稍快。

（7）骨骼凸起部位禁拍。

（8）拍法除用刮痧板拍，尚可用手拍，即取虚掌拍。

第八节 摩　　法

摩即抚摸之意，为一种轻柔享受型刮痧手法。其运板要领和揉法有相似之处，但摩法着力较轻，全板面接触所需治疗的部位，在体表皮肤上作轻缓摩动，不带动该处皮下组织。

一、定义

摩法为一种轻手法，是以全板（平面）覆于施术之穴、区、带上，按顺时针方向作环行旋转，即一种以腕关节连同前臂作环形、有节奏的、轻缓的盘旋摩动的运板法。

二、运板要领

（1）术者掌心置于板上，拇指自然分开，其余四指自然微屈搁置板上，手指不可上翘，有一种吸附感。要求沉肩、垂肘、运腕，腕部自然放松，掌根或掌心发力，作顺时针方向呈环状有节奏地旋转前进，压力宜均匀。

（2）以肘关节为支点，前臂作主动摆动，带动腕部，以掌根部为着力点，腕关节放松，在体表作环旋摩动，呈顺时针方向前行。

（3）刮板摩动时要求"板压"均匀柔和，动作要轻柔，不带动局部肌肤筋脉。

（4）运板速度约为90次/分。

（5）摩法运板要求不宜过急，亦不宜太缓，不宜过轻，亦不宜过重，以中和之义旋之，是一种刮痧术后享受型的辅助善后性手法。

三、临床应用

摩法刺激温和，属轻手法，享受型手法，柔和、舒适，适用于全身各部位，以胸、脘、腹、背部、胁肋部为常用。

摩法具有和中理气、消积导滞、调节胃肠功能、行气活血、散瘀消肿之功效。

（1）在腹部应用中常和三脘刮、天元刮同用，具有和中理气、消积导滞、调节胃肠蠕动功能、辅助减肥的作用。治疗脘腹胀痛、泄泻、便秘、消化不良。

（2）在胸胁部应用中常和膻中刮、肩胛环、肋隙刮同用，具有宽胸理气、宣肺止咳之功效。治疗胸胁胀满、咳嗽、气喘以及胸肋挫伤、岔气、肋软骨炎等症。

（3）在腰背部应用中常和肩胛环、培元刮、骶丛刮、挑环跳等同用，具有行气活血、散瘀消肿之功效，治疗腰肌劳损、风湿痹痛等症。临床常用于辅助性、松解性治疗。

（4）在少腹部及背腰部应用，常和天元刮、肩胛环、培元刮、骶丛刮同用，具有温里调经、补益肾气之功。治疗遗尿、女子不孕、痛经、闭经；男子阳痿、遗精、前列腺疾病等。

（5）古方参考：古人按照摩法速度、方向将摩法分为补法和泻法。如《厘正按摩要术》中有"急摩为泻，缓摩为补，顺时针方向摩动为补，逆时针方向摩动为泻"之论述，可供参考。

古人常根据患者病情，把中药制成药粉、药膏、药汁等剂型，涂于施术部位，而后进行推拿、按摩，以加强手法的治疗效果，称为膏摩。

四、注意事项

（1）摩法是将全板置于施术部位的皮肤之上，术者掌心按压于刮板平面之上。此时，必须注意刮板上及术者手上不可沾润滑剂，而患者体表必须涂以润滑剂，否则无法摩动。若术者手上及板上沾上润滑剂，板无吸附力易打滑，更无法使板在体表摩动。

（2）运板摩动时"板压"要均匀，动作要轻柔，宜作轻快式的摩动运板，运板频率为60～100次/分。

（3）寒冷季节，术者应将刮板捂热再施术。

第九节　点　揉　法

复合性运板手法较单一式运板手法佳，其临床治疗效果较单一式运板手法好。点揉法能弥补单一式运板手法之不足，具有点法、揉法之共同效应。

一、定义

用刮板厚角按压而着力于体表的特殊部位和穴位上，沉肩、垂肘、运腕，力贯板端进行点压揉动，并作圆形或螺旋式的揉动，是点压与揉动相结合的复合性运板手法，谓之点揉法。

二、运板要领

（1）一把抓式握板，沉肩、垂肘、运腕。用拇指指腹部紧贴刮板厚角一侧，施刮时，板尾紧贴掌心，以拇指、示指紧捏刮板厚角两侧，将板端按压于穴位或所需施术的某一部位之上，力贯板端，吸定着力于皮肤某一穴位上，施以点、压、揉之复合性运板手法。做轻柔缓和的点压环旋运动，并带动该处的皮下组织一起揉动。

（2）板压由轻到重，由表及里，手腕带动刮板灵活揉动，要求点而不滞、柔和渗透。

（3）运板频率一般掌握在70～100次/分为宜。

（4）每个部位施术时间一般掌握在1～2分钟，如每次只选择一二个穴位时，可延长至2～4分钟。

（5）施术局部表现以患者感觉酸胀、皮肤微红为度。

（6）结束点揉运板手法时，应遵循由重到轻的原则，缓慢起板。

三、临床应用

主要应用于肌肉丰厚处，如腹部、背腰部、骨缝处、肢体关节部及手足部等处。

（1）点揉法具有散瘀止痛、活血通络、缓解痉挛、解除局部粘连等作用。

（2）点揉法既深透又柔和，使运板手法刚中有柔，可缓解因强刺激手法带来的不适感。

四、注意事项

（1）点揉运板时必须先轻后重，力量不可过大、过猛。

（2）点揉运板时刮板厚角端不能离开施术局部皮肤。

第十节 按揉法

由按法和揉法两个不同类型的单一式运板法复合而成，是临床最常用的刮痧运板手法之一。适用于全身各个部位和穴位，尤其适用于对查找出来的阳性反应物进行按揉刮拭，患者易于接受，亦可缓解因强刺激手法带来的不适感。

一、定义

按法和揉法相配合的运板方式，即用刮板厚角侧端着力于治疗部位，按而留之，揉以和之的刮痧运板法称为按揉法。

二、运板要领

术者一把抓式握刮板，拇指、示指捏持刮板厚角两侧近端，拇指在前，示指在后，紧贴厚角侧端。沉肩、垂肘、悬腕，将刮板厚角侧端按压于施刮部位，力贯板端,吸定并着力于皮肤某穴位或压痛点处,施以按而留之、揉以和之的运板法。此时,摆动肘部,带动腕部,腕部发力,拇指加压,呈按而旋揉的方式运动,组成按揉式复合运板动作。

（1）先在按而留之的基础上给穴位、压痛点或阳性反应物一个下陷式的按压刺激,随后摆动肘部,带动腕部。此时,刮板稍稍上提。但还是有一定之板压的,只是较按时稍轻,随即指、腕同时呈旋转式运动,增加缓慢的环旋式揉动,揉以和之。

（2）亦可先行揉法运板于穴位、压痛点或阳性反应物上,以揉二按一或揉三按二的方式施刮,呈揉时轻缓、按时加压。同时,配以轻推法,效更佳。

（3）板压必须由轻渐重,由表及里,复而渐轻,揉而和之,往复多次,以腕部旋转运动带动刮板运动。拇指加压,按而留之。

（4）频率一般掌握在70～100次/分为宜。

（5）按揉法运板之"板感"（即刺激量）,应根据临床需要及患者胖瘦、体质状况、虚实程度、耐受程度而定。轻者可以在皮下组织按揉,重者可深达肌肉骨缘。

三、临床应用

主要应用于已查找出的阳性反应物之部位刮拭及拔罐后之消灶,如背腰部、腹部、肌肉丰厚处等部位。

（1）按揉法为临床常用的刮痧运板法之一,既有按法之效应,又有揉法之功效。可增强要穴刺激量,又不会增加患者的疼痛程度,治、养兼之。如用于尺泽、内关、足三里、丰隆、背俞穴等。

（2）呼吸系统疾病除膻中刮、肩胛环,可按揉中府、风池、风门、肺俞、天突、丰隆等穴,具有宽胸理气、宣肺平喘、止咳化痰之功效。

（3）消化系统疾病除肩胛下环、三脘刮、天元刮,可按揉中脘、天枢、内关、神门、足三里、内庭、公孙等穴。具有补益脾胃、和中理气之功效。临床广泛应用于消化不良、食欲不振、消瘦、脘腹胀痛、腹泻、便秘等胃肠道疾病之治疗。

四、注意事项

（1）按揉运板时必须掌握先轻后重；按时重,揉时轻；力量不可过大、过猛,禁止施用冲击蛮力。

（2）按揉运板时刮板厚角侧端不能离开施刮局部的皮肤。

第十一节 弹 拨 法

为复合性手法，属于重手法范畴，一般多用于佗脊刮、膀胱经第1侧线等部位，其效甚佳。

一、定义

以刮板厚角端，按压于脊柱两侧或所需施术部位的皮肤之上，从上向下按压到一定深度而弹拨大筋和穴、区、带，其状如弹拨琴弦，谓之弹拨法。

二、刮拭角度

以70°～90°为宜。

三、运板要领

（1）用刮板厚角端为着力点，沉肩、垂肘，以腕力从上向下按压到一定深度作来回摆动状弹拨。此时，患者板感增强，有较强的胀、重、酸痛感，同时可听到噗噗声（拨筋声），术者手下似有一根黏而韧之大筋在随板的弹拨而跳动。

（2）在脊柱部、肌腱部、韧带部作弹拨法运板时，必须注重与之呈垂直方向的来回拨动式运板为关键。

（3）弹拨法为一种复合性运板手法，含按而拨之、遇结而弹之，因而可来回拨动，不必拘泥于刮痧只朝一个方向刮拭之要求，亦可拨而行之，更可配合按法、揉法向上向下移动运板，亦称为理筋法。

（4）弹拨法非常注重运腕和板感渗透有知，故要求拨动时板端之着力部切不可在皮肤表面摩擦移动，否则将会伤及皮肤，且影响或减弱治疗效果。

（5）用力由轻渐重，做到轻而不浮，重而不滞，以渗透有知地拨之弹之的方式运板。

（6）双手操作法：右手一把抓式握板，薄面置于手心部，拇指、示指分别置于厚角端稍后侧与凹槽相平，中指、环指、小指呈钩状握住板厚边处，起固定刮板的作用。左手拇指置于厚角侧，与右手拇指同一方向，且在右手拇指前端紧贴厚角侧便于发力，加强刺激量，且减少右手疲劳，尤适合女性施术者应用。当右手握板将厚角端侧面置于刮拭部位，右手作弹拨状运板，左手拇指指腹紧贴厚角一侧，作推弹状运板,双手似揉面团状操作,互相协同,一气呵成。

四、临床应用

(1) 适用于颈、肩部,尤以脊柱两侧为代表,其他如四肢肌筋隆起处、腰部压痛点、肩关节周围,足三里至下巨虚段、阳陵泉、悬钟穴等处。

(2) 本法具解痉止痛、松解粘连、舒筋活络、疏理肌筋、回纳脱位小关节、畅通气血、调整脏腑功能作用。临床常用于治疗落枕、肩周炎、颈椎病、腰椎间盘突出症等。举例如下,以供参考。

颈椎病、落枕:先于项三带处,以补法运板片刻,嘱患者缓缓转动颈部至疼痛最明显处时,令患者勿动,术者以刮板之厚角侧端对准最敏感的压痛点周围由轻渐重施以弹拨运板法,酌情辅以拔罐,效更佳。

肩周炎:首先于项三带、肩前带、肩后带及曲池、外关、合谷、对侧阳陵泉穴附近压痛点行平补平泻运板法刮之,随后令其活动上肢至活动障碍时,找其压痛点行弹拨运板法刮之,再行肩髃一点四挑,并辅以肩关节被动运动和日常锻炼。

网球肘:首先于项三带,以及曲池(双)、外关(双)、合谷(双)、中渚(双)、阳陵泉(双)等穴以平补平泻运板刮之。天井穴及结节间沟处作弹拨法施治。

第3腰椎横突综合征、腰椎间盘突出症:首先于培元刮、骶丛刮、骶髂刮、天元刮、委中三带、踝周刮,阳陵泉、昆仑穴行平补平泻手法刮拭。然后,在压痛点、肌紧张处、阳性结节处分次行弹拨运板刮之,于其对侧留罐治之。

五、注意事项

(1) 弹拨法属于重手法范畴,板压之大小应根据部位、患者病情、耐受程度、体质状况而定,随时调整板压。

(2) 弹拨方向、角度、幅度应根据局部肌肉的行走方向临证决定。

(3) 初学者应避免轻浮运板,只在皮肤表面来回滑动,无一定刺激量,则无效可言;然而更应防止施以蛮力,以防伤及肌肤、筋腱,同时亦可避免晕刮。

(4) 弹拨法,顾名思义,板下应有弹动感,否则只是在皮肤表面摩擦、移动,既影响疗效,又会擦破皮肤,应慎之。

(5) 弹拨次数,应视患者病情、体质、耐受程度而定,一般每个部位弹拨5~7次为宜。

师说

师者,教书育人者也,为师也。

首先己明,己所不明,勿施于人。

特刮师必文武双全。

文者,需熟读经典,深知刮者必先学理论,再明"刀"(刀即板也),运板技巧也。

武者,刮痧临阵举板也。熟悉"理""法""方""穴"。经较长临证磨练后,方可踏上讲台。

特刮运板之十力:用力、耐力、臂(背)力、腕力、指力、腰力、腿力、换力、功力、省力。

原则指导:法有理,方有据,穴要契。求真要刮不伤正。

第九章

特种刮痧图解

图者,用绘画表现出来的形象。图解在此是特种刮痧38帧优化组合的板块式图画,示解特刮之运板位置。

特种刮痧疗法是以中医学说为根,以辨证施刮为魂,以三焦定位为准则,以运板手法技巧为契机,在继承传统不泥古,开拓创新不离源的指导思想下,在不断探索、研究和提炼,创造出有效且易学的一种特种刮痧法。其特点是具可重复性。

一、特种刮痧四大部

头面部、项背腰骶部、颈前胸腹部、四肢部。

二、特种刮痧七分部

(1) 头部:四神延、颞三片、维风双带、项丛刮。

(2) 面部:印太三步刮、目周刮、鼻旁刮、承风刮。

(3) 项背部:(项丛刮)、项三带或项五带、肩胛环、肩胛下环。

(4) 腰骶部:培元刮、骶丛刮、骶髂刮。

(5) 颈前胸腹部

颈部:颈前刮、颔带刮、天突刮。

胸部:膻中刮、肋隙刮。

腹部:三脘刮、天元刮、腹部五带刮。

(6) 上肢部:肩前带、肩后带、肘窝刮、灵神刮。

(7) 下肢部:委中三带、犊鼻一点四向挑、挑鹤顶、髌周刮、踝周刮、足弓刮、弹拨金门、敲足趾。

三、特殊刮法

（1）膝病八步赶蟾刮。

（2）一高速——佗脊刮。

第一节 头　部

四神延

位置：在头顶部，为四神聪之延伸，即以百会穴为中心，向前、后、左、右四个方向刮拭。向前刮至前发际，向后刮至枕骨粗隆下，向左、右各刮至两耳尖。

作用：刮痧先刮头，能疏通气血，调整阴阳，对情志郁结、痰湿停滞、头晕目眩、心神恍惚及防治脑血管病变有很好的疗效，可防治失眠、头痛、健忘、高血压病、卒中后遗症、感冒鼻塞、鼻流清涕、夜尿症等。

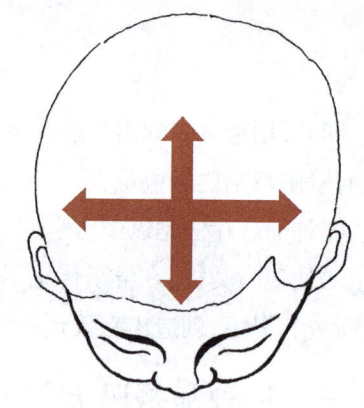

颞三片

位置：第一片，从耳尖前起，向下刮至颧弓上，30次；第二片，从耳尖前上至百会连线1/2处起向下刮至颧弓处，30次，此时第一片处已刮拭60次；第三片，从百会向下刮至颧弓处，30次，此时第二片刮拭了60次，第一片处刮拭了90次。

作用：治疗偏头痛、高血压性头痛、习惯性头痛、三叉神经痛等；还可配合项丛刮、项三带治疗五官科疾病。

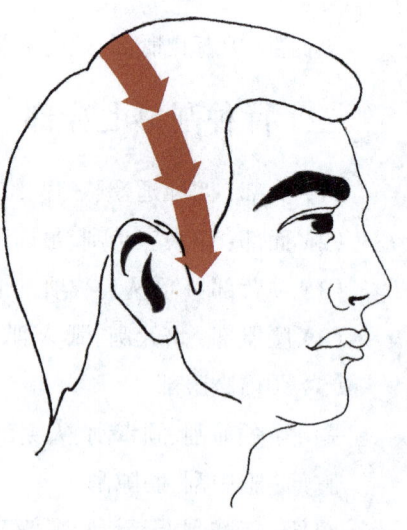

维风双带

位置：在头部两侧，从百会至耳尖连线中点一分为二，第一带近耳端，第二带近督脉，左右对称，起板由头维刮至风池穴。

作用：治疗偏头痛、后项痛、三叉神经痛、眩晕、卒中后遗症、面瘫、耳鸣、耳聋、视物模糊等。

项丛刮

位置：项丛刮是在后项部沿颅骨切迹向下密集刮13个刺激带，每带刮30次，于后项部共刮390次。

作用：项丛刮具有醒脑开窍、明目聪耳、利咽祛痰、平肝熄风的功效，对治疗伤风感冒、偏正头痛、头面五官诸症均有良效，尤以预防感冒效果最佳，是提高免疫力、防治阿尔茨海默病的重要施治部位。

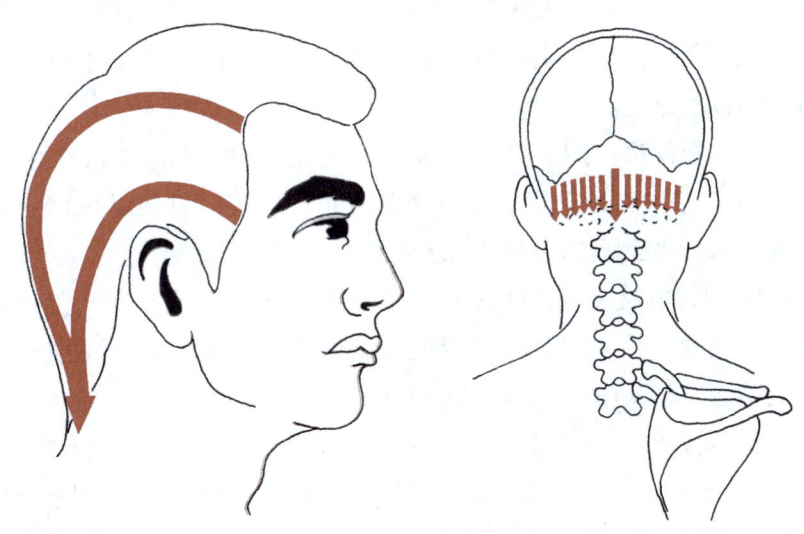

项丛运板四法——传心诀

项丛刮为特种刮痧整体疗法之灵魂刮。

刮痧先刮头，刮头要致密，刮头必刮项丛刮，整体疗法它为先。刮前嘱闭目，养神为秘笈，板板"掏"于颅骨切迹里，医者辅手、术手紧相应，项部安全为至上，医者父母心，此为特刮传心诀。

项丛刮是在后项部沿颅骨切迹向下密集刮13个刺激带，每带刮30次，于后项部共刮390次，故名项丛刮。其功能为改善椎动脉血液运行，使人体内调节功能趋于正常运转而达到治疗、保健、康复、纠正亚健康、激发潜能、治未病之目的——主明，则下安。

尤以预防感冒效果最佳，对假性近视效果亦佳。

位置：以后项部督脉经三穴下脑户（华延龄老师命名）、风府、哑门穴为主要刺激带，该三穴位于后项部正中线上，上属于脑，下系脊里，为脑与脏腑器官、肢体联络之驿站，故取此三穴为第一带，为主带。辅以枕外隆凸下（即下脑户穴）至乳突根部（翳风穴）沿颅骨下肌层左右各分成六等分，以每一个等分为一个刮拭带，左右计12个刮拭带，加督脉三穴为主带，共有13个刺激带。

众所周知，颅内是大脑皮质、下视丘、垂体等高级中枢所在地，为全身脏腑器官、肢体及各系统的指挥中心，其联系通路是借神经、体液、血管等上下传导，而后项部为两者之间必经之驿站，是掌控整体生命活动功能的主要环节——一切生命活动皆听命于脑。项丛刮是从整体调节观出发，通过对这一特定区域，用特殊的运板手法技巧广泛而适度地刺激，进而激发经络腧穴之功能，发挥良性调节作用，从而收到应有的治疗效果。

（1）一般运板刮法：于后项部延枕骨向下密集刮13个刺激带（督脉段为主带），向左右各刮6带，共13个刺激带，每带各刮30次，于后项部共刮390次。此种刮法为初学者入门之运板法，为项丛刮之梳理法，多用于保健刮。

（2）简易运板法：先刮拭督脉三穴，为第一主带，后以刮板之凹槽上翘角朝下置于颅骨切迹之枕下骨缘，再如上法置板，向左右刮至翳风穴处。该法是厚角内边抵于枕骨边缘，横向刮拭，左右各刮30次。

（3）正确运板法：应于颅骨切迹下肌层处向下密集刮拭13个刺激带，不是起板在枕骨边缘处，而是在颅骨切迹下肌层处，运板是从颅骨切迹肌层处以板之厚角端呈"掏出状"运板刮拭，其奥秘在"板置带上时有一个柔和的点按运板动作，随之翻腕，拇指控压，呈掏出状运板"，此时板感即出现。

如前述，每带各运板刮拭25～30次，按法运板，板感强，疗效佳，应先轻后重，禁使蛮力。此法用于治疗刮。

点掏状运板手法，必须轻柔，禁使蛮力、冲击力。

（4）特效运板法：该法为重手法，板感十分强烈，是特种手法之最，慎之！不做保健刮运用。初学者慎用，因板压驾驭不好，会造成局部肌肤损伤等不良反应，对今后治疗不利。

运板法：辅手和术手相互配合，嘱患者闭目养神，入静待刮，交流感受。

该运板法以刮板厚角端施刮，先常规运板法刮拭督脉三穴为主带，次用板之厚角向左右各带用下法运板刮拭之，用板之厚角由下向上，转腕加压上扬式运板刮拭之，于颅骨切迹下肌层处向颅骨切迹边缘内按压、抵压、挑法运板（此三法选一而用，挑法板感最强烈，慎之）每带运板7～10次。该运板法板感最强，禁施蛮力。用于难治性疾病。① 尤以脑部疾患为主，初学者暂不教授，恐其板压驾驭不好，谨记！② 该法运板必须轻柔，先轻后重，禁使蛮力、冲击力，重手法施刮，尤以按挑法。若不慎之，则易伤其颅骨切迹处肌肤和骨膜，千万慎之又慎！③ 乳突部无发区及翳风穴处，更应手下留情。翳风穴运板如前述（禁刮腮腺投影区）。

现代医学认为，头部为中枢神经所在地，脑好比人体之司令部，一切生命活动皆听命于脑。人脑不仅有记忆、思考的功能，而且还控制着身体各器官的活动，维持着人类的生命；脑中有无数的神经细胞，它们互相联结成网络，能迅速分析、处理各种信号，传达脑部发出的命令，脑，掌控全身所有功能。套用祖宗留下的遗训"主明则下安"（《素问·灵兰秘典论》）。主不明，则十二官危矣！余套曰："刮好头部，具有改善头部血液循环，疏通全身阳气，增强人体免疫力，恢复体力，消除疲劳，健脑安神，醒脑安志；若能坚持保健刮，则可以改善头皮、发根之良好的血液循环，进而改善、增加头发的营养元素，气血旺盛，延缓衰老，则老又润泽，真可谓一美二健，何乐而不为呢？"

特种刮痧之项丛刮，正是通过这一特定的部位，进行广泛的、恰到好处的运板手法技巧刮拭，进而激发其潜能，充分发挥良性调节作用，从而收到应有的治疗、保健、康复、纠正亚健康、激发潜能、治未病之疗效。

感谢恩师华老延龄先君，给后人留下特种针法，使后辈受益匪浅，愿充分发扬之，为以感恩、纪念！

特种刮痧不出古贤书，实乃余一管见。乞求诸贤不吝斧，更盼后人多发展！

第二节 面 部

印太两步刮

第一步：自印堂向上至前发际（神庭穴下），沿发际刮至耳前的耳门穴。

第二步：印堂向上至前发际的1/2处经阳白穴刮至太阳穴（奇穴）。

作用：改善额纹。

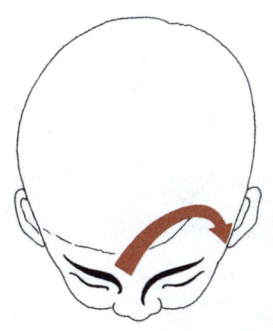
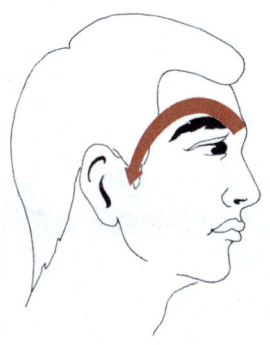

目周刮

先起板于睛明穴,沿上眼眶向上至攒竹穴,沿上眼眶一直刮至太阳穴,再起板于睛明穴,向下沿下眼眶经承泣(或四白)刮至太阳穴。

作用:明目,消除鱼尾纹及眼袋。

鼻旁刮

起板于鼻旁迎香穴,经颧髎、下关穴至对耳轮处。

作用:消除面部色素沉着,防治痘痘。

承风刮

起板于承浆穴,斜上方经地仓、颧髎、曲鬓、角孙穴刮至风池穴。

作用:改善口角下垂、流涎。

颈前刮

位于下颌两侧至锁骨上区域,刮拭时以环状软骨为中心,左右两侧各刮两行,手法宜轻柔,不可太重。美容时由下往上刮,治病时由上往下刮。

作用:改善咽痒、咳嗽、哮喘及颈纹。

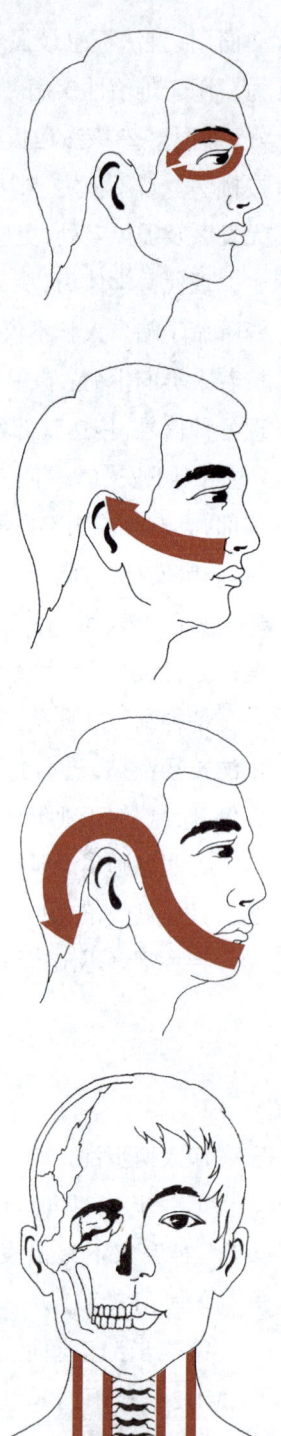

颌带刮

位置：

（1）从耳垂下起板，沿下颌骨向下颌部刮拭。

（2）从颈部环状软骨两侧向下刮至锁骨上缘。手法宜轻柔，不可太重。

作用：刮拭该部可缓解牙痛、腮腺炎，还可辅助治疗部分呼吸系统疾病。主治咳嗽、扁桃体炎、牙痛、面瘫、颈淋巴结核、喉痒等。

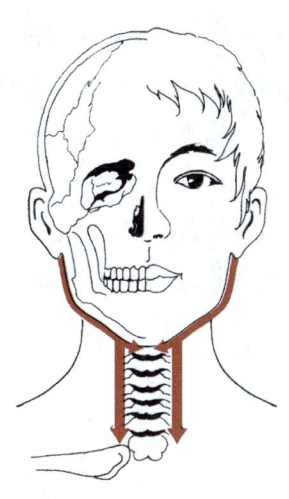

第三节　项　背　部

项三带或项五带

位置：从后发际项正中线至第三胸椎棘突下（身柱穴）为第一带；第二带起于风池穴，经肩上（肩井穴）至肩髃穴；第三带同第二带（对侧）；第四带、第五带为第三颈椎至第三胸椎两侧夹脊。

作用：改善头部血液供应，防治脑、耳、鼻、咽喉、颈椎及上肢等部位疾病。治

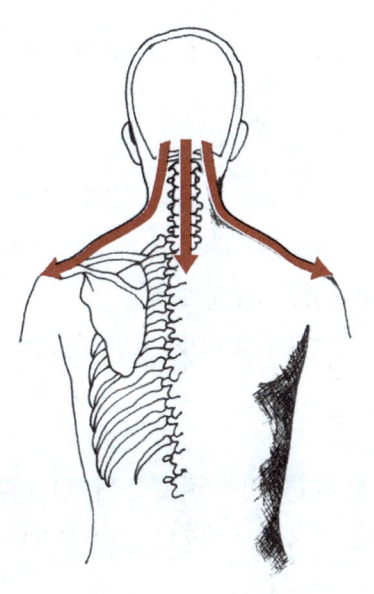
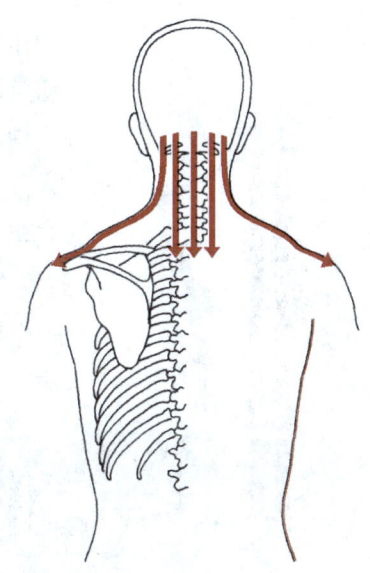

疗心脑血管病、五官科疾病、神经系统疾病、难治性疾病、脑源性疾病的重要刮拭部位。

肩胛环

位置：① 纵五带：从大椎穴至筋缩穴为第一纵行带，两侧佗脊刮为第二、第三纵行带，两侧膀胱经第一侧线为第四、第五纵行带。② 横八带：第1胸椎至第9胸椎之肋间隙，沿肋间隙自然生理弧度横向刮拭。

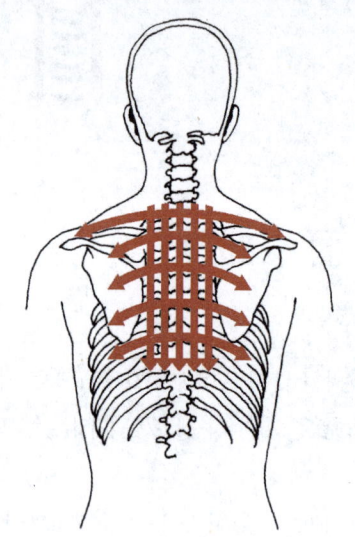
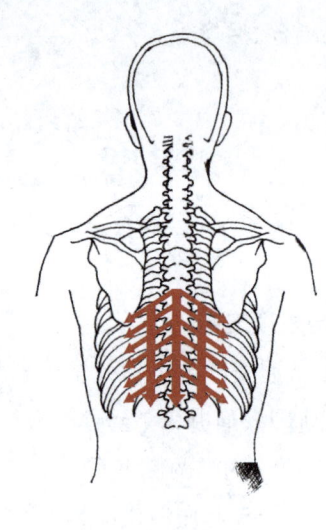

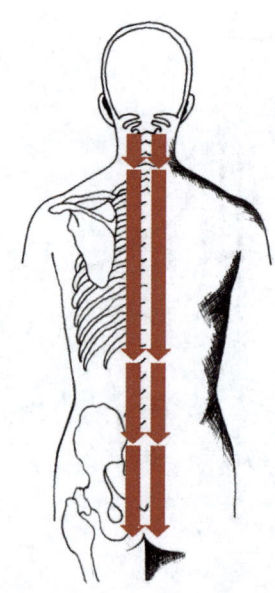

作用：主治范围极广，为整体疗法必刮之处，主治一切急慢性疾病、脏腑病及部分疑难杂症。

肩胛下环

位置：纵三带，至阳至悬枢为第1纵带，双侧膈俞至三焦俞为第2和第3纵带；横六带，从第7胸椎至第1腰椎之肋间隙沿肋间隙生理弧度刮拭。

作用：统治一切消化系统疾患，尤其是脾胃、肝胆疾病。

佗脊刮

位置：自第1胸椎（亦可从颈夹脊刮起）起至第5腰椎棘突下旁开0.5寸，单侧计17穴，左右共34穴，加上颈夹脊一侧7穴,两侧14穴,总共48穴。

作用:佗脊刮对脊柱、腰部疾病(如腰椎间盘突出症)、第3腰椎横突综合征及自主神经功能紊乱和内脏病疗效较好。

第四节 腰 骶 部

培元刮

位置:正中线起板于督脉脊中穴,向下刮至腰阳关穴;膀胱经第一侧线从胃俞穴刮至大肠俞穴;再以脊柱为界向两侧刮,从内向外刮至膀胱经第二侧线处。

作用:补益肾气、强壮腰脊、明目聪耳。主治坐骨神经痛、腰肌劳损、阳痿、月经不调、神经衰弱、慢性肠炎、哮喘。

骶丛刮

位置:起板于长强穴,向左、右斜上方刮拭,沿下髎、中髎、次髎、上髎穴进行倒刮拭,刮成倒"八"字形,其后将其余部分填满,使痧痕呈倒三角形为佳。

作用:主治范围极广,为整体疗法和治疗妇科疾患必刮之处。强腰补肾,活血化瘀,行气止痛,是治疗下肢病必刮之处。对泌尿生殖系统疾病效果尤其显著。刺激该部还可作用于脑,配合项丛刮,可防治脑部疾病。

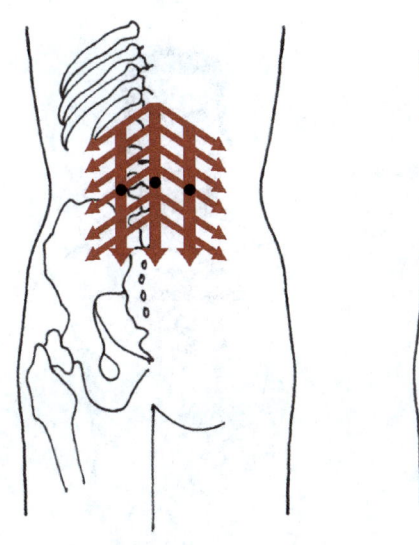 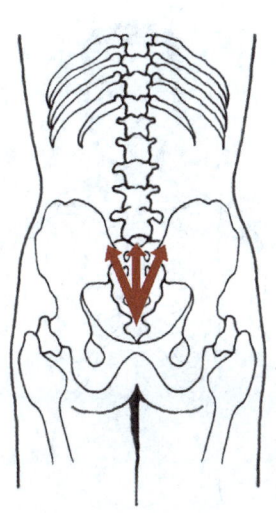

骶髂刮

位置：沿骶骨上缘之骨缝处，向髂后上棘内侧边缘至髂前上棘达腹股沟处。

作用：治疗下腰痛、坐骨神经痛、强直性脊柱炎、髋关节活动障碍、腓肠肌痉挛及下肢痛等。

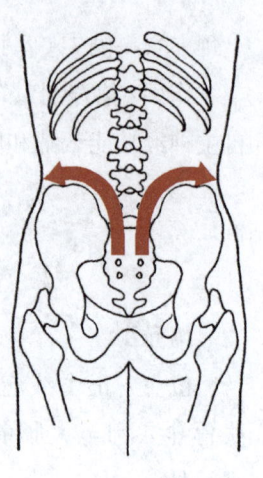

第五节 胸 腹 部

天突刮

位置：在颈前部正中线上，锁骨上窝中央凹陷处。仰头取之。分两部刮拭，一部为天突穴处，另一部为锁骨上窝部。

作用：主治感冒、急慢性咽喉炎、咽痒、咽痛、扁桃体炎、神经性呕吐、咳嗽、支气管炎、哮喘、甲状腺肿大、音哑等。

膻中刮

位置：胸部正中两乳间，上至胸骨柄，下至胸骨剑突接合部。分两步刮拭，一步为纵向，即前正中线（任脉）及左右各1行，共3行，每行间距0.8寸；另一步为横向，即从正中线由内向外，沿肋间隙刮拭。乳头乳晕部禁刮；乳部不明原因肿块禁刮。

作用：为整体疗法必刮之处，可提高抗病能力，延缓衰老，以心肺疾病为重点，治疗感冒、咳嗽、支气管炎、哮喘等。

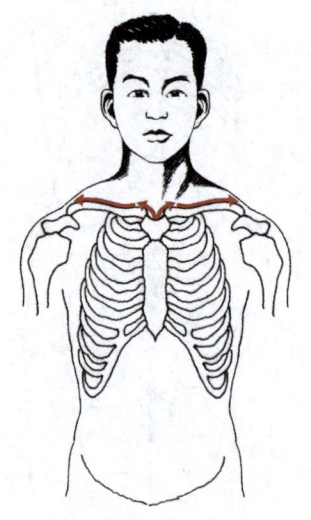 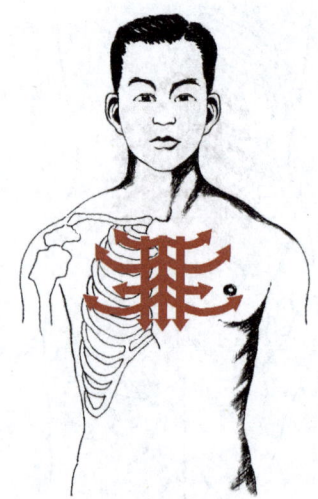

肋隙刮

位置：前胸部从锁骨下缘起，直至第11肋，除乳头乳晕，均可进行刮治。背部诸肋间隙均可刮治，侧胸部沿肋骨生理弧度也可进行刮拭。

作用：主治哮喘、感冒、咳嗽、支气管炎、肺气肿、冠心病、心绞痛、心律失常、肝胆疾病、消化不良、肩背痛、肋间神经痛等，尚有提高免疫力、增强抗病能力之功效。

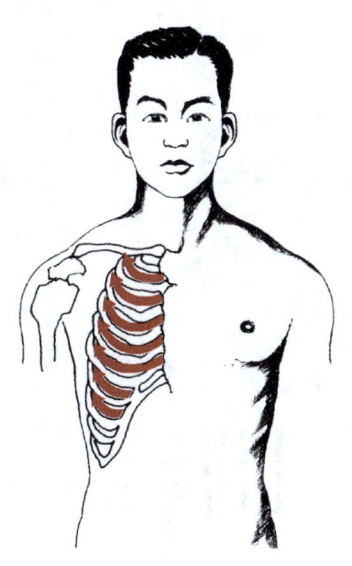 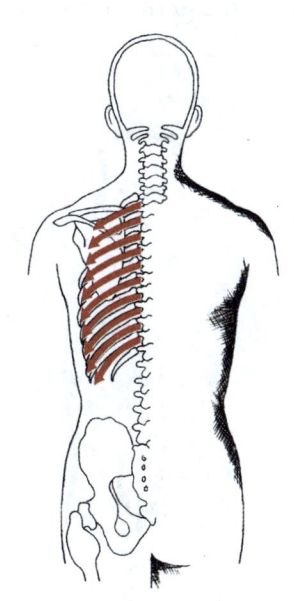

三脘刮

位置：刮拭以任脉之上脘、中脘、下脘为主带，辅以足阳明胃经在脐旁2寸之循行路线，起板于剑突下至脐上为第一带，第二、三带距任脉旁开2寸左右各一带，共计三带。

作用：主治以消化系统疾病为主，如胃痉挛、溃疡、慢性肠炎、虚劳等。

天元刮

位置：起于滑肉门，经天枢至大巨斜向关元，再从关元向下刮至曲骨。该区由两大要穴组成，一为天枢，二为关元。

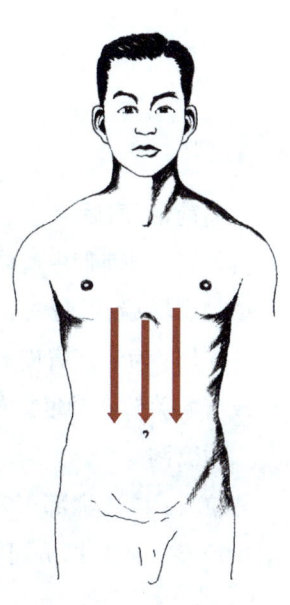

作用：主治胃肠疾患如胃炎、胃脘痛、消化不良、便秘腹胀，妇科疾病如月经不调、痛经、不孕等，男科疾病如阳痿、小便频数等，还有腹部减肥作用。

腹部五带刮

位置：分上三带、下五带。上三带相当于三脘刮：上脘、中脘、下脘及左右旁开2寸处；下五带，即腹部正中线为第一带，腹部正中线左右旁开2寸处为第二、第三带，腹部正中线左右旁开4寸为第四、第五带。

作用：对消化、泌尿、生殖系统疾病及妇科疾病疗效颇佳。腹部减肥为之一绝。

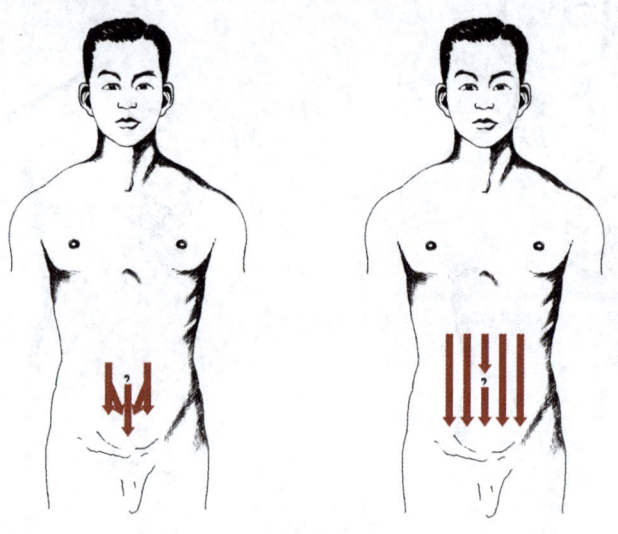

第六节 上 肢 部

肩前带/肩后带

位置：肩前带由肩峰处起板沿肩关节前内缘刮至腋前纹头顶端。肩后带起板于锁骨肩峰端（巨骨穴）直下经臑俞穴至肩贞穴向下刮至腋后纹头。

作用：为治疗肩周炎必刮之处，特别对肩关节活动障碍者治疗尤为重要，临床对改善肩关节活动度效佳，主治肩关节软组织疾病。

肘窝刮

位置：以肘窝部三穴（尺泽、曲泽、少海）为中心，起板于该三穴上3寸处，止板于该三穴下3寸，亦可拉长刮至腕部。

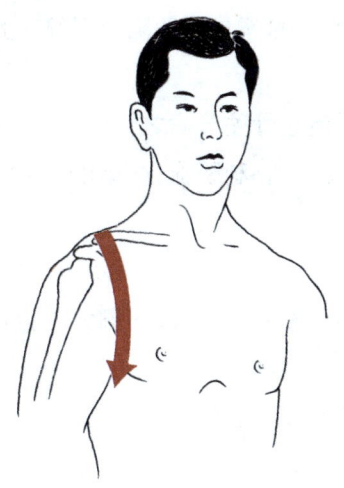
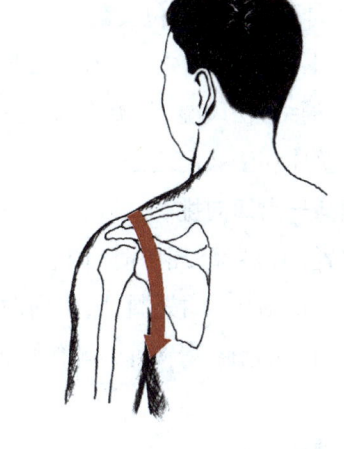

作用：主治发热、心悸、胸闷、哮喘、咳嗽、咽炎、扁桃体炎、肩周炎、网球肘、皮肤病。

灵神刮

位置：以手少阴心主四要穴（灵道、通里、阴郄、神门穴）为中心，起板于双上肢掌侧面的尺侧缘之灵道穴（腕掌横纹上5寸）处沿心经循行路线经灵道、通里、阴郄、神门达少府前（第4至第5掌骨面之间）。

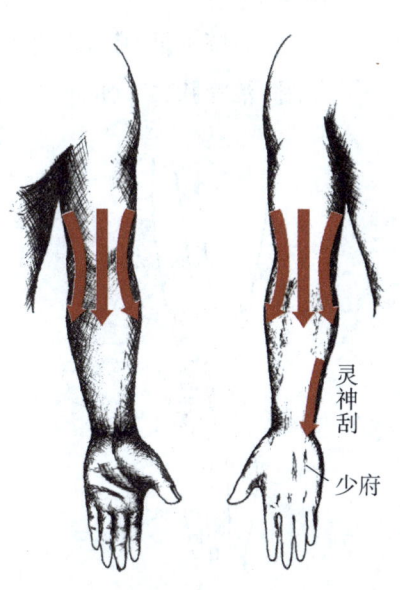

主治：

（1）心血管系统疾病　心动过速、心律不齐、心绞痛等。

（2）精神、神经系统疾病　神经衰弱、失眠、健忘、痴呆、更年期综合征等。

（3）经脉循行所过疾病　肋胁痛、手麻、手抖等。

（4）其他　头昏目眩、腕臂疼痛、掌中热、咽干、烦渴、盗汗等。

第七节　下　肢　部

委中三带

位置：双下肢腘窝部，第一带为腘窝横纹中央委中穴上、下3寸处；第二带在腘窝外侧两筋凹陷中委阳穴上、下3寸处；第三带在腘窝内侧凹陷中阴谷穴上、下3寸处（向下亦可尽量拉长刮）。

作用：为急救穴之一，有助皮肤病康复，系治疗骨关节病之要区。有凉血泻热、舒筋通络、祛风湿、利腰膝、通三焦、止吐泻、疏水道、利膀胱、益肾壮腰的功效。

为整体疗法必刮之处。

犊鼻一点四向挑

位置：在膝部，屈膝时，内、外两侧凹陷中，外侧为犊鼻穴，内侧为内膝眼穴。用刮板厚角端行点、按、挑法，由内向外朝四个方向挑刮。

作用：主治膝关节病。具有舒筋活络、滑利关节、消肿止痛、改善膝关节活动功能。

挑鹤顶

位置：屈膝垂足，膝部髌骨上缘正中凹陷中。

作用：治疗膝关节肿痛，上、下楼梯疼痛等膝关节疾病。

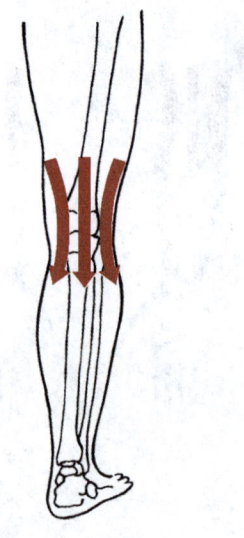 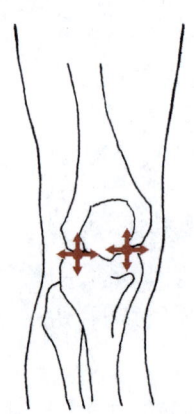 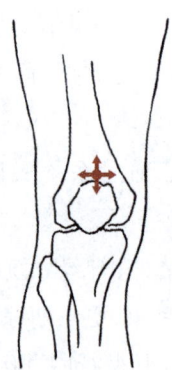

髌周刮

位置：沿髌骨边缘环状刮拭。

作用：改善膝关节屈伸功能，主治膝部疼痛、膝关节屈伸障碍、鹤膝风等。

踝周刮

位置：从踝上悬钟、三阴交穴处起板，向下刮至足背、足跟一周处。

作用：主要治疗踝关节周围软组织疾病，足跟痛、坐骨神经痛、痛风等。还用

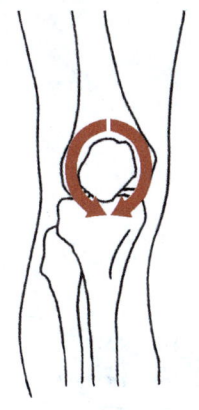 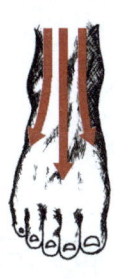 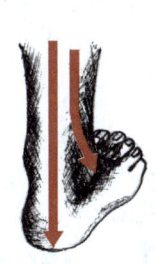 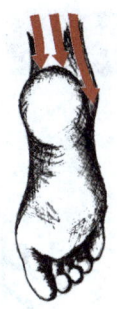

于治疗头痛、眩晕、神经衰弱、腹胀、便秘、消化不良、小便不利、月经不调等。

踝关节扭伤及痛风均需倒刮,效佳。

足弓刮

位置:足拇趾本节后,沿足弓内缘刮至足跟前缘。

作用:主治身重骨痛、腰背痛、腰肌劳损、坐骨神经痛、足跖痛、胃脘痛、腹胀、便秘等。

用牵引法对落枕、颈椎病、项强不舒疗效佳。

弹拨金门

位置:位于足外踝下1寸,双脚外侧弓上凹处呈半月形区域。

作用:主治膝关节痛、下肢酸痛麻木、外踝痛、小腹痛、眩晕、癫痫、小儿惊厥。

敲足趾

位置:在10个足趾尖端,距离趾甲0.1寸处。

作用:本法临床应用于脑部疾患,治疗脑梗死、脑卒中后遗症、帕金森病、阿尔茨海默病、足背肿痛等。

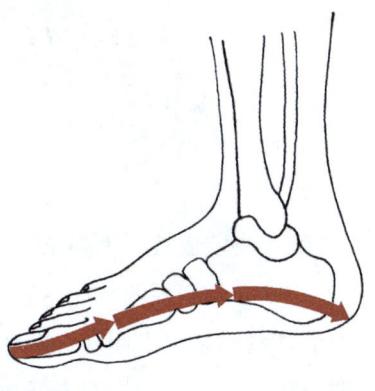
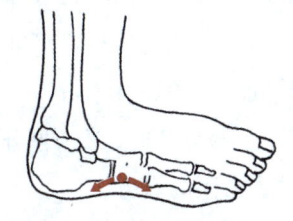
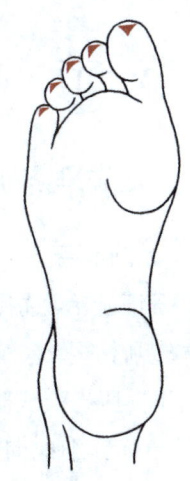

第十章 特种刮痧操作规程、注意事项及禁忌证

细节决定成败。不强求出痧,但必需导出板感,因板感决定疗效。

皮肤在刮痧板的挤压、按摩、刮拭下,使局部汗孔开泄,出现不同程度的痧象,病邪、病气随之排出体外,使疾病不药而瘥。刮痧亦消耗少量气血(正气),这是在邪气排出体外的同时,少量正气亦随之而出;汗孔开泄,不注意保暖,则邪气又乘机而入。所以,特种刮痧非常注意细节,严格遵守特种刮痧操作规程、注意事项及禁忌证,保护好身体。

刮痧临证时,必须遵守"医者父母心""师古人之意,而不泥古人之方",然医不执方,医必有方。

第一节 必须掌握的刮痧要领及实施步骤

一、术前准备及运板要领

(一)术前准备

(1)辨证施治,选择好适应证。刮痧者当以辨证为首务,穴按方遣,以刮统方,立方施刮(选择运板手法),治病审因。同一疾病因患者的体质不同、患者所在区域不同、所患疾病阶段不同,均可反映不同的症状,因此辨证论治非常重要。医者应认真而详细地询问患者病史,帮助诊断。

(2) 选择好适当的体位，这直接关系到临床治疗效果。医者施术要在尽量减少患者变换体位之情况下进行。刮痧一般治疗时间需20～30分钟，患者选择适当的可以持续一定时间的体位，可以让治疗顺利进行，也利于疗效。让患者选择放松、自然、舒适、持久、可以入静的体位，特别是选择有利于术者操作姿势的体位。患者可以选择坐位和卧位。坐位，可以正坐位，也可以俯伏坐位；卧位可以仰卧位、俯卧位、侧卧位。常用刮痧体位有如下5种。① 坐位。正坐位：适宜于刮拭头面、颈项、胸、肋间隙、上肢及肩前带等部位。俯伏坐位：适宜刮治后项部、肩背部、四肢外侧及肩后带等部位。② 卧位。仰卧位：适宜刮治面部、颈前部、胸腹部、上肢掌面及下肢前侧、外侧和内侧等部位。俯卧位：适宜刮治后项部、肩背部、腰骶部、臀部及下肢后侧、内、外侧等部位。侧卧位：适宜刮治胁肋部、臀部、上肢及下肢外侧等部位。

刮痧时，患者刮拭部位要充分暴露，便于医者刮拭，同时要避风寒、重保暖。在刮拭过程中需要做好患者的保暖工作，不暴露刮拭以外的部位，刮好一处吸干润肤剂后即需要盖好一处。

(3) 刮具准备。刮具要选择厚薄相宜、棱角突出、光滑无暇、没有破损的刮板。为避免刮拭过程中出现皮肤破损，作治疗刮时还需要准备润肤活血剂。备好消毒纸及清洁用品，便于刮痧完成后的清洁工作。

(4) 清洁消毒。① 医者双手要清洗干净，修剪指甲，不要戴戒指等手部装饰物，以防刮伤患者。② 患者刮拭部位皮肤要用75%乙醇消毒。③ 刮板最好一人一板制，以防交叉感染，没有条件做到一人一板制，则应做好板的消毒。消毒时无需用乙醇，只要肥皂加清水洗干净擦干即可。

(5) 注意保暖。① 保持室温在适宜的温度，治疗床远离风口。② 医者施刮前要保证双手温暖，刮板捂热，特别在用摩法刮拭时更应注意。

(二) 运板要领

板要一把抓，用板的1/3在人体不同部位进行刮拭，以达到治病与保健之功效，至于用板之前1/3还是后1/3，则根据所选穴、区、带的位置及选择的运板手法和技巧来决定。只要你觉得板在你手上刮时顺手、舒适就行，且应养成左右手皆能运板操作为好。刮拭角度以小于90°而大于45°为宜。刮拭角度在90°时，会使表皮疼痛，而且渗透不到肌肤，刺激不到经络，治疗效果差，常会跳板、空板、沿途受力不均；刮拭角度小于45°时，失去刮拭力，常呈拖状。要掌握正确的刮法，需掌握十六字要领"轻灵勿滞，均匀柔和，持久有力，渗透有知"，即刮板贴着肌肤走,轻巧灵活,不呆板,使得力度既均匀又柔和,要求板压深入肌肤,达到"渗透有知"的效果,但又不是硬压,得掌握一定的度——只需"入木三分",三分者,渗透有知也,绝不是死压硬刮、施蛮力,刮痧贵乎柔。

(三) 刮板应用

薄面主要用于治疗刮,有毛发的部位不用润肤剂,其他部位需配合使用润肤剂。

厚面适用于保健刮,可隔衣刮,也可贴肌肤不用润肤剂,应轻轻地刮,力度以自觉舒适为宜,无穴位准确要求,无时间规定,无次数要求,以舒适为佳。

厚角主要用于挑、点、按、弹拨、揉等手法,如挑膝眼用厚角不容易损伤肌肤。缺口处可用于脊柱的刮拭及手指、足趾部的运板刮拭。

二、运板姿势

医者需沉肩、垂肘、运腕、用指,立于患者一侧。选择好适当的操作体位,直接关系到临床效果。运板要求轻而不浮,轻柔不等于无力(板压),重而不滞,看似用力,但不是削或死压硬刮,或呈压拖状,而是一气呵成,要体现一个"刮"字。

三、刮痧顺序

刮痧治疗须有序,一则可以减少患者变换体位次数,二则可以避免遗漏大穴要穴的刮拭。

(一) 方向

(1) 朝一个方向,不可来回刮,痧现紫色即停刮,刮完一个部位再刮另一个部位,不可无目的地乱刮。

(2) 由上而下,由内而外,特殊情况倒刮。刮背腹部纵带由上到下,横带上及肋间隙由内向外,沿生理弧度面刮拭,前肋隙往上刮,后肋隙往下刮,横带下部由内向外刮。刮上肢应由肩经肘刮至手指端。刮下肢应由股经膝刮至足趾。下肢静脉曲张、下肢水肿、骨折经石膏固定后的关节功能障碍及骶丛刮、骶髎刮应倒刮。刮脸部应由中间向两边刮,由下向上刮。

(二) 刮痧一般顺序

一般刮痧先刮头,其顺序为头→项→背→腰→骶→胸腹→上肢内侧→上肢外侧→下肢内侧→下肢外侧。先项背、腰骶,后胸腹,再四肢。先左后右,先轻后重,先浅后深。法虽有定,变通在人,治疗要有序,更应根据病情而制定顺序,视疾病性质、当时需要而定。

四、刮痧次数

一般每个部位刮25～30次为宜。保健刮见皮肤潮红即止，治疗刮以出痧（紫）为宜，但不强求出痧。特种刮痧需要医者灵活掌握，不可拘泥于次数，而是应注重刺激量的恰到好处。刮治首诊患者，取穴宜少，手法宜轻柔，刮治时间宜短，但应保证治疗效果。若有些患者刮几板就马上出痧，则可另换他穴或其他部位再行刮拭；若有患者在其穴位刮50～60次都不出痧，则只需刮30次足矣，不必再刮，因为特种刮痧特别强调"不强求出痧"；若有一些患者对痛特别敏感，一刮就叫痛。对于此类患者必须要轻刮，如果觉得刺激量不够怎么办？那就"力度不够次数补"。总之，需医者随机应变。

五、刮痧时间及疗程

刮痧运板时间长短，具体视患者病情、体质、耐受程度和所采取的运板手法而各异。

时间短，则刺激量不足；时间长，刺激量便大。时间太短则不易达到治疗效果，但操作时间过长，则不利于疾病康复，反而易引起不良反应，如疲劳、乏力、嗜睡、晕刮等。

（一）时间

一般一次刮痧治疗，宜选择4～7个部位（保健刮例外），每个部位刮30次，历时20～30分钟为宜。

（二）两次间隔时间

一般以3～7天为宜。痧未退尽仍有治疗效果，因此切不可带痧刮痧。如病情需要在痧未退尽时刮痧治疗，则可在同一条经络循行路线上取邻近或功效相同的穴、区、带进行刮治，守"宁失一穴，勿失其经"的古训为原则。

（三）疗程

急性病3～5次，慢性病7～10次为1个疗程。但也不是一概而论，可以通过痧象进行判断病情的长短以及病情的好转情况，据此修正疗程。如痧色鲜红，成点状，多为表证，病程短，病情轻，疗程可短；痧色暗红，成黑色或包块状，多为里证，病程长，病情重，可适当增加疗程。随着刮痧治疗，见痧色由暗变红，由斑块变散点，说明病情好转，可缩短疗程。

（四）两疗程间隔时间

慢性病、难治性病则多在第1和第2疗程间休息3～5天，第2和第3个疗程后各休息5～7天，第3和第4个疗程后各休息10天，以后间隔15～30天。为巩固疗效，在间隔的时间内可嘱患者自行保健刮。

总之，根据病情而定，经刮治1～2个疗程病情仍无改善，必须嘱其赴医院作进一步检查，切勿延误病情。再次确诊后，应注意修改治疗方法，不可一刮到底。

第二节　刮痧注意事项及禁忌

一、刮痧注意事项

人命至重，贵若千金，人身疾苦，与我无异。医者父母心，术者临证胆欲大而心欲细，在临床工作中，既要当机立断，大胆去做，更要在施术过程中小心谨慎、周密思考，切不可莽撞，待患者如待亲人。同时，考虑问题又要灵活变通，不拘古说，不墨守成规。刮痧，作为一种外治技法，临床观察有良好的保健、治疗效果，但若不按操作要求进行刮痧，也会出现一些不良反应。在对患者进行治疗时以安全、有效、减少患者痛楚为原则。必须注意下列各点，方能取得理想的治疗效果。

（1）病不辨则无以治，明确诊断是关键，并严格掌握禁忌证。排除不宜选用刮痧治疗的疾病，不延误患者病情。

（2）诊室应安静、清洁、空气流通。刮痧治疗时应注意室内保暖，冬季应避风寒，即使是夏季亦应避免直接用风扇吹被刮部位，更不可在空调出风口进行刮拭，以免风寒之邪侵袭而加重病情。

（3）远道步行来诊者、病重、体弱者，需令其稍休息片刻后，方可进行刮治，并随时注意患者面色、神态及全身情况，视患者耐受程度和反应，随时调整板压、部位。必要时可增加刮拭次数来弥补刺激量之不足，防止晕刮的发生。

（4）不可在过饥、过饱、过度紧张和过度疲劳、剧烈活动后、酒后等情况下进行刮痧治疗，以免发生晕刮。

（5）对病情虽重但体质尚好的患者，一般多采用平补平泻手法，可酌情行泻法刮治；对于病情虽轻但体质较差者，宜先行补法刮治。穴、区、带选择多少，运板手法轻重应根据病情、年龄、体质、耐受程度而定。冬季刮治时间可稍长，夏季则可适当缩短刮治时间。

（6）治疗刮必须用刮痧活血剂，可保持皮肤一定的润滑度，切忌干刮而伤及皮肤。头面部和有毛发部位行治疗刮、保健刮时均不需用刮痧活血剂，保健刮亦可隔衣而刮，不受时间限制，以舒适为度如面部美容刮宜用板之厚边刮之。

（7）不强求出痧，不带痧刮痧。

（8）注意颈部安全，特别对小儿刮痧更要注意头部（囟门）、颈部（颈椎）安全，切不可蛮刮。刮痧时应一手扶持患者头部，一手持板进行刮治，颈总动脉处、心前区禁刮。

（9）在刮治过程中如遇患者诉头晕、恶心，这是晕刮先兆，应立即停止刮治，如见晕刮（症见面色苍白，冷汗不止，或吐，或欲泻，脉微弱，应立即停刮，晕刮具体处理方法见本章第三节。

（10）轻型糖尿病、血小板轻度减少、皮肤划痕症阳性者刮痧应慎重，一般采用轻柔运板法施刮，不强求出痧；下肢静脉曲张、四肢肿痛、骨折石膏固定处理后，在康复早期宜倒刮，采用补法刮治。

（11）刮治完毕后，让患者喝一杯温开水，补充体液，促进机体气血运行和代谢，以利代谢物从尿中排出。有条件者最好辅以热水泡足20分钟，增强刮痧效果。

（12）刮痧治疗后1～2小时内不能洗澡，刮痧后应稍事休息。有汗者应擦干后方可离开诊室，汗出当风必致病，切忌再受风寒。

（13）每治疗一位患者后，应清洗刮板和双手，防止交叉感染，最好实行一人一板制。

（14）刮痧治疗后1～2天内所刮部位若出现疼痛（但不剧烈）或有虫行感，局部出现风疹块样变化，均属正常反应。

二、刮痧禁忌证及禁刮部位

(一) 禁忌证

刮痧术是以刮痧板为工具，用规范的手法运板，直接作用于人体皮肤表面的特定穴、区、带进行刮拭，采用辨证取穴、配穴成方以达防病治病之目的。此非药物疗法虽安全有效，但也有禁忌证，临证时必须加以重视。

（1）患有严重心脏病、急性传染病、严重肝肾功能不全及危重症患者禁刮。

（2）年老体弱者、大病后及手术后患者慎刮；身体极度衰弱或出现恶病质者禁刮。

（3）有血液相关疾病的患者，如重度贫血、再生障碍性贫血、咯血、白血病、血小板减少及凝血功能障碍患者禁刮。

（4）精神病患者发作期、高度神经质、精神特别紧张及对刮痧恐惧、有晕针史者禁刮。

（5）糖尿病合并周围血管病变、严重静脉曲张、脉管炎患者禁刮。

（6）患有皮肤病方面疾病，如疥疮、体癣等传染性皮肤病、皮肤高度过敏者、皮肤划痕征阳性、紫癜者禁刮。

（7）破伤风、狂犬病患者禁刮。

（二）禁刮部位

下列几种情况应避开局部施刮。

（1）凡传染性皮肤病、疖、痈溃烂处及不明原因包块、黑痣处禁刮。

（2）急性创伤、扭挫伤之局部及骨折处禁刮。若四肢关节扭伤，局部明显肿胀疼痛者，应先作冷敷、止血，待内出血停止后，酌情倒刮，否则将会加重局部出血，带来不良后果。

（3）口、眼、鼻、耳、前后二阴、脐孔处禁刮。

（4）大血管分布处，特别是颈总动脉（人迎穴）、心尖搏动处禁刮。

（5）孕妇及月经期妇女的腹部、腰骶部及乳房处禁刮，其他穴、区、带宜用较轻柔、舒适的手法，以补法施刮。

（6）小儿囟门未闭者，其头部、颈、项部禁刮。

第三节　特殊情况处理办法

经刮痧治疗后，皮肤表面出现痧痕（如红、紫、紫黑色斑块等），临床称为"出痧"，是一种正常的刮痧治疗效应，数天后可自行消退，不需特殊处理。刮痧后1～2天出现被刮部位肌肤有轻微的疼痛、发痒、虫行感，皮肤表面发热或出现风疹样变化等情况，均属正常现象。刮痧疗法虽安全有效，无明显不良反应，但是如果手法运用不当，患者体位不适，或者精神过于紧张，也可出现一些异常情况，如晕刮现象，或刮治后出现极度疲劳等。

一、晕刮

（一）临床表现

患者在刮痧治疗过程中发生头晕、目眩、心慌、胸闷、气短、大汗、面色苍白、四肢发冷、恶心欲吐,甚或神昏仆倒等。

(二) 发生原因

由于术者未掌握好刮痧注意事项,未向患者说明刮痧疗法概况;患者过于紧张、怕痛,或体质过于虚弱;临刮时,患者处于过饥、过饱,酒后、过度疲劳、大汗后;或者选取的体位不适而坚持过久;术者运板手法过重,出痧过多且敏感部位选取过多;未注意医患双方交流。

(三) 处理方法

一旦发生晕刮或先兆晕刮,此时术者切不可慌乱,应立即停止刮治。速将患者平卧,取头低足稍高位,静卧片刻,或给饮温糖开水(糖尿病患者除外),并应注意保暖,即可恢复。对经上述处理仍未见好转的重症晕刮者,术者速取刮板厚角点按其水沟(向鼻柱部点按)、内关、百会、足三里穴(泻法),或挑刮涌泉穴,任选一二个穴位即可使患者神志恢复正常,令其休息片刻再离开诊室,必要时应配合其他措施。

(四) 预防措施

先明确诊断,选好适应证,并注意患者体质、精神状况、对刮痧了解程度及对刮痧耐受程度。选择正确体位,以舒适、放松且能耐久接受刮治的体位,以卧位为好。对初次接受刮痧治疗而又精神紧张者,应先做好解释工作,消除患者思想顾虑,首诊运板(板压)宜轻,选穴、区、带宜少,刮治时间宜短。对饥饿、大汗后、过度疲劳者,宜待其恢复体力后方可刮治。另外,应保持诊室空气畅通和环境安静。术者在治疗过程中应精神高度集中,随时观察患者变化,询问患者感受,防止晕刮。

二、过度疲劳

(一) 临床表现

经刮痧治疗后,患者感到神疲乏力、胸闷气短、纳差,甚至昏沉欲睡等。

(二) 发生原因

患者在过度疲劳、体质虚弱的情况下接受刮治;治疗时患者体位不适;术者运板手法过于强烈,选取穴、区、带过多,且敏感穴过多,刮治时间太长;最重要的还是出痧过多,致局部组织损伤太过而损伤正气;医患交流不够。

(三) 处理方法

无需特殊处理,患者休息片刻即可缓解、恢复。亦可在头面部作轻手法刮拭,可配合灸关元、足三里穴。

（四）预防措施

治疗时患者体位必须舒适，才能保持较长时间的治疗而不觉疲劳难受。对年老体弱者、精神紧张者，尽可能采用卧位。同时，刮拭手法不可过重，严格掌握操作规程，加强医患交流。

三、疼痛

（一）临床表现

经刮痧治疗后，特别是初次接受刮痧治疗的患者，局部皮肤出现疼痛、肿胀、发麻等不适的感觉，此现象夜间尤甚。用手按压疼痛加重，少数患者会有虫行感、冒冷气或热气等。

（二）发生原因

运板技术不熟练；局部刮拭时间过长，刮拭手法过重。

（三）处理方法

一般不作特别处理，1～2天后此种症状即可自行消退。若疼痛较为剧烈，可在局部施行轻柔的摩法，无皮下出血者，亦可配合湿热敷，但亦应警惕有无其他症状。

（四）预防措施

对初次接受刮痧治疗者，应注意选穴少而精，刮治时间不宜过长，手法不宜过重，以轻柔手法刮治。特别是某些部位（如血海、阴陵泉等穴），刮拭时间不可过长。

四、瘀斑

（一）临床表现

在接受刮痧治疗中及治疗后，患者治疗部位出现皮下出血。局部皮肤肿起，并出现青紫、紫癜及瘀斑现象，极个别见小血管破裂而肿起。一般以下肢为多见。

（二）发生原因

患者第一次接受刮痧，施术者刮拭手法过重，时间过长；老年人毛细血管脆性增加；血液病患者，如血小板减少等。

（三）处理方法

局部小瘀斑，一般不作处理。局部青紫严重，面积大可先止血，用冷敷，待出血停止后再作局部摩法。同时,配合湿热敷以消肿止痛,促进局部瘀血消散、吸收,应特别注意消毒,切不可弄破皮肤。

(四)预防措施

若非必要,禁用泻法刮拭。老年人、幼儿、妇女,阴经循行部位(如血海、三阴交等穴)施刮应采用轻柔手法,特别是在骨骼凸起部位刮拭手法不宜太重。急性软组织扭、挫伤患者不要急于刮痧治疗和施用湿热敷。一般在皮下出血停止后24小时方可配合轻手法刮治,同时密切观察,加强医患交流。

附录一

特种刮痧器具介绍

工欲善其事,必先利其器。器利而后工乃精。

刮痧工具之优劣,必然影响刮痧效果。针灸以针、艾为工具,刮痧则以板为工具,刮痧者若无一块优质刮板为得心应手之精良工具,何以为疗疾之本?刮痧疗法与砭石同源,历经数千年,何以湮没在农村,为婆婆们所掌握而登不了医学殿堂?其主因乃器具之落后,民间多沿用汤匙、硬币、麻、发,更甚者以破碗边而刮之,上述工具除不卫生外,极容易损伤肌肤,引起疼痛,造成人们对刮痧疗法的误解,进而产生怕痛等心理恐惧。一块设计合理、工艺精良、按人体表面生理特点和刮痧运板手法之需要设计而成的"特种"刮痧板,以取代上述简陋的刮板。余依据自己30余年临床、带教及国内外弟子应用之经验,经数次更改而创制了特种刮痧板,其特点是表面光洁无瑕,最大限度地满足人体各部刮痧运板需求,能获得满意的接触面,适宜于作刮、揉、推、点、按、挑、敲、拍、摩、弹拨等刮痧运板手法之需要,且可作手指、足趾、鼻部、佗脊刮、关节部位刮拭。此板厚薄相宜,棱角突出,板面光滑无瑕,有一定之弧度,厚角明显上翘且长于薄角,呈圆弧状,便于在人体特殊部位及要穴作特种刮痧运板技巧施术,而薄角圆阔,向另一端逐渐缩小似刀状。其意有二,一是在治疗刮中能获得满意接触面,特别适合项丛刮;二是便于握持省力,术者可减少疲劳。

一、取材

以水牛角或牦牛角为原材料。

刮痧板是刮痧保健与治疗常见病的主要工具,选用天然水牛角,无毒副作用,且水牛角为宝贵中药材,其味辛、咸,性寒,有清热解毒、凉血定惊、活血化瘀之功,古时民间用为辟邪祛灾之吉祥物。辛味具有发散行气、活血润养作用,咸味能软坚泻下,寒性能清热解毒。

综观牛角刮板,具有以下四大优点。

(1) 水牛角是一味宝贵的中药材。

(2) 牛角刮板除造型美观实用,其质光滑无瑕,经久耐用,便于保藏,不伤肌肤。

(3) 一物多用,可刮痧,可点穴,更适合足部按摩。

(4) 价廉,不易碎,任何人都用得起,符合中医简、便、廉、验之特点。

二、造型设计

(一) 厚角

厚角上翘,为本板最大特色之一,是专为特种刮痧运板手法技巧而设计;上翘之厚角,使得刮板厚面弧度适中,而可被广泛地应用于人体各个部位之保健刮。

圆钝之厚角,可作点、按、挑、敲、弹拨等法及施于肋隙刮之必用部位。其因圆钝角之设计,使板与肌肤接触面合理,运板施压时其压强合适,能获得满意的"得气"感,且不伤肌肤。

厚角亦可行弹拨法用于脊柱两侧(理筋)、足三里、阳陵泉、丰隆、悬钟、金门;挑肩髃、挑犊鼻、挑鹤顶;刮内关、太冲穴、灵神刮等。因其厚角圆钝除能获得满意的"得气"感,提高保健治疗效果外,还不伤肌肤,使患者有一种舒适之感。

(二) 薄角

薄角圆润,向另一端逐渐缩小似刀状,用于治疗刮,可获得非常满意的接触面,正确握板刮拭既省力,又可获得满意的临床治疗效果,特别适合于项丛刮。

(三) 凹槽

为人体某些凸出部位及手指、足趾运板而设计,因其槽边圆滑,三面可受力于患部,可获得满意的接触效果。

凹槽部可用于鼻梁、颌带刮、灵神刮、手指、掌侧(小鱼际)、脊柱(督脉经)、髌周刮、昆仑、太溪、足趾、足弓刮及跟腱刮,除接触面理想,对初学运板者尚可起到运板固定作用,如髌周刮、灵神刮等。

(四) 厚面

因厚角上翘,形成厚面弧度适中,为面部美容刮、保健刮之必需,尤其适用于四肢部保健刮。

（五）无槽端（板尾）

书写式握板法持板，用于背部刮拭，取其接触面积大，省时省力。

（六）薄面

薄面广泛用于治疗刮，薄面板之厚度设计合理，且边缘稍呈圆弧状，对肌肤无损伤，适用于人体诸多部位刮拭，一般采用板的1/3处刮拭。根据此板构造及特殊运板法（拇指法），圆阔端为最常用部位，因其省力、出痧快，治疗效果好。

三、刮板的保养

特种刮痧刮板为天然牛角压制而成，必须精心保管与爱护，保持完好，方能持久使用，不伤及肌肤，充分发挥板的作用，并要防止刮板变形、出现裂口以及人为污染。

刮板用毕及时以药皂擦洗，流水冲净、擦干，涂抹薄薄一层刮痧油，再用清洁纸包好，平放于阴凉处保管备用，切勿用热水烫之、乙醇擦洗或长期浸于水中。

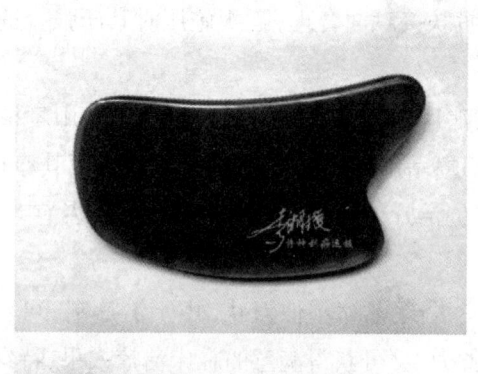

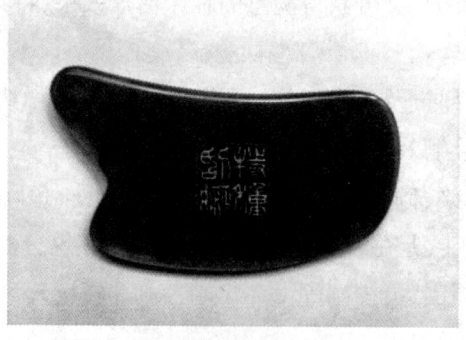

刮痧板

附录二

特种刮痧歌诀

经络者，能决生死、处百病、调虚实、不可不通。

经络不可不知，孔穴不可不识，

不知经络，无以知气血之往来，

孔穴不识，则不知邪气之所在，

知而用，用而的，病乃可安。

不明脏腑经络，开口动手便错。

十四经顺序连接和十二正经冠名，特种刮痧必须掌握之，要烂熟于心。

表里同名经，辅助治疗主证，乃特刮辨证取配穴成方之本，特刮人必须掌握之。

十四经顺序：肺大胃脾心小肠，膀肾包焦肝胆祥。益以任、督十四经，依次循行记心上。

李湘授特种刮痧十四经治疗诀

一、手太阴肺经
手太阴肺十一穴，络大属肺联胃管，
鼻喉气管与肺疾，消化皮肤亦相宜，
治疗咳喘胸背痛，主穴府泽最际缺，
要秘肩胛膻肋隙，刮治得法效神捷。

二、手阳明大肠经
手阳明经属大肠，经穴二十起手上，
络肺属大联系胃，刮治五官颜面疾，
胃肠食管与胸腔，兼治呼吸神经系，
主穴合阳曲肩迎，项面元胛骶丛兼。
（项丛刮、项三带、天元刮、面部美容刮）。

三、足阳明胃经
四十五穴足阳明，属胃络脾二肠应，
消化呼吸循神症，胃肠不适刮治灵，
背俞佗脊脏腑患，天梁三里丰隆好，
二环三脘天元四，随证加减必有应。

四、足太阴脾经
足太阴脾廿一穴，络胃联系心肠肺，
擅疗肠胃和肝脾，循环泌尿生殖系，
虚证艾灸效神奇，刮后浴足更相宜，
主穴公三阴地血，三脘天元配骶丛。

五、手少阴心经
九穴心经手少阴，属心络小联肺肾，
精神心脏循环系，消化神经亦相宜，
灵神刮须运板技，刮拭拉长是关键，

主穴灵通阴神门，项丛肩胛骶丛随。

六、手太阳小肠经
手太阳小肠穴十九，络心属小联系胃，
主治头项肩背手，消化神经耳眼口，
心胸之疾亦兼治，热病刮之项背舒，
主穴后养天宗穴，项丛项三肩膻配。

七、足太阳膀胱经
足太阳膀胱六十七，络脑络肾属膀胱，
统治五脏六腑疾，背俞诸穴效如神，
神经泌尿生殖病，背腰骶部骨关节，
背俞八髎委昆金，肩胛培元骶丛委。

八、足少阴肾经
足少阴肾经廿七穴，属肾络膀联肝、心、肺，
泌尿生殖耐其力，神经呼吸消化疾，
下肢内侧胸腹症，咽喉之疾刮亦宜，
主穴涌太照复接，二元骶丛效更捷。

九、手厥阴心包经
九穴心包手厥阴，属心历络三焦位，
主治心胸循环系，神经消化呼吸疾，
胸部上肢掌侧病，急救内关劳宫穴，
主穴郄间内劳宫，膻中肩胛灵神先。

十、手少阳三焦经
少阳三焦穴廿三，主属三焦络心包，
头面耳目咽喉疾，病起肩背与胁肋，

呼吸循环系统病,阳池专治冻疮疾,
主穴诸阳支外井,项骶腹五肩胛膻。

十一、足少阳胆经

足少阳胆经四十四,属胆络肝两相依,
主治胸胁肝胆病,头侧耳目咽喉痛,
神经消化偏瘫症,刮拭拉长是关键,
主穴池井环市陵悬,骶髎八步效如神。

十二、足厥阴肝经

足厥阴肝经穴十四,属肝络胆两相照,
亦与胃肺脑眼联,胁肋肝胆脾胰涉,
神经泌尿生殖系,胃肠眼脑亦能医,

主穴太冲一当十,肩胛培天骶丛膻。

十三、任脉

任脉廿四腹胸行,联系胸肺与子宫,
一身之阴归她率,神经呼吸消化统,
男女生殖泌尿疾,循环气血面头胸,
主穴三脘关膻天,二元肩胛配骶丛。

十四、督脉

督脉廿八行脊梁,联系脑髓肝胞肾,
统率诸阳他为帅,头面项背腰骶统,
神经循环呼吸系,泌尿生殖亦相宜,
长命至身椎风百,四神项丛肩骶培。

师训

他山石为己用，不亦乐乎！

当今刮痧，乃鼎盛时期，真可谓"全民刮痧"，流派纷呈，著作颇丰，如雨后春笋，这是大好事，是喜事，是大好兆头。汝等见同行则是吾师，要先做好学生，虚心求教，恭敬而学，敬扬其长，痛改吾之短；切不可与他派论短长。食而不"化"，庸才也！

吾忆华延龄老师，师恩难忘！忆恩师，华师三绝，香留人间。创特刮，蓝本三绝，师恩难忘。1962年初吾拜在华师门下，于华师膝前二十五载，得其口传手授"特种针法"。在恩师鼓励下，曾于师之后项部初试针感；继则，试针"温通督阳""项丛刺""骶丛刺""骶髂刺"，受益匪浅。临床运用以来，效若桴鼓。后在恩师首肯且鼓励下，遂将此三绝移植于特种刮痧，其效亦宏。思今日种种，皆赖师恩，师恩实难忘矣！

吾弟子们，一旦临证举板，盼忆往之师训。

医者，书不熟（是熟不是读，要铭刻于心），则理不明（理者，医理也）；理不明则识不精（识者，辨证之法）。明了疾病发生发展的道理，掌握辨证规律。临证必须按理、法、方、穴、刮，丝丝入扣。治必中病，关键在苦参医理，熟读经典，刮必精于运板手法技巧，渗透有知，导出良性板感，是特种刮痧追求的最高境界。

弟子们！余今敬录古训数则，共学之，铭刻于心，时温之，临证必遵之！

一、清朝赵濂《医门补要》云："医贵乎精，学贵乎博，识贵乎卓，心贵乎虚，业贵乎专，言贵乎显，法贵乎活，方贵乎纯，治贵乎巧，效贵乎捷。知乎此，则医之能事毕矣。"学特刮，汝等必敬遵之。今余曰：运板贵乎透也！

二、晋朝杨泉《物理论》云："夫医者，非仁爱之士不可托也；非聪明理达不可任也；非廉洁淳良不可信也。"医生必须是坚持正道、品德高尚的人，若无赤诚济世仁爱之心，是不能把贵于千金的生命托付给他的，如果医生不聪明好学，不通达事理，这样的人就不配当医生；如果医生谦逊、廉洁、朴实善良，这样的人就可以信任。医者父母心，特刮人应遵之。

三、唐朝孙思邈《备急千金要方》云："人命至重，有贵千金，一方济之，德逾于此。"人的生命最为重要，若有一方一法，拯救人命于垂危之中，或能续命延寿，其功德之重胜过千金。特刮人必效之。

四、明朝江瓘《名医类案·医戒》云："人身疾苦，与我无异。凡来请召，急去无迟。"急患者之所急，以患者之疾苦，作自身之疾苦，有患病者来请，应急速前去诊治，不可迟延，这是古代医家的行为准则，至今仍有借鉴意义！特刮人当敬遵之。

五、元朝戴良《九灵山房集·卷十一》云："医非仁爱不可托，非廉洁不可信。"仁爱者，同情也；廉洁者，不贪也。从古至今，医生是崇高的、受人尊敬的职业，医生解百姓之疾苦，对患者应怀有极大的同情心和责任感。古今，道德高尚，医技超群的良医，不胜枚举，他们赢得了人民的尊敬和爱戴，但是那些对患者不负责任，玩忽职守，唯名利钱财是图者亦有之，这样的医生是不会得到患者信赖的，特刮人应诫之，切不可为"红包"所害。

六、明朝龚延贤《万病回春》云："医乃生死所寄，责任匪轻（匪同非），岂可因其贫富而我为厚薄哉？"医生是掌管患者生死的人，责任非常重大，哪能因患者有贫富不同而对待患者有厚薄、好坏的区别呢？特刮人切记，务必待患者如亲人。

七、明朝龚信《古今医鉴》云："至重唯人命，最难却是医。"世间只有人的生命是最宝贵的。医生是救死扶伤、保护人类健康的使者，医负重任，也最难当，因为医生必须有精湛的医术和高尚的医德！医德医术两者必须兼备，相辅相成，才能成为真正的名实相符的医生，故最难却是医。特刮人必须恭敬学之、见于行动，运板如握虎尾，当精心，慎之又慎！

八、清朝吴谦《医宗金鉴》云："医者，书不熟则理不明，理不明则识不精。"特刮人对祖宗遗训、经典著作、众家医书要恭敬而学，背时张口即出，用时如探囊取物，否则就不能明了疾病发生发展的道理，医理不明何以辨证？何以立方、何以运板施治？刮痧师临床不能精确运用辨证论治，就不能举板中的，有的放矢。治必乱，亦必贻误病机，望特刮人一定牢记！牢记！！

对于老祖宗留下的中医宝贝，别嫌"土"，要心存敬畏，在"继承传统不泥古，开拓创新不离源"的思想指导下,要精勤研究,科学消化,先继承,勇于实践,后提炼,再创新。正确对待民间经验,关键是善于传承,勇于创新。要记住:刮痧是中医之源头和活水。要恭敬而学,克己之短,扬其所长,特种刮痧才能如活水之源泉。

弟子们!余年事已高,毕生刮痧之心得皆录于《特种刮痧疗法》《特种刮痧运板技巧》和此本《特种刮痧运板举隅》之中,虽属一管之见,也可充其垫脚石,望诸位用心研读,精进运板手法技巧,运用特种刮痧法强壮国人体质,服务民众健康。

值此书付梓之际,细数近30年来老朽特种刮痧师门弟子已近百人,其中有个人爱好者,也有以此为执业发展者。多年来,看见各弟子不论身份、地位如何,或在何处、处何境,也总是在为特种刮痧之传承尽上了己心己力,老朽为之深感欣慰!但家有家法,门有门规,以下便是为师的期盼和一些忠告。

众爱徒们:请谨记"医者父母心"之教诲!大家既入同一师门,则为一家师兄弟姐妹,十指亦各有长短,故期盼众弟子彼此间多尊重、坦诚、包容、接纳,各人以看别人比自己强为是;且行事为人务必以德为先,诚实正直,同心发展;又以谨守门规为己责,使特种刮痧能真正有章有规有效长久地传承下去。

一套书,一块板,一颗心——医者父母心!代代相传,尽其利国利民利己之功效!切望众弟子谨记且共同努力发扬为盼!

李湘授

乙巳年春月于上海徐汇区田林寓所

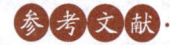

[1] 杨金生,王莹莹. 中国标准刮痧. 上海:第二军医大学出版社,2011.
[2] 何玲,陈思平,王立君. 临床腧穴学. 北京:人民军医出版社,2003.
[3] 刘云晓,张云鹏. 中国历代中医格言大观. 上海:文汇出版社,1992.

后记

说句心里话

刮痧之要,尽在运板!

综观刮痧疗疾,虽辨证精确,取配穴成方得当,患者密切配合,然运板手法技巧不济,欲取得优良之效果,难哉!

糊里糊涂地刮拭,定难以克尽其功。刮痧之难,不在穴,在运板手法耳!明于穴易,明运板手法难。若运板手法不明,则终身不医。

刮痧运板贵乎"柔",重在"透",难在"度","效"在导出良性板感——板感决定疗效。板感是特种刮痧临床取效之关键要素。以往诸家,关于运板手法技巧少有提及,其实刮痧之要,尽在运板。知乎此,则刮痧之道尽矣!

余老矣,心有余而力不足,耳又聋,手又抖,想再写实在困难。这一点老朽无能为力,只有求后贤鼎力相助,再三叩谢之。

本文虽粗糙,但是在求实之基础上大胆地说出了自己的一管之见——"摸着腧穴探求出良性板感"(穴位的方向、压痛、阳性反应点),走出一条特种刮痧运板之路。当然,本书可能带有主观性和片面性,漏述错误之处在所难免,恳请读者诸君深入开展讨论,验之临床,并提出自己的宝贵见解。在此我要感谢《放歌雪域》作者蒋献生同志,《刮痧偏方》主编尹桂平老师,他们在刮痧路上的探寻让我深深感佩。特种刮痧未知数尚很大,恳请诸君用哲理性、科学性来阐述特种刮痧原理,使之发展,是为厚望,叩谢!

陈汉平教授曾说,"刮痧疗法深深植根于民间,一般人认为它很'土'。我以为,刮痧等民间疗法虽然'土'得掉渣,但许多却是中医发展的源头活水,有眼光的专家不应轻视、排斥它们,而应进行科学的消化、提炼和再创造。正确地对待民间经验,不管在治学上还是学术上,都是对中医药学术优秀传统的继承,关键是善于传承,勇于创新。"

有关病例方面,客观指标对照还很不够,对有效病例介绍只是临床症状改善,缺佐证指标。不过,由于特种刮痧是建立在整体调节观之基础上，既不是个别的，也不是典型的，有关本文介绍的疗效，恳请读者诸君在实践中去体验、验证、总结、改进、提高、再创造，此乃余之厚望也。

由于余身在基层，更受学识之所限，也无条件进行科学实验，缺少更能说明原理的科学证据，只是临床之一得，管见也。憾事矣！叩请有识之能人、专家、教授不吝指教斧正，使之健康向前发展，上升到更有科学性之理论阶段，更好地为民疗疾。

特刮之所以能走到今天，为大家所接受是由于近30年来广大病员之密切配合和大力支持，克服困难，坚持刮痧治疗，并不断地将治疗前后情况如实地反映，提出自己要求，建议改进之处。患者是医生的老师啊！他们使余坚定信心。真的再想多活10年，做个垫脚石，和诸君再深入探讨特刮之未知数。

各位贤栋：

特刮能有今天之声誉，全靠诸君的热爱及拥护，衷心向大家致意，不胜感激，感怀在心。

同时，感谢被愈患者的鼎立相助及信任，希冀与君同泽特刮之荣。

李湘授

乙巳年春月

跋

师恩难忘

忆师恩,华师(华延龄老师)三绝,香留人间。创特刮蓝本三绝,师恩难忘。

1962年初拜在华师门下,于华师膝前二十五载,得其口传手授特种针法,在恩师鼓励下,曾于师之后项部初试针感,继则试温通督阳、骶丛刺、项丛刺,受益匪浅。

华师之道德文章:"医者父母心""患者是医者的老师""经络神经体液调节观""华氏三绝"等令人瞻仰,深深地烙印在余之心灵深处。秉先哲锐意进取之精神,追求弘扬刮痧古法之真髓,师古而不泥古,在继承传统不泥古,开拓创新不离源的精神指导下,余摸着穴位大胆缜密地和同门齐丽珍主任医师创编《特种刮痧疗法》《特种刮痧运板技巧》两书,今再试编《特种刮痧运板举隅》,出小作,以启后贤。曾于沪上三家医疗机构设门诊,带教中外学子,今日种种皆赖师恩,叩谢之。

丢下针拿起板,走上讲台三十载。承师德以身示教也,让学员在余身上练运板,找板感,不畏古稀之年,足迹遍及韩国、印尼,以及香港、两广、云贵、江苏、山东和沪上郊县,弘扬刮痧术,为民尽义务。一心只为发扬刮痧术之优势,起沉疴克顽疾,保健康。此间得贤内助王寿凤先生鼎力相助支持,且日夜为吾抄写书稿,毫无怨言。今恩师和贤妻皆已作古,叩谢之。

小小一块刮板,能调脏腑之虚实,疏通经络之瘀阻,从而平复不正常之病态,又集协诊、治疗、康复、纠亚、激潜、治未病于一体,对疼痛性疾病有立竿见影之效,且对内脏功能失调引发的各种常见病、慢性病,也有显著效果,起到延年益寿、纠正亚健康状况、疏通经络、活血化瘀、补养气血、扶助正气、增强血流、改善微循环、加快血运、促进代谢等功效,气血流通即是补,气血流通体自康。余怎能不求矣!

穴、区、带特种刮法，源于华师三绝，并以其为蓝本，以"穴"为根，以"区"为助，以"带"为统，辨证施刮为魂也。三焦定位为准绳，运板手法技巧为契机。忆师恩，华师三绝，香留人间。创特刮蓝本三绝，师恩难忘。

特种针法创始人华延龄门下弟子李湘授

携长子李宝琮（云远）

乙巳年春月于上海徐汇田林寓所